AF537533

Karin Brucker

Besser sehen mit Akupressur und Naturheilkunde

Karin Brucker

Besser sehen mit Akupressur und Naturheilkunde

Natürliche Behandlungsalternativen
bei den häufigsten Augenerkrankungen

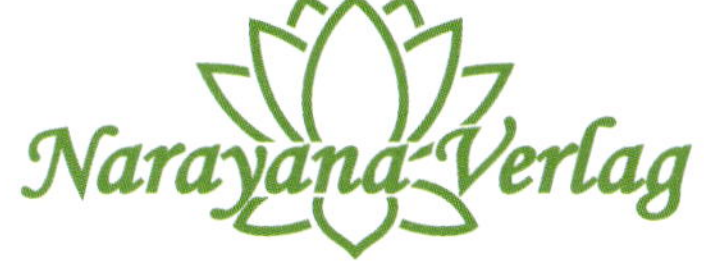

Impressum

Karin Brucker
BESSER SEHEN MIT AKUPRESSUR UND NATURHEILKUNDE
Natürliche Behandlungsalternativen bei
den häufigsten Augenerkrankungen

1. deutsche Ausgabe 2013
2. deutsche Ausgabe 2013
ISBN 978-3-943309-51-5

Herausgeber:
Narayana Verlag GmbH, Blumenplatz 2, 79400 Kandern
Tel.: +49 7626 974970-0
E-Mail: info@narayana-verlag.de
www.narayana-verlag.de

Inhalt

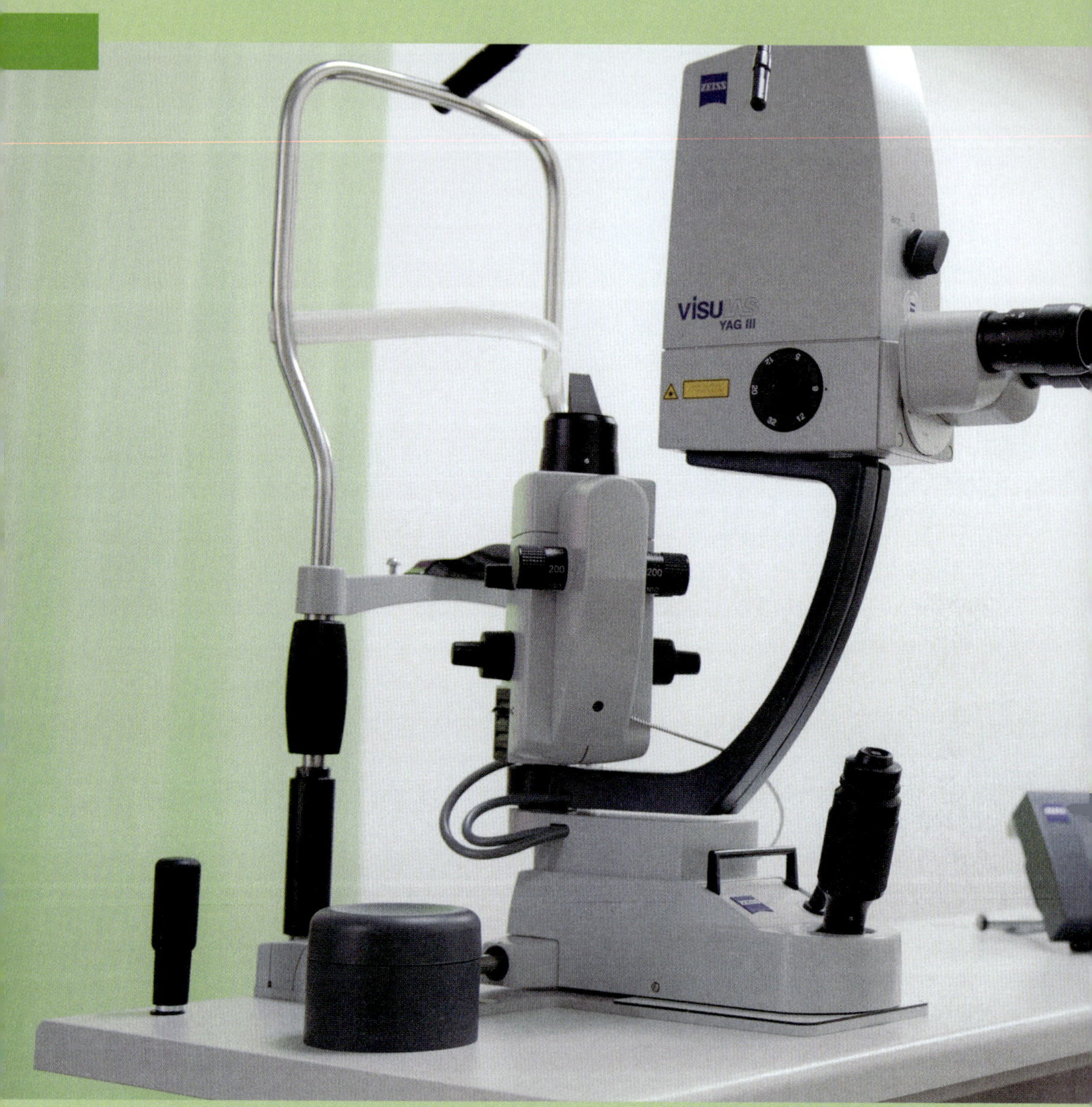
ZEISS
YAG III

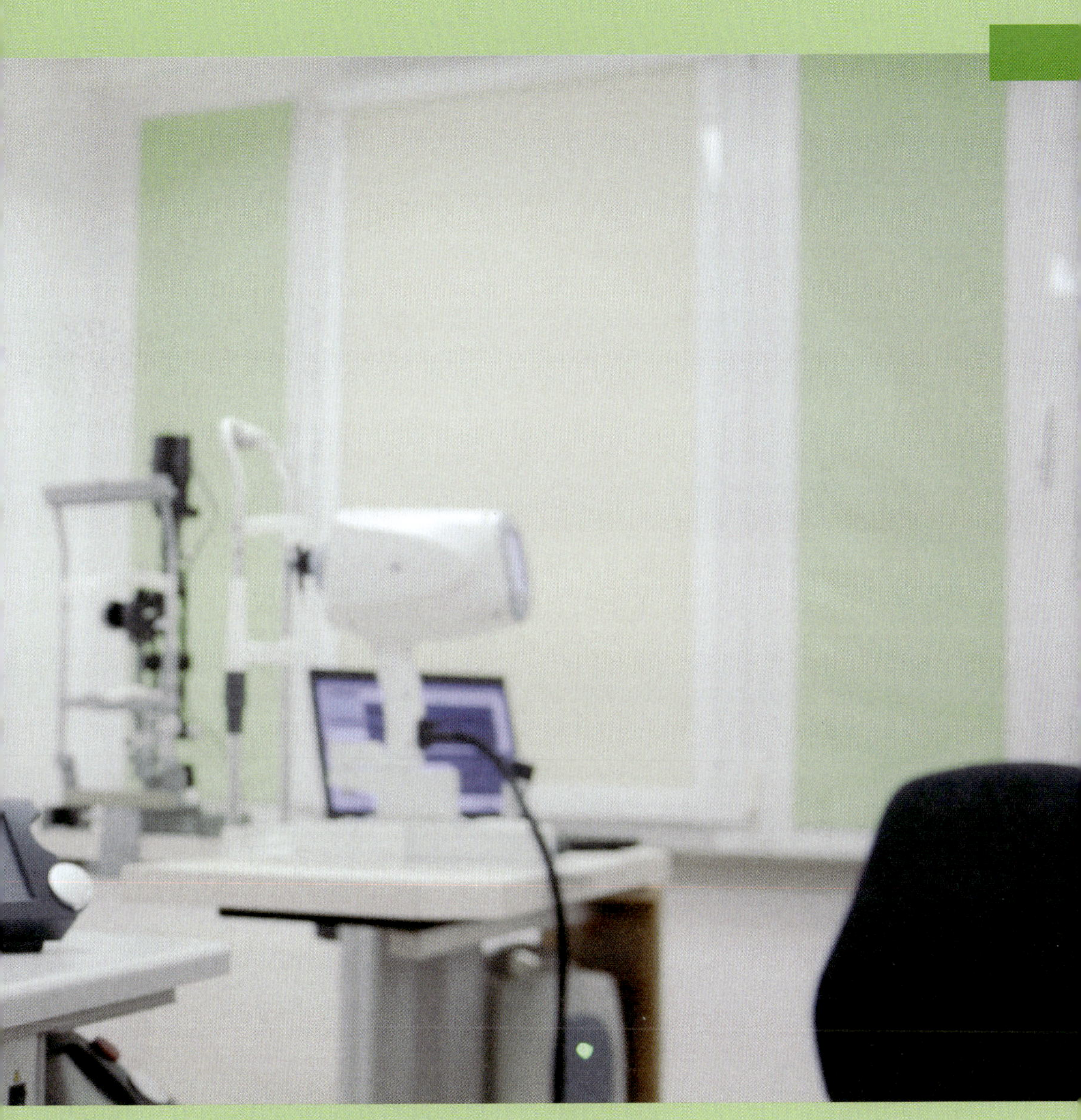

Vorwort

Vorwort

Schon von Kindheit an haben mich die Augen des Menschen fasziniert. Mein Großvater war Augenarzt und ich erinnere mich noch gut daran, wie ich mit fünf oder sechs Jahren in seiner Praxis war und begeistert die vielen Messgeräte und Apparaturen betrachtete. Meine Mutter erklärte mir damals, dass der Großvater Menschen hilft, die nicht mehr sehen können, und ich versuchte mir vorzustellen, wie es wohl wäre, wenn alles um einen schwarz ist. Umso mehr freute es mich als kleines Kind, dass es offensichtlich Personen wie meinen Großvater gab, die sich um solche Blinden kümmerten und ihnen das Augenlicht wiedergaben.

Die Faszination für das Auge blieb bei mir immer bestehen, wenngleich mich die Realität eines Besseren belehrte und die romantische Sichtweise meiner Kindheit Stück für Stück verschwand. Auch in meiner Schulzeit interessierte ich mich für alles, was mit dem Auge und dem Sehen zu tun hatte. Ich wollte ganz exakt wissen, wie das Sehen vonstattengeht und was genau am Auge geschieht, wenn ein Mensch ein bestimmtes Augenleiden bekommt.

Während meines Studiums arbeitete ich in einer Blindenhörbücherei, denn ich fand den Gedanken schön, Menschen, die das Augenlicht verloren haben, mit einer angenehmen Stimme zu erfreuen und Ihnen die Möglichkeit zu geben, sich auf diesem Wege nicht gesellschaftlich isoliert zu fühlen, sondern an solch elementaren Dingen wie Literatur aktiv teilhaben zu können – eine Aufgabe, die mich bis heute mit Freude erfüllt.

Bei meiner Arbeit für sehbehinderte Menschen lernte ich auch viele technische Hilfsmittel kennen, die heute Menschen mit geringer Sehfähigkeit zur Verfügung stehen: Lesegeräte mit Großbuchstabenprogrammen, Bücher in Blindenschrift, Computer, die mit geringem finanziellem Aufwand mit einer technischen Braillezeile ausgerüstet werden können, so dass die große Welt des Computers einem sehbehinderten Menschen heute nicht mehr verschlossen bleiben muss. Inzwischen ist es schon möglich, Texte per Computer einzuscannen und mit einem Spezialdrucker direkt in Blindenschrift auszudrucken.

Mein Interesse am Auge und am Sehen führte dann sicher auch zu dem denkwürdigen Tag, an dem mir vielleicht nicht ganz zufällig die Werbeanzeige einer esoterischen Vereinigung in die Hände fiel, die an ihrem Tag der offenen Tür auch einen Vortrag über Augen-Akupunktur anbot. „Um Gottes willen“, war mein erster Gedanke, „Nadeln in die Augen, das muss ja ganz fürchterlich sein!" Aber die Neugier siegte und als Journalistin fühlte ich mich verpflichtet, dieser Sache auf den Grund zu gehen.

Den Vortrag hielt der Däne John Boel. Ein Akupunkturspezialist der, kurz gesagt, vortrug, dass er Nadeln setze und die Blinden könnten wieder sehen. Wenn das so einfach wäre, sagte ich mir, dann würde das doch längst jeder tun; irgendetwas muss daran faul sein. Boel lud im Rahmen seines Vortrags fünf oder sechs Patienten auf die Bühne ein, die alle unter der klassischen Alterssichtigkeit litten und steckte ihnen jeweils eine Nadel in die rechte und linke Hand und eine weitere an jedes Knie. Vorher machte er eine provisorische Sehprobe mit einer kleinen Lesetafel. Nach ungefähr 5 Minuten bestätigten alle Patienten, dass sie eine deutliche Sehverbesserung verspürten. Ich war ehrlich verblüfft.

In einem Interview, das ich später mit ihm führte, erzählte mir Boel schließlich, dass die meisten seiner Patienten Augenleiden hätten, die schulmedizinisch austherapiert wären, bei denen die Augenärzte also nichts mehr machen könnten. Bei etwa 60% seiner Patienten könnte er den Sehstatus verbessern, bei manchen Erkrankungen wäre auch eine vollständige Heilung nicht ausgeschlossen.

Tief beeindruckt von diesem Gespräch begann ich nun ernsthafter zu recherchieren und stellte relativ rasch fest, dass Boel keinesfalls flunkerte und damals bereits mehr als 2500 Patienten behandelt hatte. Jahre zuvor hatte er schon versucht, sein Wissen und seine Erfahrungen mit den Augenärzten seines Landes zu teilen, ohne jemals auf einen interessierten Arzt gestoßen zu sein. Enttäuscht und frustriert arbeitete er nun allein und hatte es aufgegeben, andere von seiner Methode überzeugen zu wollen.

Ich hatte das Gefühl, dass hier ein Therapieansatz in der Schublade schlummerte, der für viele Menschen eine wichtige Alternative sein könnte und ihnen wieder etwas Hoffnung auf eine bessere Lebensqualität geben könnte. Ich entschloss mich, über die Arbeit Boels in den Medien zu berichten.

Was ich mir damals in meinen kühnsten Träumen nicht vorstellen konnte, geschah dann innerhalb kürzester Zeit. Nach einem Auftritt in einer Fernsehshow Mitte 1996 erhielt Boel tausende Zuschriften von Patienten, die bei ihm behandelt werden wollten. Schnell war klar, dass er diese Flut von Patienten niemals allein würde behandeln können. So entschlossen wir uns gemeinsam, Ärzte und Heilpraktiker in seiner Methode auszubilden und die Patienten entsprechend weiterzuempfehlen. Da ich der Auslöser dieses Dilemmas war, oblag es auch mir, die entsprechenden Fachfortbildungen zu organisieren, was bis heute ein Teil meiner Tätigkeit ist.

Mit dieser Bekanntmachung in den Medien begann im deutschsprachigen Raum zum ersten Mal die Naturheilkunde Einzug in ein Metier zu halten, in dem sie bisher unbeachtet geblieben war. Die Behandlung von Augenleiden war bis dato allein der Bereich von schulmedizinisch orientierten Ärzten. Die Vorstellung, dass man mit naturheilkundlichen Ansätzen auch bei Augenleiden Besserungen oder sogar Heilungen erreichen könnte, war zum damaligen Zeitpunkt völlig unbekannt und undenkbar. Daher war es kein Wunder, dass die Schulmedizin mit größter Skepsis – ja sogar Ablehnung – auf diese ersten Veröffentlichungen reagierte. Mittlerweile hat sich dies Gott sei Dank relativiert, da auch die Schulmedizin erkannt hat, dass naturheilkundliche Behandlungsverfahren Augenleiden durchaus bessern können.

Durch die von uns organisierten Schulungen gab es nun immer mehr Ärzte und Heilpraktiker, die sich mit naturheilkundlichen Alternativen bei der Behandlung von Augenleiden zu befassen begannen. Relativ schnell stellte sich heraus, dass die von Boel entdeckten Akupunkturpunkte zwar zentral waren in der alternativen Behandlung von Augenleiden, dass jedoch zusätzliche Behandlungsmaßnahmen die möglichen Ergebnisse wesentlich verbessern und optimieren konnten.

Meine wesentliche Arbeit in den letzten 16 Jahren bestand darin, all diese Behandlungsansätze kennen zu lernen, zu studieren und zu einem ganzheitlichen Augenkonzept zusammenzufassen. Der Arzt Hans-Peter Wutta – mit dem ich mehrere Bücher verfasste – war mir hier die wichtigste Unterstützung in all diesen Jahren.

Eine ganze Reihe von Begleitverfahren ist heute unbedingt notwendig, um bei der Behandlung von Augenleiden gute Ergebnisse erzielen zu können. Die Akupunktur ist zwar immer noch der wesentliche Behandlungsansatz, mit dem Besserungen bei Augenleiden erreicht werden können, die Bedeutung der Begleitverfahren wird jedoch immer deutlicher.

Insbesondere bei allen degenerativen Augenleiden ist es wichtig, die Stoffwechsellage des Patienten genau zu erfassen und zu behandeln. Bei fast allen Augenerkrankungen, die Menschen im Alter bekommen, wie zum Beispiel Makuladegeneration, Glaukom oder auch Grauer Star, ist eine gestörte Stoffwechsellage, die sich mit sogenanntem „verdickten“ Blut zeigt, ursächlich. Daher sind sämtliche Behandlungsansätze, die einen Körper entgiften, entsäuern oder auch

entpilzen, grundsätzlich sinnvoll. Dabei hat sich mit den Jahren herausgestellt, dass es nicht ein festgelegtes Verfahrens-System gibt, sondern dass es eine ganze Reihe von unterschiedlichen Behandlungsansätzen gibt, die sinnvoll angewandt und miteinander kombiniert werden können.
Eine weitere wichtige Bedeutung kommt nach heutigem Wissen auch der Ernährung zu, da es gewisse Stoffe in der Ernährung gibt, die unseren Stoffwechsel massiv negativ beeinflussen können und somit Mit- und Hauptverursacher degenerativer Augenleiden sind. Zu einer sinnvollen naturheilkundlichen Behandlung gehört daher auch ein gezieltes Ernährungsprogramm. Dies bedeutet, dass wir auch selbst vieles tun können, damit es erst gar nicht zu Augenleiden kommt bzw. damit bereits bestehende Augenleiden durch Eigeninitiative verbessert werden können.

Im Laufe der Jahre habe ich eine Patienten-Informationsstelle eingerichtet, an der sich Interessierte über die Therapiemöglichkeiten informieren können (siehe Ende des Buches).

Die rasante Weiterentwicklung der alternativen naturheilkundlichen Augenbehandlung in den letzten Jahren, in denen immer mehr ergänzende Erkenntnisse zu einem ganzheitlichen Therapiekonzept zusammengestellt werden konnten, machten es nun notwendig, betroffenen Patienten einen aktuellen Ratgeber an die Hand zu geben, der ausführlich und übersichtlich über die schulmedizinischen und naturheilkundlichen Therapiemöglichkeiten, ihre konkrete Durchführung sowie ihre Möglichkeiten und Grenzen informiert, aber auch Ideen beinhaltet, wie man selbst aktiv werden kann, um sein Sehvermögen zu verbessern bzw. zu erhalten.

Ich wünsche mir, dass dieser Therapieansatz auch in Zukunft weiter ergänzt werden kann, indem immer wieder neue Erkenntnisse in das bisherige Behandlungsschema übernommen werden können. Ein großer Wunsch ist es ebenfalls, dass auch die Schulmedizin sich mehr und mehr für diese Alternative interessiert und sich eine harmonische Zusammenarbeit zwischen Augen- und Naturheikunde-Experten ergibt, damit immer mehr Menschen mit Augenleiden geholfen werden kann.

Dieses Buch soll Ihnen helfen, gesund zu bleiben. Es kann kein Ersatz für die Untersuchung und den Rat einer erfahrenen Ärztin oder eines Arztes sein, insbesondere wenn Sie krank sind. Suchen Sie deshalb unbedingt eine Ärztin oder einen Arzt Ihres Vertrauens auf, wenn Sie das Gefühl haben, nicht gesund zu sein.

Karin Brucker

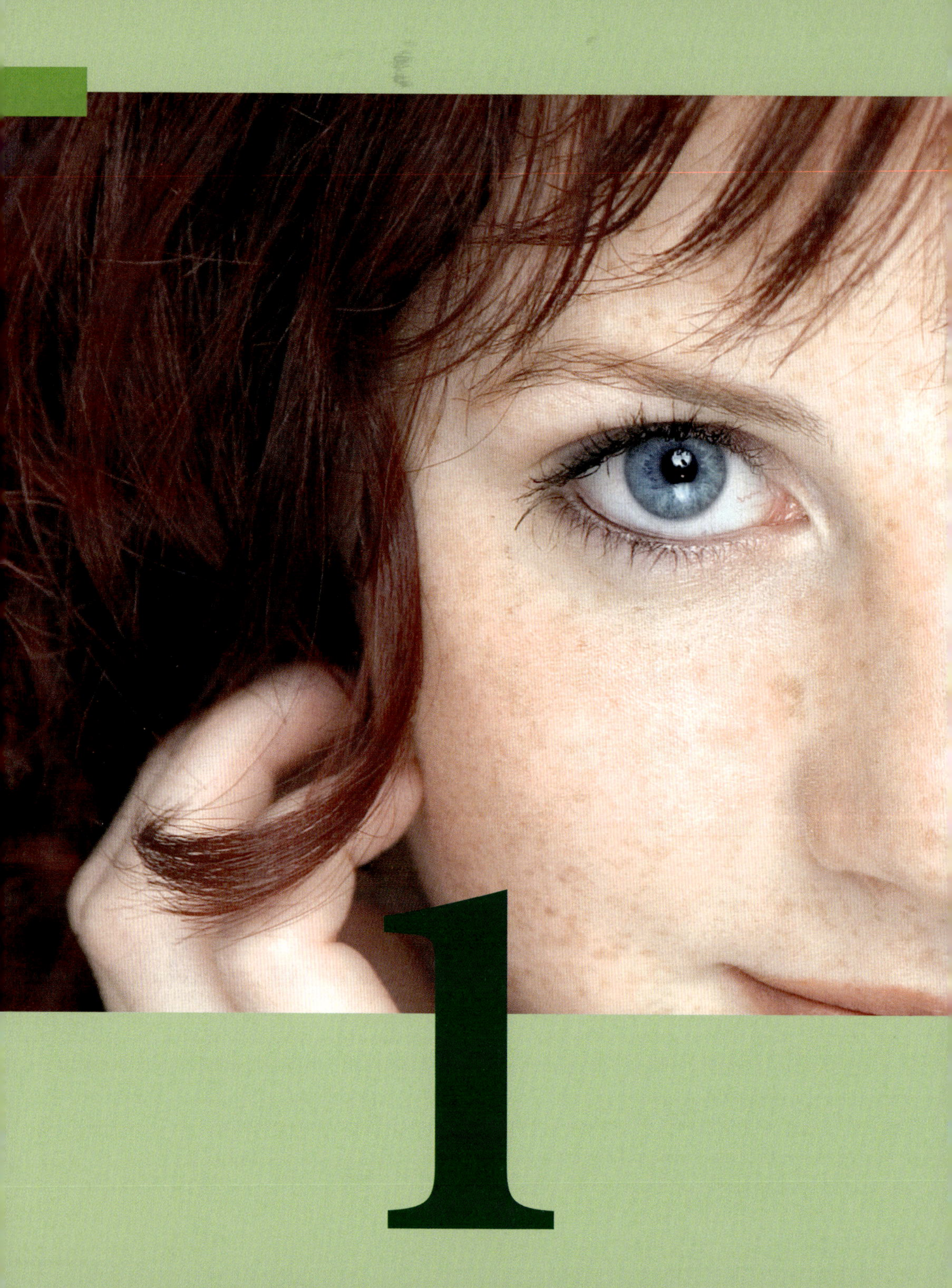

1

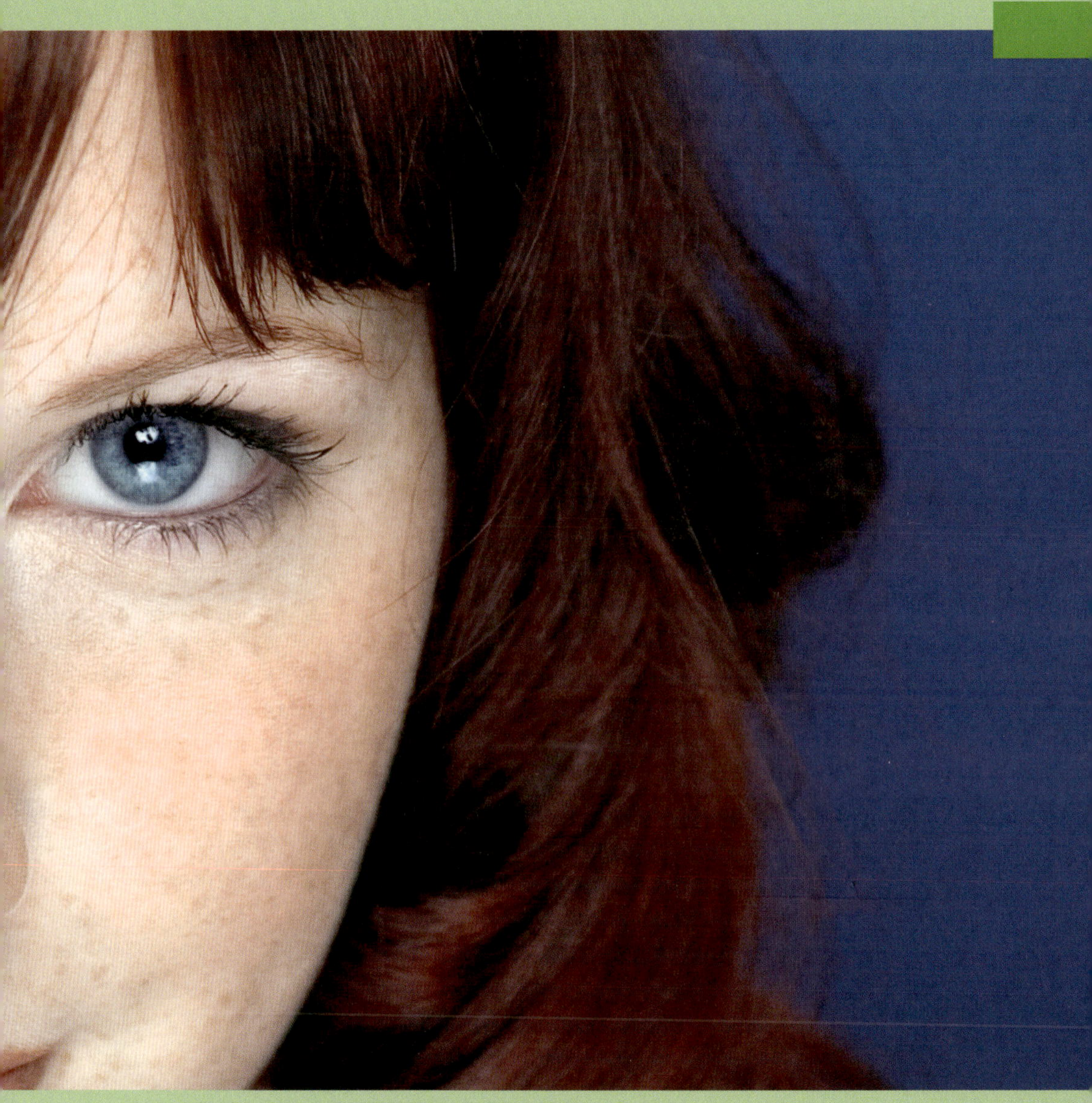

Wie das Sehen funktioniert

1. Wie das Sehen funktioniert

Beim Sehvorgang gibt es eine Reihe von unterschiedlichen Organen, die zusammenarbeiten müssen, damit der Mensch einen Seheindruck hat. Das physische Auge hat dabei eigentlich lediglich die Funktion eines Fotoapparates, der den Seheindruck elektrisch umwandelt und an das Gehirn weiterleitet. Damit man den Sehvorgang verstehen kann, muss man sich zunächst mit der Anatomie des Auges selbst befassen.

Anatomie des Auges

Der Augapfel eines erwachsenen Menschen wiegt etwa 7,5 g und hat einen durchschnittlichen Durchmesser von ca. 24 mm. Er liegt eingebettet in der Augenhöhle und wird äußerlich von vier geraden und zwei schrägen Augenmuskeln gehalten. In der Augenhöhle liegt der Augapfel in einer Kapsel, die mit Binde- und Fettgewebe ausgefüllt und von Nerven und Blutgefäßen durchzogen ist. Nach vorne wird die Augenhöhle durch die Bindehaut abgeschlossen. Das Auge ist nach außen durch die Augenlider vor mechanischen Eingriffen nicht-traumatischer Art geschützt. Die Lider sind mit Wimpern versehen, die durch ihre Wölbung nach außen etwaige störende Außeneinwirkungen frühzeitig registrieren können.

Man unterscheidet in der Anatomie des Auges nun noch zwischen den Anhangsorganen, die Hilfs- und Schutzfunktionen ausüben, und den Bestandteilen des Augapfels selbst. Zu diesen Anhangsorganen zählen neben den Augenlidern (Ober- und Unterlid), die Wimpern, Augenbrauen, Lidmuskulatur, Tränendrüsen und Tränenkanäle mit dem Tränensack und dem Tränennasengang, die Gefäße und Nerven um die Augenhöhle, die Augenmuskulatur und die Augen-Kapsel.

Das Auge wird am Augapfel durch sechs Muskeln gehalten, die die Beweglichkeit des Auges garantieren. Dabei handelt es sich um vier gerade und zwei schräge Augenmuskeln. Die vier geraden Augenmuskeln sind rund um das Auge angebracht. Der obere Schrägmuskel zieht

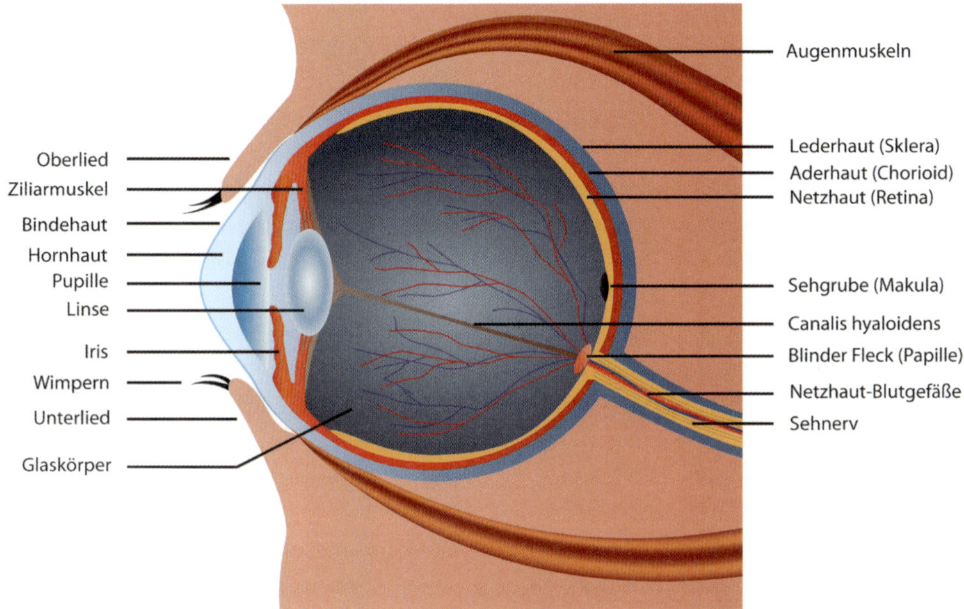

Abb. 1: Aufbau des Auges.

sich am inneren Augenhöhlenrand entlang über einen Knorpel, der wie eine Rolle geformt ist, und führt hinter das Auge. Der zweite schräge Augenmuskel beginnt in der Nähe des Tränensacks und verläuft unterhalb des Auges bis hinter das Auge. Die Augenmuskeln bestehen aus zwei verschiedene Arten von Muskelfasern. Zum einen gibt es eine spezielle Fibrillenstruktur bei Muskelfasern, die für schnelle Blickrichtungen zuständig ist, und tonische Fasern für entsprechend langsame Blickbewegungen. Die Augenmuskeln sind außerordentlich stark, etwa 200-mal stärker als für ihre eigentliche Funktion nötig. Daher kommt es im Alter auch so gut wie nie zu Ermüdungserscheinungen. Die Impulse für die Veränderung der Blickrichtungen kommen aus verschiedenen Blickzentren im Gehirn. Dabei unterscheidet man ein frontales Blickzentrum und ein okzipitales Blickzentrum, sowie ein Zentrum für vertikale Blickbewegungen und für horizontale Blickbewegungen (im Kleinhirn).

Der Tränenapparat hat viele Bestandteile. Zu ihm gehören die Tränendrüsen, die Tränenkanälchen, der Tränensack und der Tränennasengang.

Das Auge selbst wird in eine vordere und hintere Augenkammer unterteilt. Im vorderen Bereich des Auges finden wir, umschlossen von der Hornhaut und geschützt durch die Augenlider, die Linse und die Iris (Regenbogenhaut) mit radiären und zirkulären Muskelfasern, den Kammerwinkel mit dem Schlemm'schen Kanal und den Ziliarkörper mit den Zonulafasern, welche die Linse halten.

Die Iris hat die Aufgabe, den Lichteinfall ins Auge zu kontrollieren. Die Regenbogenhaut formt die Pupille. Ihre Öffnung vergrößert oder verkleinert sich je nach Intensität des Lichteinfalls und wirkt wie eine Blende. Die Pupillenweite wird dabei durch die radiären und zirkulären Muskelfasern, welche die Regenbogenhaut durchziehen, vergrößert oder verkleinert und je nach Lichtreiz zusammengezogen oder entspannt. Ist es hell, dann verkleinert sich die Pupille durch das Zusammenziehen von rings um die Pupille laufenden Muskelfasern, ist es dunkel, so öffnet sich die Pupille einmal durch die Entspannung dieser Muskelfasern und einmal durch das Zusammenziehen anderer Muskelfasern an der Hinterseite der Iris.

Die das Auge nach vorne hin abschließende Hornhaut ist durchsichtig und bildet den Schutz und den Verschluss des Auges nach außen hin. Die Hornhaut geht seitlich über in die undurchsichtige weißliche Lederhaut. Die hinter der Hornhaut liegende Linse hat die Aufgabe, das Bild scharf auf der Netzhaut im hinteren Teil des Auges abzubilden. Zu diesem Zweck verändert sie auch ihre Form mit Hilfe von Muskeln im Ziliarkörper des Auges. Die Linse selbst ist mit Fasern am Ziliarkörper aufgehängt, welche die Muskelbewegungen im Ziliarkörper so auf die Linse übertragen können, dass sie sich je nach Anforderung strecken oder wölben kann.

Die gesunde Augenlinse ist in ihrer gesunden Form ein durchsichtiges Organ. Sie besteht aus einer elastischen Linsenkapsel, der Linsenrinde und dem Linsenepithel und besitzt weder Nerven noch Blutbahnen. Sie ist nach vorne hin flacher und zum Augeninneren hin stärker gekrümmt. Da sie nach beiden Seiten hin gewölbt ist, spricht man auch von einer bikonvexen Form. An ihrem Äquator, der maximalen Durchmessergröße, hat die Linse eine Länge von ca. 10 mm, bei einer Dicke bis zu 3 mm. Der Eiweißgehalt der Linse liegt bei 35%, damit ist sie das proteinreichste Organ des gesamten Körpers.

Die Linse ist in ihrem Inneren, wie eine Zwiebel oder ein Baum, in verschiedene Schichtenringe aufgebaut. Sie verdreifacht im Laufe eines Menschenlebens ihre Grö-

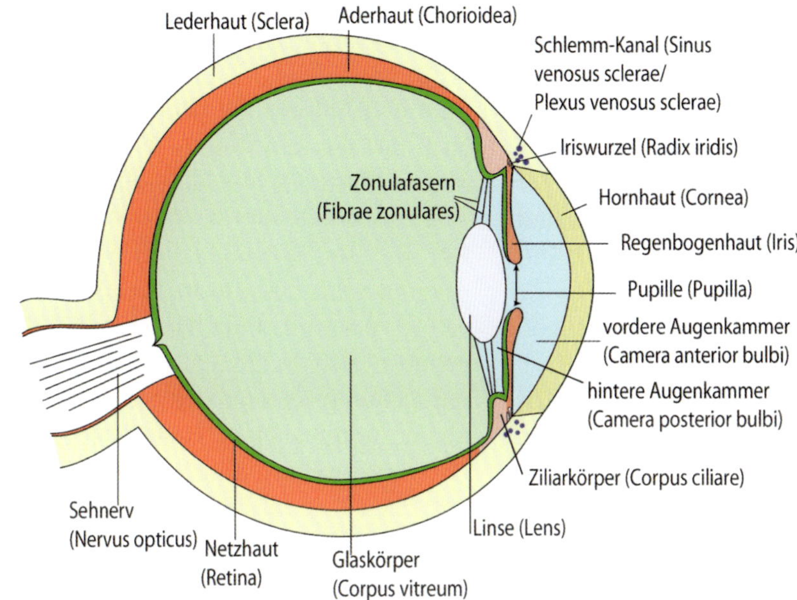

Abb. 2:Aufbau des Auges

ße, indem sich am vorderen Teil der Linse immer weitere schalenförmige Schichten außen entlang des Linsenepithels neu bilden.

Bei der Linse gibt es keine Abstoßung von alten Zellen, wie das zum Beispiel bei der Haut der Fall ist. Dies ist mit ein Grund für die Entstehung eines grauen Stars. Die durchsichtigen Linsenfasern bilden schließlich die Linsenrinde.

Die Linse ist nicht, wie Viele meinen, ein völlig inaktives Organ. Neben ihrer optisch bedingten Verformung geht im Inneren der Linse eine ganze Menge vor sich. Sie wird durch das Kammerwasser ernährt, das durch die Linsenkapsel diffundiert.

Als Kammerwinkel bezeichnet man den Winkel, der zwischen der Regenbogenhaut und der Hornhaut entsteht. In diesem Bereich finden wir auch den Schlemm'schen Kanal, der auch Trabekelmaschenwerk genannt wird. Durch diese Öffnung kann das im Auge produzierte Kammerwasser abfließen. Dabei hat sie die Form eines Deltas, durch welches das Kammerwasser wieder in das Bindegewebe eingespeist wird.

Das Kammerwasser wird vom Epithel des Ziliarkörpers gebildet. Hier werden pro Minute ungefähr 2 bis 3 Mikroliter (µl) Kammerwasser pro Minute bzw. etwa 3 Milliliter (ml) am Tag gebildet. Zunächst fließt es in die hintere Augenkammer und gelangt dann aber entlang der Linsenkapsel an der Rückseite der Iris durch die Pupille in die Vorderkammer des Auges. In diesem Bereich kommt es schließlich zu Kammerwasserströmungen. Die Iris erwärmt einen Teil des Kammerwassers, das dann nach oben aufsteigt. Andere Teile bewegen sich nach unten, wo sie dann im Kammerwinkel über das Trabekelnetzwerk in den Schlemm'schen Kanal gelangen. Dieser leitet das Kammerwasser weiter zur Kammerwasservene, die später in ein größeres Gefäß mündet. Etwa 90 % des gesamten Kammerwassers fließt auf diese Weise ab. Die restlichen 10 % werden über den Ziliarmuskel resorbiert.

Den Übergang zur hinteren Augenkammer bildet die Regenbogenhaut. Die hintere Augenkammer wird nach hinten, in ihrem rückwärtigen Bereich, durch drei übereinander liegende Hautschichten nach außen hin abgeschlossen. Von innen nach außen sind das die Netzhaut (Retina), die Aderhaut und die Lederhaut. Im hinteren Bereich des Auges tritt auch der Sehnerv aus dem Auge aus. Alle drei Hautschichten sind von Blutgefäßen durchzogen. Sie umhüllen den Glaskörper, eine durchsichtige gallertartige Masse, die dem Auge Volumen gibt und es stabilisiert. Im Glaskörper werden auch die von der Linse zentrierten Lichtstrahlen Richtung Netzhaut weitergeleitet.

Der für den Sehvorgang wichtigste Teil des hinteren Auges ist die Retina, eine ca. 0,1 bis 0,5 mm dicke Hautschicht. Hier befinden sich Millionen von Sehrezeptoren (Photorezeptoren), die sogenannten Zapfen und Stäbchen, eingebettet in eine Photorezeptorenschicht. Sie können den optischen Reiz in einen elektrischen Reiz umwandeln, der dann durch entsprechende Nervenbahnen zunächst zum Sehnerv und dann insgesamt zum Gehirn gelangt und so das „Sehen" ermöglicht.

Die Netzhaut selbst ist wiederum aus mehreren Schichten aufgebaut. Die äußere Schicht bezeichnet man als retinales Pigmentepithel, die inneren Schichten nennt man neurosensorische Netzhaut. Dabei trennt eine Membran die Zapfen und Stäbchen von ihren darunter liegenden Zellkernen, die eine äußere Körnerschicht zur nächsten Hautschicht hin bilden. Zur anderen Seite hin trennt eine weitere Membran die Retina vom Glaskörper. In einer äußeren plexiformen Schicht liegen dann die Synapsen der Photorezeptoren, deren Zellkerne wiederum in einer inneren Körnerschicht liegen. Bipolarzellen dieser inneren Schicht leiten die ankommenden Impulse über Nervenzellen und Synapsen weiter zu den Ganglienzellen, deren Nervenfasern schließlich die Verbindung zum Sehnerv herstellen.

Im Pigmentepithel an der Netzhaut wird im Wesentlichen das Vitamin A recycelt und dient dem Wärmeaustausch mit der Aderhaut. Außerdem werden hier Netzhaut und Aderhaut mit Nährstoffen versorgt.

In der Netzhaut befinden sich vier verschiedene Formen von Photorezeptoren:.

- rotsensitive Zapfen, die Licht einer Wellenlänge von ca. 570 nm aufnehmen können,
- grünsensitive Zapfen, die eine Wellenlänge von ca. 540 nm aufnehmen,
- blausensitive Zapfen, die eine Wellenlänge von ca. 440 nm aufnehmen und
- Stäbchen, die Hell-Dunkel-Kontraste unterscheiden.

Durch dieses Farbunterscheidungsvermögen ist es dem Menschen möglich, Tausende verschiedene Farbnuancen wahrzunehmen und zu unterscheiden. Je nach Wellenlänge des einfallenden Lichtes, werden unterschiedliche Zapfen angesprochen und aktiviert. Die drei Grundfarben rot, blau und gelb bilden dabei die Grundlage für eine Farbpalette, die alle möglichen Farben entstehen lassen kann. Die Farbe Weiß entsteht dabei durch das Vorhandensein sämtlicher Spektralfarben, die Farbe Schwarz entsprechend umgekehrt, wenn also keine Spektralfarbe vorhanden ist. Wenn gar kein Licht ins Auge fällt, dann erscheint ein dunkles Grau, das man auch als Eigenlicht der Netzhaut bezeichnet.

Auf der Netzhaut gibt es zwei wesentliche wichtige Stellen, die Makula (den gelben Fleck) und den genannten ‚blinden Fleck'. Der gelbe Fleck (Makula) ist eine ca. 4 mm große Vertiefung in der Retina, die man auch als Sehgrube bezeichnet. In diesem Bereich befindet sich eine besonders hohe Konzentration von Zapfenrezeptoren, wodurch dieser Bereich zur Region des schärfsten Sehens wird. An keiner anderen Stelle der Netzhaut befindet sich eine so hohe Anzahl von Photorezeptoren, wie hier. Die Stäbchenrezeptoren sind hier nur in geringer Zahl vorhanden. Je weiter weg man sich in der Netzhaut von dieser Stelle, dem gelben Fleck, entfernt, desto mehr Stäbchenrezeptoren mischen sich unter die Zapfen. Im gelben Fleck sind die Hautschichten zur Seite gedrängt, die nicht an der Aufnahme von Lichtreizen beteiligt sind.

Als blinden Fleck oder Papille des Sehnervs bezeichnet man die Stelle, wo der Sehnerv in das Auge eintritt bzw. aus dem Auge austritt. An dieser Stelle befinden sich keine Sehrezeptoren, daher ist diese

Stelle „blind“. Es handelt sich hierbei um eine weißliche, scheibenförmige Sammelstelle von Nerven- und Ganglienzellen, Axonen (Nervenzellen) aus der Netzhaut, die den Anfang des Sehnervs bilden. Hier befindet sich auch eine Vertiefung, in der man ein- und austretende Netzhautgefäße findet.

Die Makula oder der gelbe Fleck ist eine zentrale Stelle, die sich in direkter Verlängerung eines gerade einfallenden Lichtstrahls am Augenhintergrund befindet. Es handelt sich hierbei um das Zentrum des schärfsten Sehens, denn hier ist die höchste Dichte an Sehrezeptoren im Auge.

Zwischen Retina und Lederhaut befindet sich die Aderhaut (Choroidea). Es handelt sich hierbei um ein Netzwerk von Blutgefäßen unterschiedlichster Größe. Nach innen zur Retina hin sind es meist kleine bis mittelgroße Gefäße, nach außen zur Lederhaut hin größere Gefäße, die das Auge mit Nährstoffen versorgen. Im Vergleich zum Gesamtorganismus hat die Aderhaut eine extrem hohe Blutdurchflussgeschwindigkeit. Über das Pigmentepithel und die Sinneszellen der Netzhaut wird das Blut auch in die vorderen Regionen des Auges transportiert. Dabei werden einerseits die Sinneszellen des retinalen Pigmentepithels versorgt und andererseits auch die vorderen Bereiche des Auges.

Die Aderhaut, die das Auge in der Augenhöhle nach hinten hin abschließt, ist eine Gefäßhaut. Sie besteht aus einer Art schwammigem Netzwerk von Gefäßen und Nerven. Dabei findet man nach innen hin kleinere und nach außen hin größere Gefäße. Zwischen der Aderhaut und der Netzhaut befindet sich die sogenannte Bruch'sche Membran, die beide voneinander trennt.

Die Aufgabe der Aderhaut ist es, das gesamte Auge mit Nährstoffen zu versorgen. Über das Pigmentepithel und die Sinneszellen der Netzhaut wird das Blut dann auch in die vorderen Regionen des Auges transportiert.

Neben ihrer Versorgungsfunktion ist die Aderhaut auch für die Konstanthaltung der Temperatur im Auge verantwortlich, die vor allem durch intensive Lichteinfälle oder äußere Temperaturschwankungen beeinflusst werden kann.

Im Vergleich zum Gesamtorganismus hat die Aderhaut eine extrem hohe Blutdurchflussgeschwindigkeit mit ca. 18 ml/min und Gramm Gewebe. Die starke Durchblutung dieser Schicht gewährleistet auch eine konstante Temperatur am Auge. Die Aderhaut fungiert also sozusagen als „Klimaanlage“ für das Auge. Aufgrund des hohen Blutgehalts hat die Aderhaut eine rote Farbe.

Neben Blutgefäßen befinden sich in der Aderhaut auch Nervenfasern. Die Haut hat aufgrund des hohen Blutgehalts eine rote Farbe und ist außerdem noch pigmentiert.

Die Lederhaut ist porzellanweiß und umhüllt schützend das gesamte Auge. Sie ist kaum durchblutet, und sie erstreckt sich von der durchsichtigen Hornhaut im vorderen Augenbereich ausgehend um das gesamte übrige Auge herum. Sie besteht aus vielen derben und elastischen Fasern, die eng miteinander verwoben sind. Gefäße findet man nur in unmittelbarer Nähe der Hornhaut, der Muskelansätze und des Sehnervs. Die Schicht der Lederhaut wird zwar von großen Ziliargefäßen „durchbohrt", führt jedoch selbst kaum Blutgefäße. Man findet in ihr jedoch Nervengewebe, das Schmerzempfinden übertragen kann, zum Beispiel bei einem Glaukomanfall. (extrem hoher, spontaner Augeninnendruck). Die Lederhaut erhält ihre stabile Form durch den Druck im Augeninneren, der sie ballonartig ausformt.

An der Stelle des Sehnervs hat die Lederhaut eine siebartige Öffnung mit Durchtrittskanälen für die hinteren Ziliararterien und Ziliarnerven. Der Schlemm'sche Kanal in der Kammerwinkelregion ist ebenfalls ein Bestandteil der Lederhaut. Hier wird das im Auge gebildete Kammerwasser wieder in das Bindegewebe und Gefäßsystem zurückgeführt.

Der Glaskörper nimmt etwa zwei Drittel des Raumes im Augeninneren ein. Der Glaskörper ist gallertartig, jedoch nicht ohne Struktur. Er ist umhüllt von der Glaskörper-Grenzmembran, sowie von der Linse, dem Ziliarkörper und der Netzhaut. Zu rund 98 % besteht der Glaskörper aus Wasser. Die restlichen 2 % bestehen aus Kollagen und Hyaluronsäure. Die Hyaluronsäure bindet das Wasser, die Kollagenfasern gewähren eine gewisse Festigkeit. Im Verlauf des Lebens tritt im Glaskörper ein Alterungsprozess auf, in dem er beginnt sich mehr und mehr zu verflüssigen, wenn sich das Verhältnis von Kollagen zu Hyaluronsäure ändert und es werden Stoffwechselendprodukte im Glaskörper abgelagert.

Der Sehnerv ist ca. 45 mm lang und eigentlich eine außerhalb des Schädels verlaufende Hirnbahn. Es handelt sich also nicht um einen peripheren Nerv, sondern um weiße Hirnsubstanz. Er besteht aus Neuriten (Ausläufern von Nervenzellen), die eine Verbindung zu den Ganglienzellen und der inneren Schicht der Netzhaut herstellen. Der Sehnerv verläuft zentral in der Augenhöhle nach hinten und durch den 4 bis 5 mm weiten Sehnervenkanal in die Schädelhöhle, wo er in der Sehnervenkreuzung im Zentrum der mittleren Schädelgrube endet. Hier kreuzen die nasalen Fasern des Sehnervs zur Gegenseite und verschmelzen mit den nicht gekreuzten temporalen (schläfenseitigen) Fasern in der Gegenseite. Bei diesem Manöver tauschen die beiden Augen ihren Seheindruck aus, bevor alles zusammen im Gehirn weiterverarbeitet wird.

Der Sehnerv enthält ca. 1 Million Nervenfasern. Allein diese Nervenfasern stellen rund 40 % aller Nervenfasern des Organismus, die Informationen zum Gehirn transportieren. Dies macht deutlich, wie wichtig das Sinnesorgan Auge für den Menschen ist.

In der Anatomie des Sehnervs wird dieser in mehrere Abschnitte gegliedert: Ein Abschnitt geht von der Papille, wo die Sehnervenfasern die Netzhaut verlassen, bis

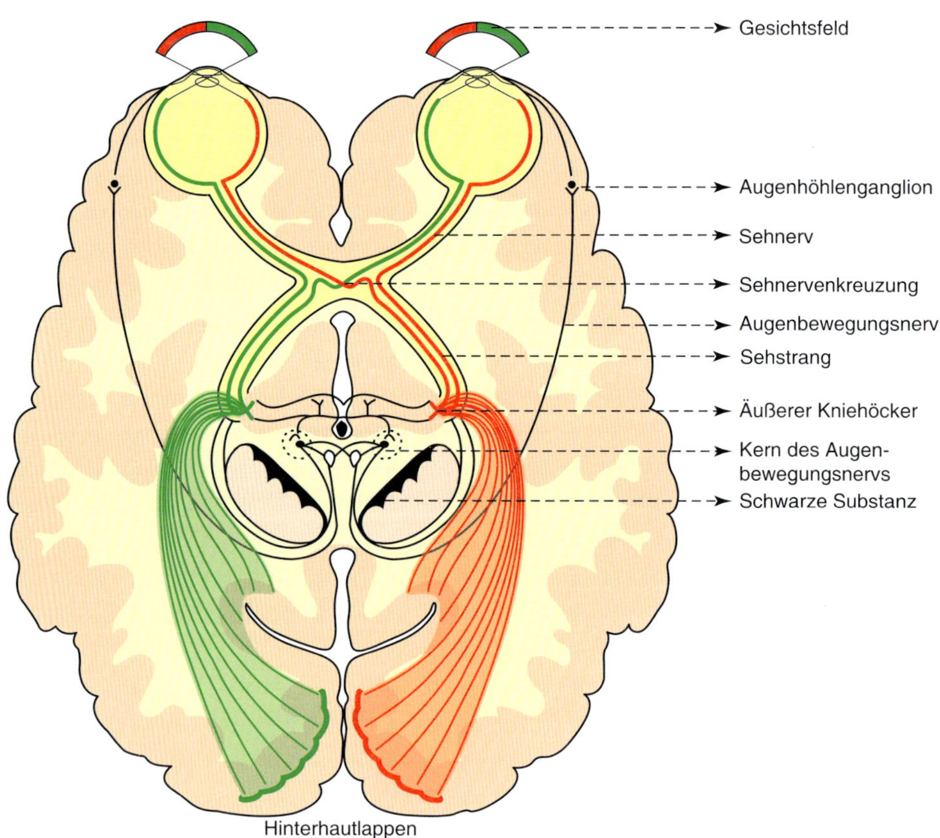

Abb. 3: Verlauf des Sehnervs.

zum Austritt des Sehnervs an der Sklera (Lederhaut). Der nächste Abschnitt verläuft S-förmig und ist ca. 25 bis 40 mm lang. Der Durchmesser des Sehnervkanals beträgt ca. 4 bis 5 mm. Der letzte Abschnitt ist der Bereich vom Ende des Sehnervenkanals bis zur Sehnervenkreuzung. Die letzten beiden Abschnitte sind zusammen ca. 18 mm lang.

Die sogenannte Sehbahn im Gehirn besteht aus mehreren Elementen. Der Sehnerv mündet in die Sehnervenkreuzung, die sich in unmittelbarer Nähe der Hypophyse (Hirnanhangdrüse) befindet. Von dort aus ziehen die ehemaligen Nervenfasern des Sehnervs weiter im sogenannten Sehstrang des Gehirns bis zum Kniehöcker, dem primären Sehzentrum. Von hier aus gelangt die sogenannte Sehstrahlung durch mehrere Gehirnbereiche hindurch weiter bis zur Sehrinde am Hinterkopf.

Die Sehnervkreuzung befindet sich in der unmittelbaren Nähe der Hypophyse. Die Sehstrahlung zieht sich durch drei Gehirnbereiche bis hin zur Sehrinde am Hinterkopf. Dabei übernehmen die verschiedenen Bereiche der Sehstrahlung und der Sehrinde unterschiedliche Aufgaben, wie zum Beispiel Assoziationen, Aufgaben der Augenbewegung, das binokulare (beidäugiges) Sehen oder (ganz wichtig!) optisches Erinnerungsvermögen.

Der Sehvorgang

Beim Sehen fällt zunächst Licht durch die Hornhaut ins Auge. Von dort aus gelangt das Licht durch die Pupille in den hinteren Bereich des Auges, wobei die Intensität des Lichts, das hindurch kommt, durch die Iris und die von ihr gebildeten Pupille beeinflusst wird. Dann gehen die Lichtstrahlen durch die Linse, wo sie je nach Farbspektrum gebrochen werden. Ähnliches geschieht weiter, wenn die Lichtstrahlen auch durch den Glaskörper hindurch treten. Hat das Licht auch diesen Bereich des Auges passiert, so gelangt es schließlich auf die Netzhaut. Die Sehrezeptoren der Netzhaut wandeln dann den optischen Reiz (Lichtreiz) in einen elektrischen Reiz um und leiten diesen über den Sehnerv weiter an das Gehirn. Das Objekt, das von dem Menschen angesehen wird, wird an dieser Stelle verkleinert und auf den Kopf gestellt abgebildet.

Mit Hilfe der Sehrezeptoren wird nun die bildliche Information, die durch das Licht auf die Netzhaut gelangt ist, an den Sehnerv weitergeleitet, der diese mittlerweile elektrisch umgeformte Information mit Hilfe vieler kleiner Fasern weiter ans Gehirn leitet. Erst an dieser Stelle findet das eigentliche Sehen statt.

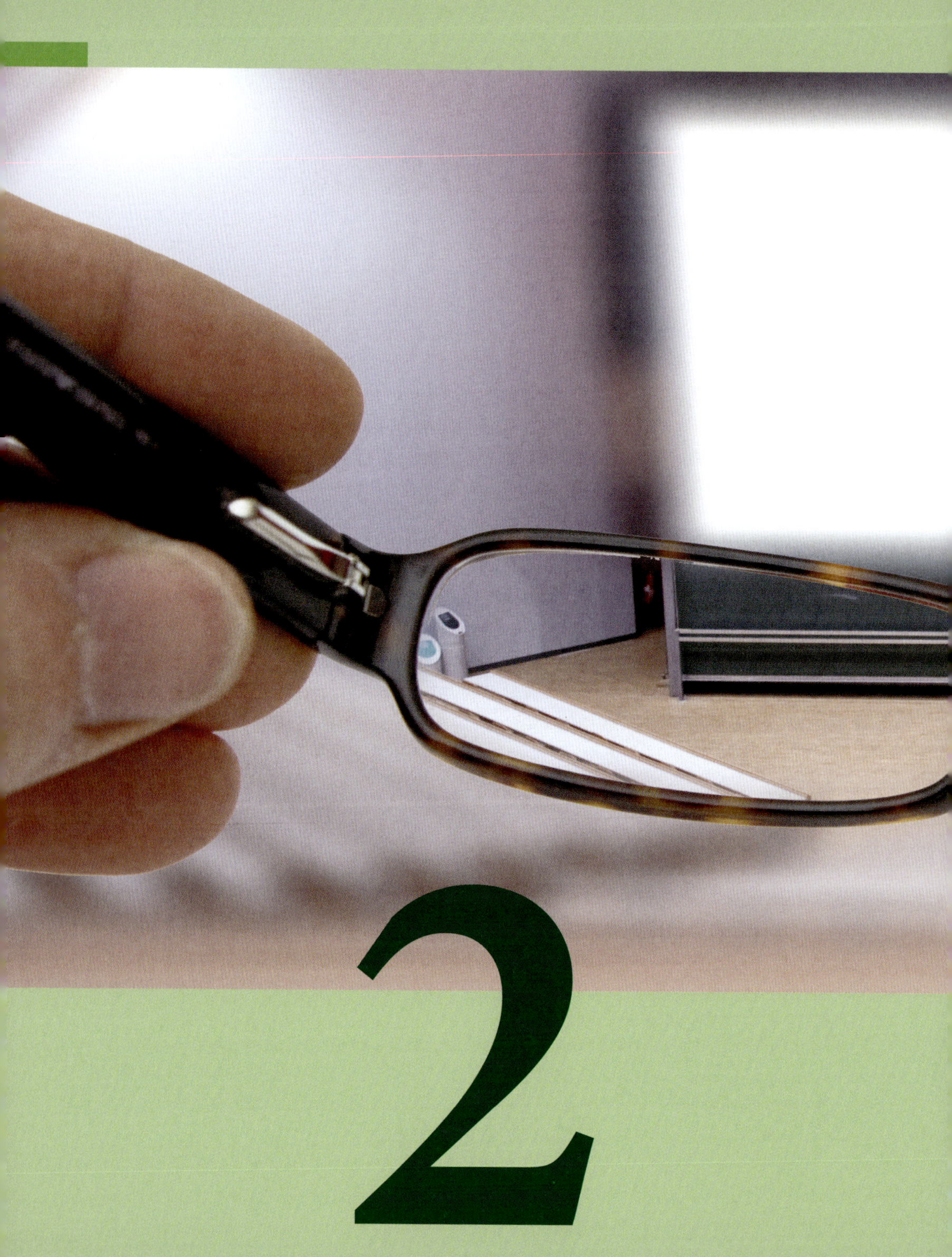

2

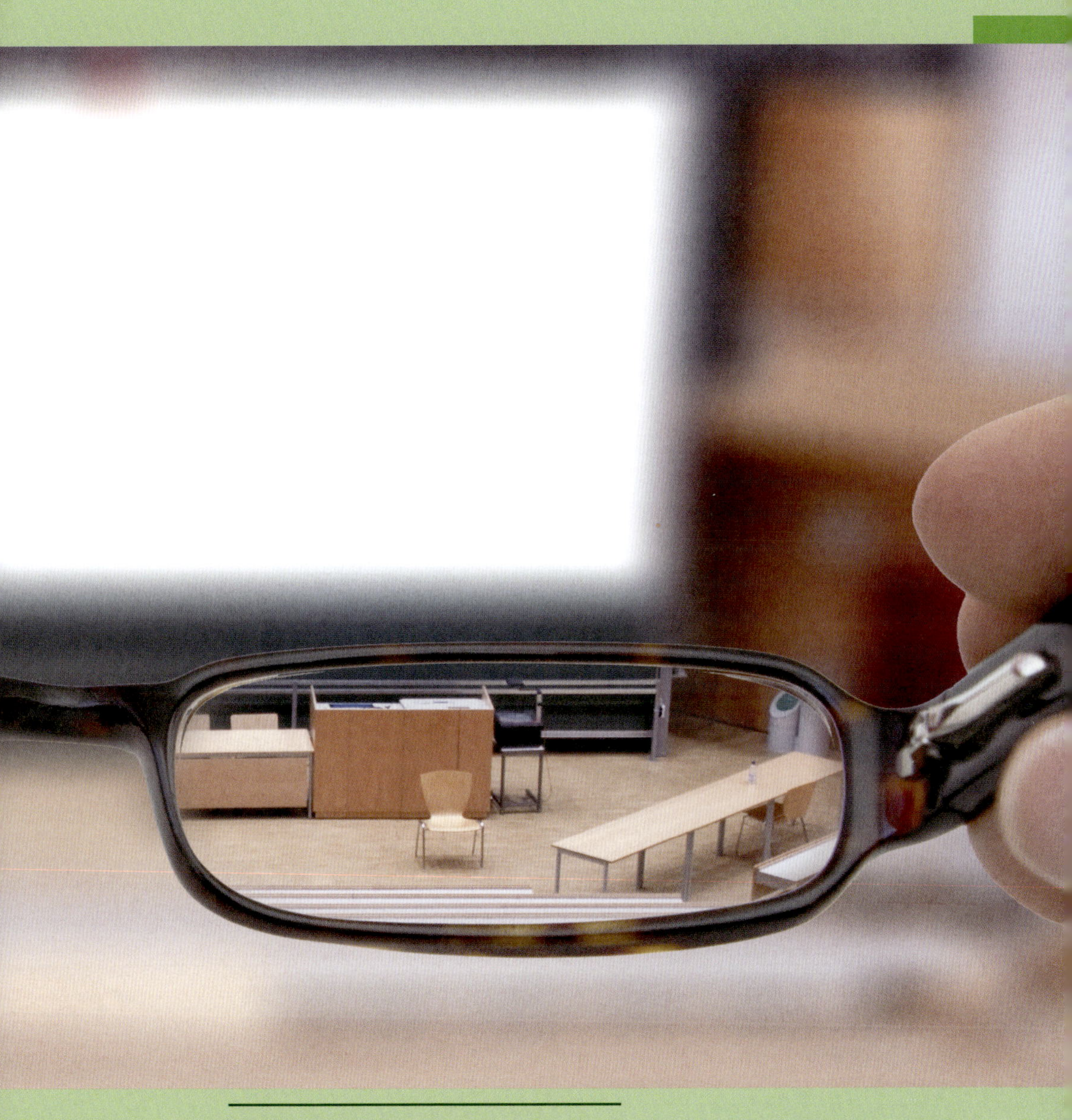

Wenn die Augen krank sind

2. Wenn die Augen krank sind

Etwa 90 % der Menschen bekommen im Laufe ihres Lebens ein Augenleiden – und sei es nur die Alterssichtigkeit. Bei vielen handelt es sich um Erkrankungen, die mehr oder weniger leicht zu regulieren sind. Ob kurz-, weit- oder alterssichtig, eine Brille oder Kontaktlinsen sind eine schnelle Möglichkeit der Korrektur.

Etwa 480.000 mal werden in Deutschland pro Jahr Menschen am grauen Star operiert, indem die Augenlinse herausgenommen wird. 500.000 bis 800.000 Deutsche haben ein Glaukom (Grüner Star) mit zu hohem Augeninnendruck. Diese Erkrankung ist nach der altersbedingten Makuladegeneration der zweithäufigste Grund eines Antrags für Blindengeld. Über 2 Millionen Menschen sind von der senilen Makuladegeneration betroffen. 35 % aller über 75-jährigen – mehr als jeder Dritte – leiden unter dieser Erkrankung, die man bereits als Volkskrankheit bezeichnen kann. Die Schulmedizin kann bei dieser Erkrankung wenig tun. Von rund 4 Millionen Diabetikern in Deutschland leben 25 bis 35 % mit der Gefahr zu erblinden. Etwa 3 Millionen Menschen sind weltweit an der Retinitis pigmentosa erkrankt; davon leben ca. 30.000 bis 40.000 in der Bundesrepublik.

Alarmierende Zahlen

grauer Star	480.000 Operationen pro Jahr
Glaukom	1 Million Betroffene
senile Makuladegeneration	2 Millionen Betroffene
diabetische Retinopathie	1,4 Millionen Betroffene
Retinitis pigmentosa	30.000 bis 40.000 Betroffene

Quellen: Berufsverband der Augenärzte / statistisches Bundesamt / pro Retina e.V.

Diese Zahlen sind erschreckend und alarmierend. Die Möglichkeiten der Schulmedizin, den grauen Star zu behandeln, sind heute ganz fantastisch. Ein kleiner Eingriff und die Linse ist entfernt, der Patient kann wieder sehen. Bei den meisten anderen degenerativen Augenerkrankungen sieht es deutlich schlechter aus, denn sie sind teilweise aus schulmedizinischer Sicht unheilbar. Sie führen zur Erblindung oder sind mit der Einnahme starker Medikamente verbunden, die oft massive Nebenwirkungen haben. Die altersbedingte Makuladegeneration, die Retinitis pigmentosa, der grüne Star (Glaukom), die diabetische Retinopathie, Sehnervveränderungen oder Thrombosen im Auge – bei vielen dieser Patienten können die Krankheiten in Schach gehalten, auch leichte Besserungen erreicht werden. Eine vollkommene Heilung ist jedoch meist nicht möglich. Die meisten naturheilkundlichen Augenbehandler haben es in ihrer Praxis mit Augenerkrankungen der degenerativen Art zu tun. Die in diesem Buch vorgestellten Methoden sind keine Wundermittel; sie vermögen jedoch vieles, was die Schulmedizin nicht kann.

Für die Patienten bedeutet die Erkrankung ihrer Augen oft einen herben Verlust an Lebensqualität. Die Bewegungs- und Entfaltungsmöglichkeiten sind trotz vieler technischer Hilfen, die es heute schon gibt, meist eingeschränkt, man kann nicht mehr lesen oder fernsehen. Dies alles kann einen Menschen isolieren, auch wenn die familiäre Umgebung sehr um den Kranken bemüht ist. Die Patienten haben oft Angst, andere mit ihrer Bitte um Hilfe zu stören, und ziehen sich immer mehr zurück. Eine seelische Belastung kommt so zur eigentlichen Erkrankung oft dazu.

2.1. Wenn der Augenarzt nicht mehr weiterweiß

Insbesondere im Bereich der degenerativen Augenerkrankungen kommt es immer häufiger vor, dass die Augenärzte an einen bestimmten Punkt der Behandlung gelangen, an dem eine Besserung für den Patienten nicht mehr möglich ist. In vielen Fällen gibt es keine operativen Alternativen und die Ärzte versuchen den Status der Erkrankung lediglich zu stabilisieren. Für Betroffene mit trockener Makuladegeneration gibt es heute gar keine schulmedizinischen Behandlungsansätze mehr. Bei der feuchten Makuladegeneration versucht man derzeit, mit neuen Medikamenten, die ins Auge injiziert werden, das Sehvermögen wieder zu verbessern – was nicht immer gelingt. In der Regel handelt es sich bei vielen schulmedizinischen Ansätzen lediglich um Symptombekämpfung und die zugrunde liegenden Ursachen werden in der Regel nicht mit behandelt.

Ähnliches gilt auch bei der Diagnose Glaukom: In den meisten Fällen handelt es sich um ein Hochdruck-Glaukom, das mit entsprechenden Tropfenpräparaten, mit teilweise starken Nebenwirkungen, behandelt wird. Hier wird ebenfalls versucht, die Erkrankung lediglich in Schach zu halten, was im Frühstadium der Erkrankung die Erblindung um Jahrzehnte hinauszögern kann. Es wäre jedoch wichtig, bereits rechtzeitig nach Diagnosestellung mit einer an den Ursachen orientierten Behandlung zu beginnen.

Der graue Star ist schulmedizinisch heute kein Problem, da der operative Eingriff ein Routineakt ist und das Einsetzen einer künstlichen Linse die Probleme in der Regel dauerhaft mit gutem Ergebnis gelöst. Dennoch ist auch das Entstehen eines grauen Stars ein Hinweis auf eine in der Regel stoffwechselbedingte Problematik im Körper, wegen der es zur Eintrübung einer Linse beim Patienten gekommen ist, wie wir in späteren Kapiteln noch genauer sehen werden.

Heilpraktiker und Ärzte mit naturheilkundlichem Ansatz bei der Behandlung von Augenleiden betrachten das Entstehen der Erkrankungen grundsätzlich anders als ein klassischer Augenarzt. Die Naturheilkunde geht davon aus, dass eine Problematik am Auge nur entstehen kann aufgrund von anderen krankhaften Zuständen oder Unregelmäßigkeiten im Körper. Man versucht in der Naturheilkunde, den Körper als Ganzes zu betrachten, als ein gut aufeinander abgestimmtes, organisches System, das auch in seiner Ganzheit behandelt werden sollte. So ist ein Augenleiden kein isoliert auftretendes Symptom, sondern das Ergebnis einer Dysbalance des gesamten Organismus. Die Kunst besteht also darin, genau zu erkennen, welche Faktoren im menschlichen System aus ihrer Mitte geraten sind und dazu geführt haben, dass sich unter anderem ein Augenleiden bei einem Patienten eingestellt hat.

Gerade bei den degenerativen Augenerkrankungen zeigt sich immer wieder, dass die Problematik am Auge in der Regel nicht alleine auftaucht, sondern Teil eines erkrankten Gesamtbildes ist. Daher spielt in der Naturheilkunde die genaue und umfangreiche Anamnese eine besonders große Rolle. Die gesamte Krankengeschichte eines Menschen ist wichtig, um feststellen zu können, aufgrund welcher gesundheitlicher Vorerkrankungen (wie zum Beispiel Operationen, Einnahme von Medikamenten, Impfungen) es möglicherweise ursächlich zu einer Augenerkrankung kommen konnte.

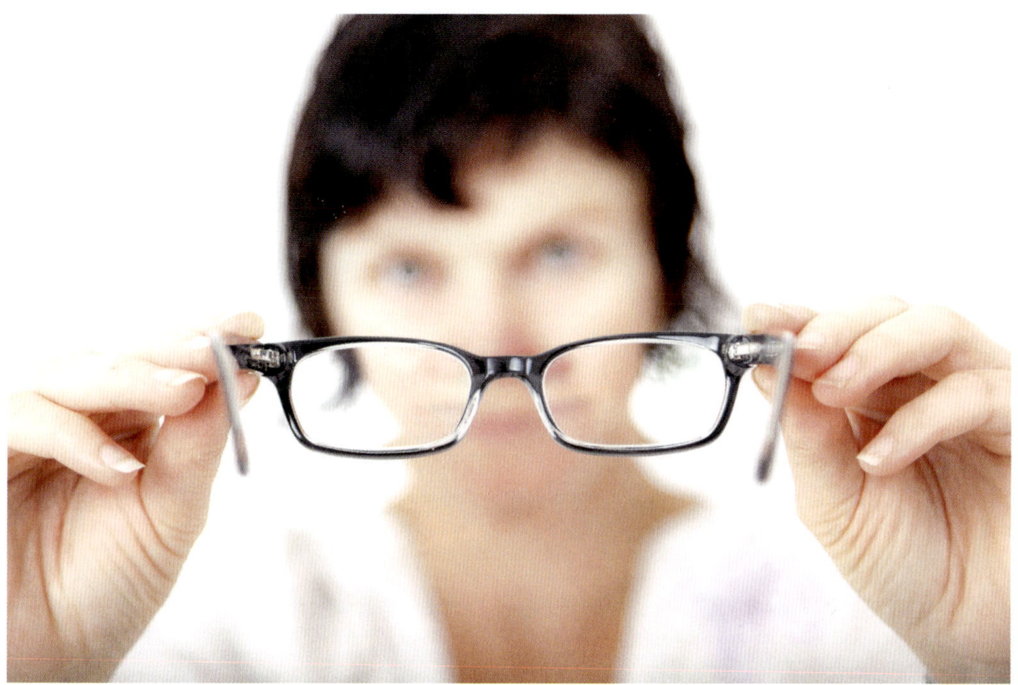

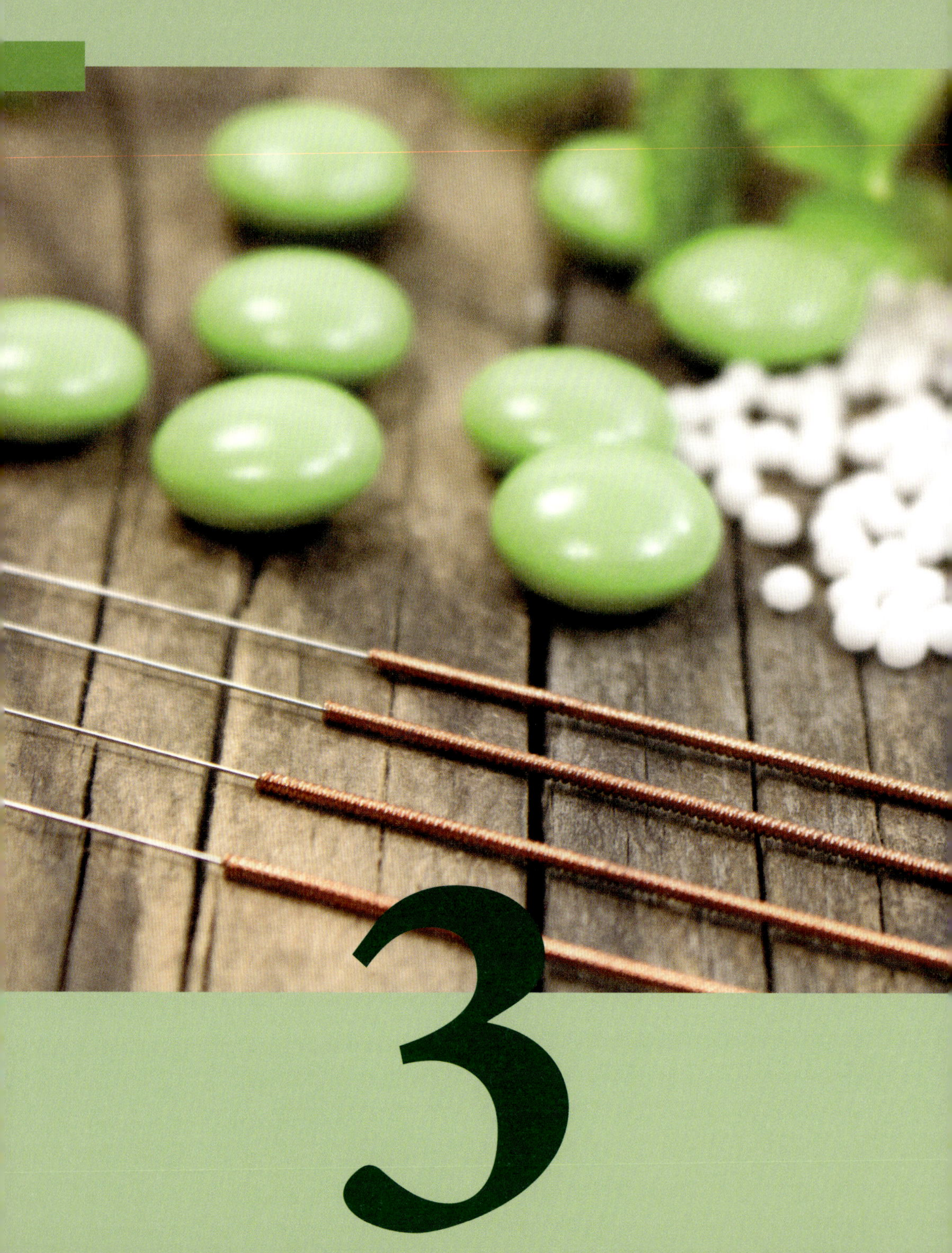

3

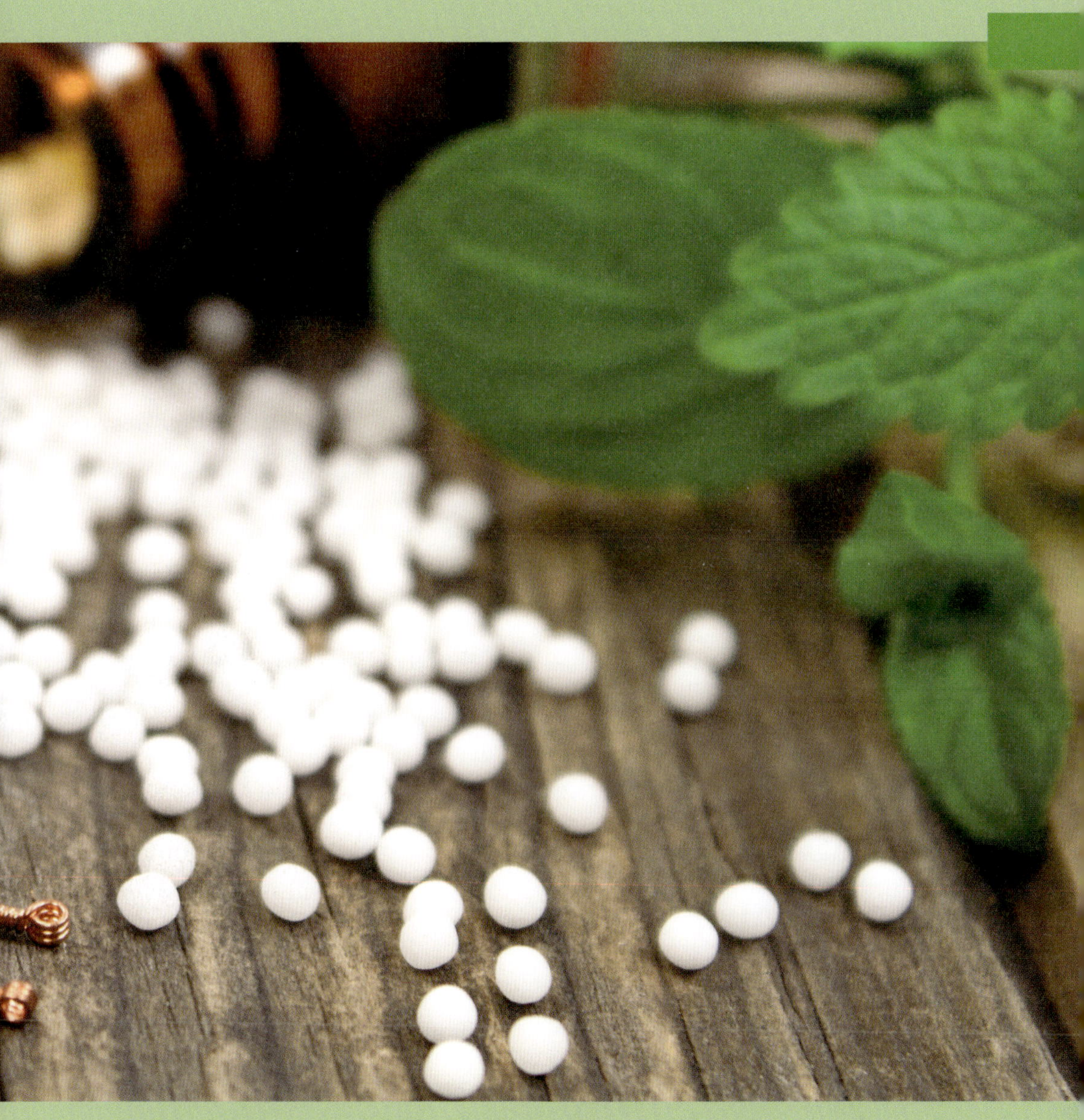

Naturheilkundliche Behandlungsalternativen

3. Naturheilkundliche Behandlungsalternativen

Seit 1996 hat sich im deutschsprachigen Raum gezeigt, dass die Behandlung von Augenleiden mit naturheilkundlichen Verfahren als Ergänzung zur Schulmedizin durchaus sinnvoll ist. Dabei gilt die Augen-Akupunktur als das zentrale Verfahren bei der Behandlung von Augenkrankheiten. Deshalb soll dieses Verfahren hier auch genau und ausführlich beschrieben werden.

Zu den naturheilkundlichen Verfahren, die sich bei vielen Erkrankungen sinnvoll mit einer Augen-Akupunktur kombinieren lassen, zählen Behandlungsansätze wie die Homöopathie, Neuraltherapie, Chelat-Therapie, Aminosäuren-Therapie, Schüsslersalze, die Sauerstofftherapie und Ozontherapie, mikrobiologische Ansätze, die Vitalstoff-Therapie, veränderte Ernährung, das Augentraining und letztendlich auch psychologische Therapien.

3.1. Augen-Akupunktur

Wenn man heute von Augen-Akupunktur spricht, meint man damit nicht mehr nur ausschließlich ein reines Akupunkturverfahren. Zur Augen-Akupunktur, wie sie heute praktiziert wird, gehört ein umfassendes naturheilkundliche Konzept, das zwar Akupunktur als zentrales Verfahren kennt, jedoch mit vielen anderen naturheilkundlichen Begleitverfahren kombiniert wird. Dennoch erscheint es mir wichtig, an dieser Stelle zunächst die Bedeutung der neuen Augen-Akupunktur alleine, ohne die Begleitverfahren, genauer darzustellen.

In der chinesischen Medizin wird insbesondere die Leber mit den Augen in Verbindung gebracht. Man spricht hier davon, dass sich die Leber in den Augen öffnet. Bei den Chinesen gibt es die Vorstellung von sogenannten Akupunkturmeridianen. Dies sind energetische Linien, die teilweise Organen zugeordnet sind. So existiert auch ein Leber-Meridian, dem das Sinnesorgan Auge zugeordnet wird. Dem Laien erscheint der Zusammenhang zwischen Leber und Auge zunächst nicht einleuchtend. Wenn jedoch jemand an Gelbsucht erkrankt, einer Lebererkrankung, verfärbt sich die Haut gelblich. Die ersten Verfärbungen zeigen sich in den Skleren der Augen (die Sklera oder Lederhaut ist das Weiße im Auge). Vor einigen Jahren ging der Ausflug dreier deutscher Jugendlicher in die Türkei, die dort in einem Hotel gepanschten Alkohol tranken, durch die Presse. Dieser Alkohol war mit Methylalkohol versetzt. Den Jungen wurde zunächst übel, dann stellte sich eine Lebervergiftung ein, danach erblindeten sie. In Fällen dieser Art wird der Zusammenhang zwischen Leber und Auge recht deutlich.

Viele Augenärzte haben mittlerweile von der Augen-Akupunktur gehört. Wenngleich es viele erfolgreich behandelte Patienten gibt, tut sich die Schulmedizin immer noch schwer, sich dieser naturheilkundlichen Alternative zu öffnen. Daher erfahren immer noch sehr wenige Patienten von der Möglichkeit der Akupunktur für Augenleiden durch ihren Arzt. Die Informationen über Augen-Akupunktur kommen in der Regel über eine entsprechende Berichterstattung in den Medien oder durch Mund-zu-Mund-Propaganda zu den Patienten.

Tendenzen zur Kosteneinsparung im derzeitigen Gesundheitssystem in Deutschland wecken auch bei den Augenärzten Befürchtungen über drohende Einnahmedefizite, so dass anscheinend Ängste bestehen, die Akupunkteure könnten Patienten wegnehmen. Schlimmer noch: Manche Augenärzte befürchten, dass Therapeuten, die „keine Ahnung von der Augenheilkunde haben", unsachgemäß an Augenpatienten „herumdoktern". Diese Sichtweise ist jedoch schief.

Ein Augen-Akupunkteur, sei er Arzt oder Heilpraktiker, ist kein Augenarzt und will es auch nicht werden. Bevor ein Augen-Akupunkteur mit einer Behandlung beginnt, muss der Patient vom Ophthalmologen (Facharzt für Augenheilkunde bzw. Augenarzt) untersucht werden. Jeder seriöse Augen-Akupunkteur wird das zu seiner eigenen Sicherheit vor einer Akupunktur-Behandlung verlangen. Auch die Ergebnisse der Akupunktur sollten idealerweise von einem Augenarzt begleitet und kontrolliert werden. Im Übrigen kommt kaum ein Patient, der plötzlich ein Augenleiden hat, auf die Idee, zuerst den Akupunkteur aufzusuchen und sich den Gang zum Augenspezialisten zu sparen.

Umgekehrt ist es natürlich so, dass ein Augenarzt nicht unbedingt ein guter Akupunkteur sein muss und diese Methode auch nicht so ohne weiteres an einem Wochenende erlernen kann. Denn die Kunst der Akupunktur erfordert ebenfalls ein intensives Studium. Wie die Augenheilkunde ist auch sie ein medizinisches Fachgebiet.

Idealerweise arbeiten Augenarzt und Akupunkteur heute Hand in Hand. Diagnose, Kontrolle und gegebenenfalls schulmedizinische Therapie durch den Ophthalmologen, Behandlung mit Nadeln und Naturheilkunde durch den Akupunkteur. So arbeitet jeder Fachmann auf seinem Spezialgebiet und im optimalen Sinne des Patienten.

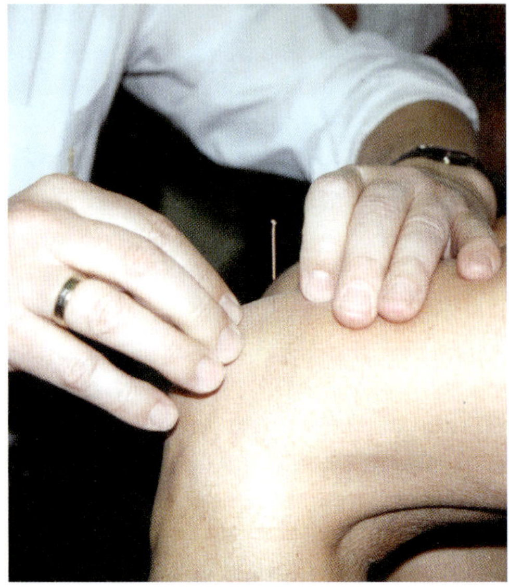

Abb. 4: Augen-Akupunktur-Punkt am Knie

In den Reihen der Augenärzte ist, das muss man andererseits auch sagen, seit einiger Zeit eine gewisse Bewegung zu erkennen. Der Wunsch der Patienten, lieber naturheilkundlich als schulmedizinisch behandelt zu werden, macht auch vor den Augenärzten nicht halt. Immer häufiger gibt es Ophthalmologen, die sich mit naturheilkundlichen Verfahren auseinandersetzen und damit auch mit den Möglichkeiten der Akupunktur. Während die Berufsverbände früher der Ansicht waren, dass Akupunktur keinerlei Besserung bei Augenleiden ermöglicht, ist dies seit einigen Jahren vom Tisch. Die vielen erfolgreich behandelten Patienten – das mussten viele Augenärzte mittlerweile zugeben – sprachen doch für sich.

Trotz des zunehmenden Interesses der Augenärzte an diesem alternativen Behandlungsverfahren wird es für die meisten aber auch in Zukunft schwierig sein, naturheilkundliche Behandlungen in ihrer Praxis anzubieten. Die meisten Augenärzte haben täglich sehr viele Patienten und verhältnismäßig wenig Zeit für jeden einzelnen. Eine Behandlung mit Akupunktur bedeutet jedoch, dass ein Patient rund eineinhalb Stunden lang einen Raum belegt. Dafür sind die wenigsten Augenarztpraxen eingerichtet. Die meisten Augenärzte sind bereits ausgelastet mit dem, was sie schulmedizinisch leisten müssen. Hinzu kommt noch, dass es rein rechtlich gesehen vielen Augenärzten gar nicht gestattet ist, bestimmte naturheilkundliche Untersuchungen und Behandlungen durchzuführen. So darf ein Augenarzt zum Beispiel nicht einmal eine Urinuntersuchung durchführen. Dies erschwert Augenärzten ganz klar die Möglichkeit, ihr schulmedizinisches Spektrum mit naturheilkundlichen Verfahren zu erweitern.

3.1.1. Geschichte und Entwicklung der Augen-Akupunktur

In der klassischen Chinesischen Akupunktur und der Traditionellen Chinesischen Medizin gibt es bislang wenig Erfolg bei der Behandlung von Augenleiden. Die reine Augen-Akupunktur arbeitet heute zwar in Ansätzen auch mit Punkten aus der Traditionellen Chinesischen Medizin, im Wesentlichen jedoch mit neuen, weniger bekannten Akupunktursystemen. 1988 veröffentlichte der Däne Freddy Dahlgren erstmals ein Buch mit von ihm neu gefundenen Akupunkturpunkten zur Behandlung von Augenleiden. Sein dänischer Kollege John Boel befasste sich später ebenfalls mit der Thematik. Beide haben Punkte zu einem therapeutischen Konzept zusammengestellt. Seit 1995 befasse ich mich in Zusammenarbeit mit deutschen Ärzten und Heilpraktikern, die sich in dieser Methode ausbilden ließen, mit diesem alternativen Behandlungsansatz. Immer wieder werden neue Akupunkturpunkte zu der Basisakupunktur hinzugefügt, um die Behandlungserfolge noch zu steigern. Außerdem hat sich eine ganze Reihe von Naturheilverfahren als sinnvolle Ergänzung zur reinen Akupunkturbehandlung erwiesen.

Heute kann man die Augen-Akupunktur als eine Ganzkörper-Regulationstherapie betrachten, die – ausgehend von dem Gedanken, dass das Auge ein Teil des ganzen Organismus ist – auch entsprechend ganzheitlich ansetzt. Der Therapeut betrachtet also nicht nur das Auge allein, sondern die gesamte Konstitution des Körpers und insbesondere Dysbalancen, die Augenkrankheiten zur Folge haben können.

Eines der grundlegenden Systeme der neuen Augen-Akupunktur ist die Su-Jok-Akupunktur, die nur mit Punkten an Füßen und Händen arbeitet. Im Rahmen einer ersten Demonstration von Freddy Dahlgren wurde eine Patientin, die unter grünem Star (Glaukom) litt, auf einem

Kongress in Kopenhagen behandelt. Vor der Behandlung berichtete die Patientin, dass sie schon seit vielen Jahren wegen des zu hohen Augeninnendrucks in Behandlung sei und regelmäßig starke Augentropfen mit massiven Nebenwirkungen anwenden müsse. Bei ihr war die Erkrankung bereits so weit fortgeschritten, dass sie erste Gesichtsfeldausfälle hatte, das heißt, sie konnte nicht mehr alles sehen und ihr Blickfeld begann, sich allmählich zu verkleinern. Die Schulmedizin konnte ihr keine Alternative bieten, außer der Behandlung mit Tropfen, welche die Krankheit jedoch selbst nicht heilen, sondern lediglich den zu hohen Innendruck des Auges senken konnte.

Bereits nach dieser ersten Akupunkturbehandlung konnte die Frau innerhalb einer halben Stunde deutlich mehr sehen als vorher. Auch John Boel hatte diesen Kongress besucht und, wie der Zufall es wollte, kaum eine Woche nach seiner Rückkehr nach Dänemark fragte eine ältere Dame mit einem Augenleiden bei ihm wegen einer Behandlung an. Nach einigem Zögern wurde die Patientin für einen Therapieversuch mit den neuen Akupunkturpunkten einbestellt. Die genaue Augendiagnose dieser Patientin wurde damals leider versehentlich nicht zu den Akten genommen. Die Frau war jedoch „schwarzblind". So bezeichnet man Augenpatienten, die tatsächlich ein Schwarz sehen, was eigentlich sehr selten ist. Die meisten Menschen, die als blind bezeichnet werden, können zumindest noch hell und dunkel unterscheiden.

Die Patientin bekam zunächst rechts und links unter dem Fuß eine Akupunkturnadel und musste anschließend, wie es bei einer Akupunkturbehandlung üblich ist, eine halbe Stunde lang ruhen. Nach der Behandlung wurde die Patientin getestet. Als John Boel sie zunächst spaßhaft fragte, ob sie jetzt sehen könne, antwortete die Frau zur allgemeinen Verblüffung mit „ja"! Boel, der über eine solche Reaktion mehr als überrascht war, konnte es zunächst nicht glauben und fragte sie nach verschiedenen Gegenständen und deren Farben im Raum. Die Patientin konnte alles richtig beantworten.

Einen Tag später rief die Patientin in der Praxis an und fragte, ob sie eine Freundin mitbringen könne, die ebenfalls ein Augenleiden habe. Sie wurde eingeladen. Die Patientin litt unter der Erkrankung Retinitis pigmentosa, einer Erbkrankheit, die schulmedizinisch als unheilbar gilt. Die Patientin war auf einem Auge blind, auf dem anderen konnte sie noch 2 Grad sehen (die Grad-Angabe bezieht sich auf eine spezielle Perimetermessung; siehe dazu den Abschnitt über Retinitis pigmentosa). Sie beschrieb vor der Behandlung, dass sie auf dem Weg in die Klinik lediglich den Mittelstreifen auf der Fahrbahn erkennen konnte und sonst nichts. Sie wurde ebenfalls mit je einer Nadel unter dem Fuß behandelt. Wenige Stunden später, als die Patientin wieder zu Hause angekommen war, rief sie in der Praxis an und schilderte Boel, dass sie auf dem Weg nach Hause bereits die ganze Straße erkennen konnte.

Die spektakulären Ergebnisse der Behandlung dieser beiden Patientinnen führten dazu, dass die Presse damals sehr viel über die Praxis von John Boel in Dänemark berichtete und sich danach viele Patienten meldeten, die auch gern behandelt werden wollten. Doch ganz so einfach, wie es nach den ersten beiden Patienten zunächst aussah, war es dann doch nicht, wie Boel bald einsehen musste.

Als die ersten Patienten in gewisser Anzahl mit dem neuen Punkt unter dem Fuß behandelt worden waren, stellte er fest, dass er etwa 30 % aller Kranken, egal mit welcher Augenerkrankung sie sich an ihn wandten, in irgendeiner Form helfen konnte. Dieses Ergebnis war schon recht erfreulich, denn im Vergleich mit der klassischen Akupunktur konnte man damit schon wesentlich mehr für die Patienten tun als bisher.

Erkrankungen, die sich im Allgemeinen gut mit der Traditionellen Chinesischen Medizin behandeln lassen, haben in der Regel jedoch eine Erfolgsquote um die 80 %. Und so dachte Boel, dass es wohl noch etwas anderes geben müsste, was die positiven Behandlungschancen der Augenleiden noch weiter verbessern könnte.

Vergleichbar der Ohr-, Schädel-, Mund- oder Nasenakupunktur handelt es sich bei dem Su-Jok-System um ein sogenanntes Akupunktur-Mikrosystem, das als geschlossenes System funktioniert. Man muss sich vorstellen, dass es für jedes Organ, jeden Knochen und jedes Körperteil an der Hand und auch am Fuß Akupunkturpunkte gibt, mit denen man den ganzen Körper behandeln kann. Die Hand oder der Fuß ist sozusagen ein Abbild eines verkleinerten, aber vollständigen Menschen.

Erst vor kurzem wurde jedoch festgestellt, dass die Punkte unter dem Fuß sehr wahrscheinlich ihren Ursprung nicht direkt in der Su-Jok-Akupunktur haben, sondern aus einem anderen System stammen, das von dem Chinesen Tong entwickelt wurde. Man nennt diese Akupunktur „Master Tong Acupuncture".

Die vergleichsweise niedrige Erfolgsquote von 30 % motivierte Boel weiterzuforschen. Da bereits bekannt war, dass die Akupunkturpunkte der Traditionellen Chinesischen Medizin bei Augenleiden wenig Erfolg brachten, begann sich Boel mit anderen, neuen Akupunktursystemen zu beschäftigen. Jeden Monat kombinierte er einen weiteren neuen Punkt dazu und zog nach jeweils vier Wochen Bilanz: Hatte sich die Erfolgsquote erhöht, wurde der Punkt in das Behandlungsschema aufgenommen, blieb die Erfolgsquote nur gleich, wurde er wieder fallengelassen.

Durch Zufall bekam Boel Anfang der 1990er Jahre ein Buch über ein neues chinesisches Akupunktursystem in die Hände. Der Biologe Dr. Yinqing Zhang von der chinesischen Shandong-Universität stellte 1989 einen gänzlich neuen Ansatz vor, der kurz ECIWO genannt wurde. ECIWO ist eine Abkürzung und bedeutet „Embryo Containing Information of the Whole Organism“ (der Embryo enthält die Information des gesamten Organismus).

Zhang hatte sich jahrelang mit der Beschleunigung des Pflanzenwachstums beschäftigt. Dabei hatte er entdeckt, dass sich in jedem Teil eines Organismus oder Körpers Mikrosysteme befinden, die den ganzen Körper auf sich abbilden.

Dieser Sachverhalt gilt natürlich für jede Zelle im Körper, die in unseren Genen alles gespeichert hat, was uns körperlich ausmacht. Bei jeder Zellteilung werden diese Informationen wieder kopiert und in die neuen Zellen eingebaut, sodass die Information nicht verloren gehen kann. Jede Zelle hat im Prinzip die gesamte Information gespeichert, die benötigt wird, damit aus ihr einmal ein ganzer Mensch entstehen kann.

Dieses Prinzip, so fand Zhang heraus, gilt aber auch für ganze Körperteile, zum Beispiel für einen Knochen. Untersuchungen an den verschiedensten Knochen im Körper eines Menschen ergaben schließlich, dass besonders gute Erfolge bei einer Behandlung an der Hand, genauer gesagt am zweiten Mittelhandknochen, zu erreichen waren. In China wurde dieses System bis heute an rund einer Million Patienten in 40 Kliniken getestet. Dabei wurden mehr als 150 verschiedene Erkrankungen behandelt und dokumentiert. Alle Patienten wurden ausschließlich mit Punkten am zweiten Mittelhandknochen behandelt. Die Erfolgsquote betrug über 90 %.

Heute existieren in China bereits Geräte, die diese Punkte auch für die Diagnose benutzen. Die Diagnosegenauigkeit liegt dort bei rund 94 %.

Unter all den dokumentierten Fällen dieser Untersuchungsreihe befand sich, wie John Boel herausfand, nur ein Patient mit einem Augenleiden: ein kurzsichtiges Kind. Die Behandlung des Kindes brachte einen 70 %-

igen Erfolg. Boel unternahm nun Versuche mit verschiedensten Punkten aus dem ECIWO-System an seinen Augenpatienten. Mit erstaunlichem Ergebnis: Seine Erfolgsquote stieg sprunghaft auf 45 % an.

Auf einem deutschen Kongress lernte Boel 1993 das NPSO-System (Neue Punktuelle Schmerz- und Organtherapie) von Rudolf Siener kennen. Siener, ein Heilpraktiker, der vorwiegend mit Neuraltherapie arbeitete, entwickelte ein System gegen Schmerzzustände aufgrund von Haltungsschäden und organischen Ursachen – ein weiteres Mikrosystem, wie Boel nach eingehendem Studium feststellte, das sich an den Unterschenkeln befindet. Die Punkte, die sich für die Augen-Akupunktur als wichtig erwiesen, befinden sich alle rund um die Kniescheibe herum. Diese zusätzlichen Punkte erhöhten die Erfolgsquote der Augen-Akupunktur erneut; sie lag damals bei 65 bis 70 %.

Seit 1995 werden im deutschsprachigen Raum spezielle Fortbildungen für das Boel'sche Augen-Akupunkturverfahren angeboten. In Zusammenarbeit mit vielen Ärzten und Heilpraktikern, die diese Methode erfolgreich anwenden, habe ich die Basisakupunktur aus Dänemark stark erweitert und zahlreiche Versuche gemacht, die Therapie weiter zu optimieren. Wir sprechen daher heute nicht mehr von Augen-Akupunktur nach Boel, sondern von Augen-Akupunktur allgemein, da sich in der Zwischenzeit viele Neuerungen ergeben haben, die von anderen Therapeuten entwickelt wurden. Heute gibt es außerdem eine ganze Reihe ergänzender Therapiemaßnahmen, wie Homöopathie, Magnetfeld-Therapie, Sauerstofftherapie, Verabreichung naturheilkundlicher Medikamente, Orthomolekulare Medizin und Ernährungsumstellung, die den Genesungsverlauf der Patienten nochmals deutlich verbessern.

3.1.2. Wissenschaftliche Untersuchungen zur Akupunktur und Augen-Akupunktur

Wann und wo Akupunktur entstand, ist bis heute ungeklärt. Die meisten gehen davon aus, dass sie vor circa 2000 Jahren in China erfunden wurde. Dies scheint heute jedoch überholt zu sein. Es gibt Hinweise, dass die Akupunktur in Tibet bereits vor 3000 Jahren angewandt wurde. Noch frühere Hinweise auf die Akupunktur fand man jüngst bei „Ötzi", dem Mann im Eis, der vor rund 5200 Jahren gelebt haben soll. Bei ihm stieß man auf Tätowierungen an Rücken und Beinen, die altbekannte Akupunkturpunkte zeigen. Ötzi-Forscher Leopold Dorfer spekuliert auf dieser Basis, dass die

Akupunktur ursprünglich eine Tradition der Alpenländer sein könnte.

Der Wissenschaft gibt die Akupunktur immer noch Rätsel auf. Man konnte bis heute trotz intensiver Forschung nicht herausfinden, wie Akupunktur eigentlich funktioniert. Der Zusammenhang zwischen dem Einstich einer Nadel, irgendwo am Körper, und einer Reaktion des Organismus darauf, an irgendeiner anderen Stelle, ist immer noch unklar.

Es gibt Überlegungen, wonach die Nervenbahnen des Körpers die Einstichinformation zum Gehirn weiterleiten. Man hat festgestellt, dass an zahlreichen Akupunkturpunkten Nervenbündel durch die Muskelhülle nach oben steigen. Wird der Akupunkturpunkt durch eine Nadel oder elektrischen Strom gereizt, wird der Impuls zum Rückenmark weitergeleitet.

Bei der Übertragung des Reizes spielen Botenstoffe eine besondere Rolle. Wichtig sind dabei die Endorphine („Glückshormone"). In einer Studie der Universität Toronto konnte man nachweisen, dass Patienten nach einer Akupunkturbehandlung eine erhöhte Konzentration von Beta-Endorphinen in der Rückenmarksflüssigkeit hatten.

Allerdings lassen sich nicht alle Akupunkturphänomene mithilfe der Endorphine erklären. Die Wirkungsweise der Akupunktur hat wohl auch noch eine rein energetische Ebene. Die Existenz der in der chinesischen Medizin beschriebenen Meridiane wurde möglicherweise in einer französischen Untersuchung nachgewiesen. In dieser Studie wurde ein leicht radioaktiver Stoff in einen Akupunkturpunkt injiziert und dann die Verteilung des Stoffes im Körper verfolgt. Er nahm entlang der Akupunkturmeridiane seinen Lauf.

Die tatsächlichen Zusammenhänge, wie Akupunktur im Körper funktioniert, sind der Wissenschaft bislang jedoch verschlossen geblieben. Dies führt in Diskussionen mit Akupunkturgegnern oft zu extremen Standpunkten: „Was medizinisch nicht nachweisbar ist, existiert nicht", sagen viele, ohne sich zu vergegenwärtigen, dass beispielsweise auch die Wirkungsweise der Narkose bis heute wissenschaftlich nicht geklärt ist, sie jedoch aufgrund der Erfahrungsmedizin zum Alltag eines jeden Krankenhauses gehört.

Der Versuch, Akupunktur wissenschaftlich zu erfassen, scheitert schlichtweg daran, dass die heutige Schulmedizin (die erst rund 100 Jahre alt ist) keine geeigneten Messverfahren dafür hat. Ihre Methoden zur Messung der Effektivität, wie zum Beispiel Doppelblindstudien, sind bei der Akupunktur nicht so leicht anwendbar. Schließlich merkt ein Patient, ob er Akupunkturnadeln bekommen hat oder nicht. Bei der Anerkennung der Augen-Akupunktur wird jedoch von den meisten Skeptikern ein solcher wissenschaftlicher Nachweis gefordert, der aus den genannten Gründen im klassisch wissenschaftlichen Stil nur schwer realisierbar ist.

Eine der größten Akupunkturstudien der Welt wurde vor einigen Jahren in Deutschland durchgeführt. Dabei wurden insbesondere Erkrankungen der Wirbelsäule, der Knie und Kopfschmerzen studiert. Bei dieser sogenannten GERAC-Studie (GERman ACupuncture), die mehr als fünf Jahre andauerte, erwies sich die Akupunktur im Vergleich zur Behandlung mit klassischen schulmedizinischen Verfahren – insbesondere bei Wirbelsäulenproblematiken und Knieschmerzen – als deutlich besser. Auch bei Kopfschmerzen schnitt die Akupunktur besser ab als die Schulmedizin – dennoch wurde die Behandlung von Kopfschmerzen mit Akupunktur nicht in den kassenärztlichen Behandlungskatalog aufgenommen. Indessen werden heute von den Krankenkassen in Deutschland Akupunkturbehandlungen bei Rückenbeschwerden und Knieschmerzen übernommen.

3.1.3. Erster Nachweis von Gehirnreaktionen durch Akupunktur

Hoffnung machen zwei Studien, die von einem interdisziplinären Forscherteam für biomedizinische Technik an der Universitätsklinik für Anästhesiologie und Intensivmedizin in Graz unter der Leitung von Univ.-Prof. Dr. Gerhard Litscher und an der University of California in Irvine von Prof. Dr. Zang Hee Cho erstellt wurden. Beide Forscher gingen davon aus, dass die Lösungsansätze zur Erforschung der Akupunktur und ihrer Geheimnisse im Gehirn liegen.

In Graz hat man einen Messhelm entwickelt, der computer- und robotergesteuerte Biosensoren und Sonden enthält, die mit hochsensiblen Licht-, Ultraschall- und bioelektrischen Messverfahren arbeiten. Mithilfe dieses sogenannten dreidimensionalen Doppler-Ultraschalls und der Infrarotspektroskopie wurden verschiedene Untersuchungen am Kopf der Patienten durchgeführt. Im Wesentlichen ging es darum, die Blutflussgeschwindigkeit in den Hauptarterien des Kopfes und die Sauerstoffversorgung des Gehirns zu messen.

In den Versuchen an der Grazer Universität wurden klassische Akupunkturpunkte der chinesischen Medizin herangezogen, da die Boel'sche Methode dort zu diesem

Zeitpunkt nicht bekannt war. Der Patient bekam dabei zunächst den Messhelm aufgesetzt, der die Blutflussgeschwindigkeit in den Hirnarterien im Normalzustand aufzeichnete. Ein weiterer Messvorgang erfolgte dann direkt nach dem Setzen der Akupunkturnadeln und ein dritter, nachdem die Nadeln gezogen waren.

Das Placebo-Problem bei der wissenschaftlichen Untersuchung mit Akupunktur wurde in Graz durch eine sogenannte Cross-over-Studie ersetzt. Dabei bekam dieselbe Person einmal die Nadeln an den Akupunkturpunkten gesetzt, die dem Augenbehandlungsschema der klassischen Chinesischen Medizin entsprechen, und in einer weiteren Akupunktursitzung an den Punkten, die zur Steigerung der Perfusionen in der mittleren Hirnarterie führen sollen.

Bei der Verwendung des Augenschemas kam es unter anderem zu einer starken Erhöhung der Blutflussgeschwindigkeit in der Arterie, die das Auge versorgt, während der entsprechende Wert in der mittleren Hirnarterie nahezu unverändert blieb. Umgekehrt blieb die Arterie des Sehnervs fast unverändert und die mittlere Hirnarterie zeigte eine erhöhte Blutflussgeschwindigkeit.

Diese Entdeckung wurde noch bestätigt durch weitere Studien mit Akupunkturpunkten, die mit dem Sehsystem nichts zu tun haben. Damit konnte ein direkter Zusammenhang zwischen einzelnen, speziellen Akupunkturpunkten und bestimmten Regionen im Gehirn sichtbar gemacht werden.

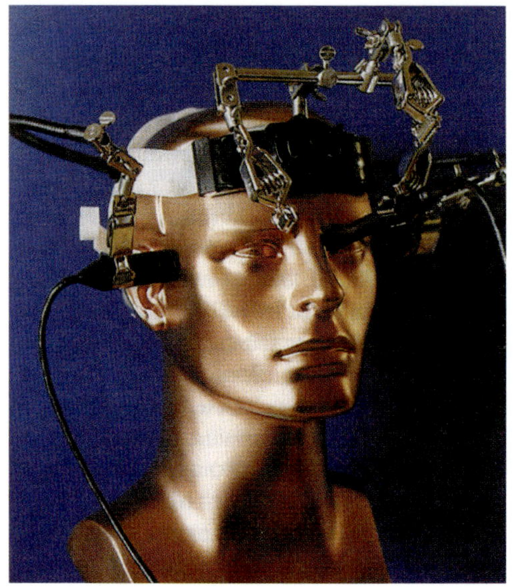

Abb. 5: Dreidimensionaler Doppler-Ultraschall.

Gehirnaktivität nach Akupunktur aufgezeichnet

Der Kernspintomograph ist ein Messgerät, das mithilfe eines Magnetfelds Veränderungen, zum Beispiel im Gehirn, bildlich darstellen kann. Der Physiker Zang Hee Cho von der University of California in Irvine versuchte, die Grazer Messergebnisse mithilfe eines Kernspintomographen

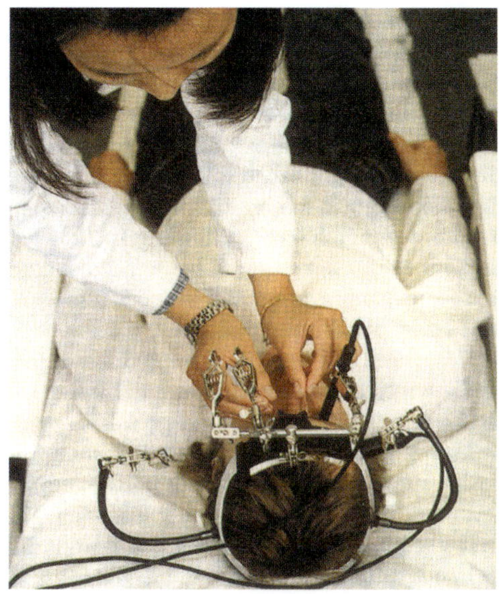

Abb. 6: Messung der Blutdurchflussgeschwindigkeit in den Hauptarterien des Kopfes unter Akupunktur.

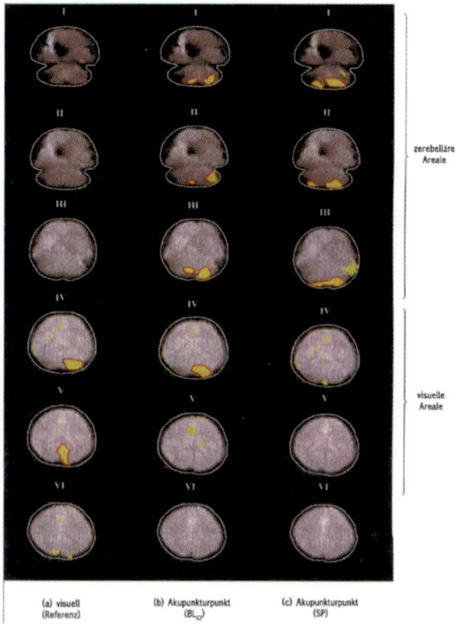

Abb. 7: Akupunktur löst Gehirnaktivität an der Sehrinde aus

nachzuvollziehen. Das von ihm erstellte Bildmaterial war sensationell.

Insbesondere Aktivitäten an der Sehrinde (primäres Sehzentrum), einem Teil des Gehirns, der direkt unter dem Schädelknochen liegt und genauso wie das sekundäre Sehzentrum für das Sehen verantwortlich ist, konnten eindeutig mit Augenpunkten in der klassischen Chinesischen Medizin in Zusammenhang gebracht werden. Die Steigerung der Blutflussgeschwindigkeit war als Aufhellung der Areale an der Sehrinde deutlich sichtbar.

Zang Hee Cho untersuchte allerdings nicht nur Punkte für das Sehen, sondern auch solche für das Hören. Dabei konnte eine entsprechende Reaktion in der Hörrinde nachgewiesen werden. Interessant ist, dass diese Effekte im Gehirn nicht nur durch Nadeln bewirkt werden, sondern auch durch Lichtreize bei der Sehrinde oder Musik bei der Hörrinde.

Um das Ergebnis zu kontrollieren, wurden zusätzlich sogenannte Placebopunkte gestochen. Eine Aktivitätsveränderung war dabei nicht nachweisbar.

3.1.4. Erste wissenschaftliche Studie zur Augen-Akupunktur

Der Kieler Mediziner Hans-Peter Wutta ist Akupunkturarzt und Spezialist für Naturheilverfahren. Viele Jahre befasste er sich in seiner Praxis intensiv mit der Augen-Akupunktur. Bis 2003 arbeitet er an einer Studie, welche die Aussichten auf eine Besserung von Augenleiden durch Augen-Akupunktur aufzeigen sollte.

Nicht alle von Wutta behandelten Patienten waren auswertbar. Manche wurden an Therapeuten in ihrer Heimat überwiesen, sodass die Ergebnisse der Behandlung nicht weiter nachvollzogen werden konnten.

Insgesamt trug Wutta 106 auswertbare Fälle zusammen. Davon litten 97 Patienten unter der senilen Makuladegeneration. Hier wurde zwischen der trockenen und der feuchten Form dieser Augenkrankheit nicht unterschieden, da die Behandlungsverfahren bei beiden gleich sind. Die übrigen neun Kranken litten unter jugendlicher Kurzsichtigkeit.

Die Behandlung der Patienten erfolgte ausschließlich mit Akupunktur, wobei Wutta die Boel'sche Basisakupunktur in modifizierter Form anwandte. Zusätzlich verabreichte er Vitamin A, Vitamin E und Zink. Die Ergebnisse der Akupunktur wurden mittels Beobachtung und Interview ermittelt. Als Erfolg wurden eine objektive und subjektive Verbesserung des Sehens gewertet sowie ein Stillstand der Erkrankung über einen länger als zu erwartenden Zeitraum.

Von den 40 behandelten Männern stellten 32 einen Erfolg fest (das sind 80 %). In der Gruppe der Frauen hatten 59 von 66 eine positive Reaktion (also 91 %). Daraus ergibt sich insgesamt eine Erfolgswahrscheinlichkeit von 86 %. Aus dem Unterschied in der Erfolgswahrscheinlichkeit bei Männern und Frauen lässt sich kein signifikanter geschlechtsspezifischer Vorteil ableiten, da sich die Differenz zwischen den Erfolgsraten von 80 % und 91 % statistisch noch im Zufallsbereich bewegt.

Die Untersuchung des Zusammenhangs zwischen dem Alter des Patienten und dem Behandlungserfolg ergab keinen signifikanten Trend. Das Alter, in dem die Therapie begonnen wird, spielt also keine Rolle.

Hans-Peter Wutta arbeitete bis 2009 an einer weiteren Studie, die er jedoch aus gesundheitlichen Gründen nicht mehr zu Ende führen konnte. Die ersten Zwischenergebnisse zeigten jedoch, dass die zweite Studie mit dem erweiterten neuen Verfahren noch bessere Ergebnisse mit Erfolgsraten über 90 % gehabt hätte als die erste.

Die Problematik der Erstellung einer solchen Studie besteht in erster Linie darin, dass jeder Patient, der darin im Kollektiv ausgewertet wird, immer auch ein individueller Fall ist. Die Erkrankungen haben zum Teil unterschiedliche Ursachen, Auswirkungen oder Stadien. Die genaue Vorhersage eines möglichen Behandlungsverlaufes ist daher kaum möglich. Hinzu kommen die Qualifikation und das Geschick des Therapeuten, die nach unserer Erfahrung sehr unterschiedlich sein können. Ein Grund dafür ist die unterschiedliche Qualität von Seminarleitern, welche die Augen-Akupunktur-Ausbildung zu kopieren versuchen, obwohl sie selbst oft kaum Erfahrung auf diesem Gebiet gesammelt haben, und durch unvollständige Wissensweitergabe die Qualität der Augen-Akupunktur schädigen. Es ist daher wichtig, sich vor einer Behandlung zu versichern, dass der Therapeut der Wahl seine Ausbildung bei einem von mir lizenzierten Ausbilder absolviert hat.

Die von Hans-Peter Wutta in Kiel durchgeführte Studie zeigt eine hohe Erfolgsrate. Die von ihm ermittelten Ergebnisse gelten für seine Praxis. Wir wissen, dass nicht jeder Akupunkteur solch gute Ergebnisse erreicht. Dass es jedoch möglich ist, belegt diese Studie.

3.1.5. Das Auge aus der Sicht der chinesischen Medizin

Die Akupunktur ist ein ganzheitlich arbeitendes System. Anders als die westliche Schulmedizin, die sich in der Regel auf die Behandlung einzelner Körperteile konzentriert, will die Akupunktur nicht nur die Symptome einer Krankheit behandeln, sondern versucht zu verstehen, woher eine Erkrankung kommt. Wenn ein Patient mit einer bestimmten Beschwerde zum Arzt geht, dann ist es dessen Aufgabe herauszufinden, wo der Krankheitsherd liegt. Die so gefundenen Ursachen scheinen aber auf den ersten Blick nicht unbedingt etwas mit den akuten Beschwerden zu tun zu haben.

Die chinesische Medizin arbeitet mit der Vorstellung des sogenannten Chi, was übersetzt „Lebensenergie“ bedeutet. Fließt das Chi ungestört durch den Körper, ist der Mensch gesund. Wird das Chi gestört, blockiert, gestaut oder befindet sich an bestimmten Körperstellen zu viel oder zu wenig Chi, dann ist der Mensch krank. Die Akupunkturnadeln bewirken, dass Störungen, Dysbalancen oder Blockaden beseitigt werden und das Chi wieder in Fluss kommt.

Wer Akupunktur erlernen möchte, muss sich auf ein langwieriges Studium einlassen. Das Wissen um die Zusammenhänge gewisser energetischer Verbindungen im Körper ist kompliziert. Die Kunst des Akupunkteurs ist es, den energetischen Chi-Zustand des Patienten richtig zu erkennen, um dann mit der passenden Punktekombination die Heilung oder Besserung zu erreichen. Je besser der Akupunkteur ist, desto weniger Nadeln benötigt er. In China gibt es große Akupunkturmeister, welche die Technik der sogenannten „goldenen Nadel" beherrschen. Diese Meister sind in der Lage, mit nur einer einzigen Nadel das gesamte Krankheitsbild eines Patienten zu heilen. Dies erfordert allerdings ein jahrzehntelanges Studium der Akupunkturkunst.

In der Traditionellen Chinesischen Medizin unterscheidet man allein 14 Meridiane (Leitbahnen) und 360 Akupunkturpunkte, dazu kommen noch zahlreiche Extrapunkte. Jeder Meridian, und natürlich auch jeder einzelne Akupunkturpunkt, hat seine Funktion. Zu dem therapeutischen System der Akupunktur gehören auch die sogenannte Fünf-Elemente-Lehre und ein umfangreiches Wissen in der Kräuterkunde, welche die Akupunktur unterstützen sollen.

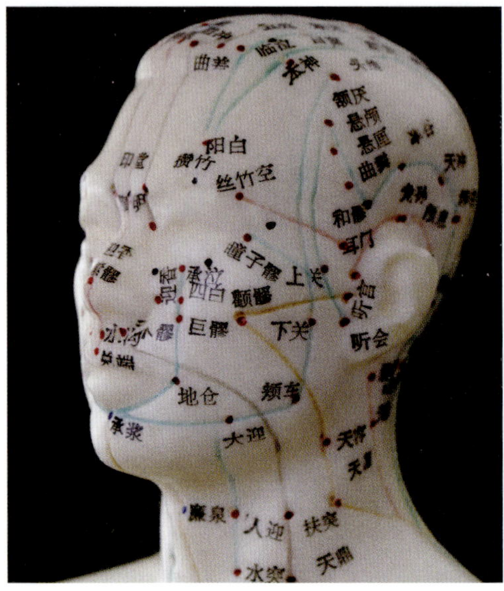

Abb. 8: Akupunkturpunkte am Kopf in der Traditionellen Chinesischen Medizin.

Die Medizin diente im alten China ursprünglich eher der Gesunderhaltung und weniger der Behandlung von Krankheiten. Die Mediziner wurden von der dortigen Bevölkerung so lange bezahlt, wie die Menschen gesund waren. Erkrankte jemand, so setzten die Zahlungen aus. Dies führte automatisch dazu, dass der Mediziner zwecks Erhaltung seines regelmäßigen Einkommens sehr interessiert daran war, dass seine Dorfbewohner gesund waren und es auch blieben.

Erst heute entdeckt der Westen Schritt für Schritt die Qualitäten dieser Art des Denkens, denn unser Gesundheitssystem ist ganz anders ausgerichtet. Wer krank ist, muss zahlen. Doch die Krankenkassen ziehen sich immer mehr aus ihrer Verantwortung zurück und wehren sich, bestimmte Behandlungsmethoden anzuerkennen und die Kosten dafür zu erstatten. Dies führt dazu, dass sich viele Menschen Gesundheit heute nicht mehr so ohne Weiteres leisten können.

Da bleibt dem Einzelnen nur, sich persönlich vorbeugend um seine eigene Gesundheit zu kümmern. Ausgeglichene Ernährung mit ausreichender Zufuhr von Vitaminen und Spurenelementen, Bewegung, Schlaf und Entspannung spielen dabei eine wichtige Rolle.

3.1.6. Was hat die Leber mit dem Auge zu tun?

Wenn man eine Erkrankung am Auge hat, muss man sich mit dem Gedanken auseinandersetzen, dass es möglicherweise schon viel früher Anzeichen im Körper gegeben hat, die sich nun – nachdem man diese Anzeichen nicht ernst genug genommen hat – in einer Erkrankung festsetzen. Viele Patienten mit Augenleiden sind überrascht, wenn ihnen ihr Therapeut eröffnet, dass die Ursache der Augenkrankheit mit ihrer Leber zu tun haben könnte.

In der chinesischen Medizin sagt man, dass „die Leber das Auge öffnet". Gemeint ist damit, dass die Leber-Energie (das Leber-Chi), die auch einem bestimmten Akupunkturmeridian zugeordnet wird, gut oder schlecht fließen kann. Manchmal ist die Energiebahn der Leber gestört oder blockiert, was dann zu einer Erkrankung am Auge führen kann.

Neben Augenleiden existiert aber auch eine ganze Reihe anderer Krankheitsbilder, die als Folge eines gestörten Leber-Chi auftreten können, zum Beispiel Erkrankungen der Sehnen und Nägel, der Gallenblase, des Zwölffingerdarms und der Bauchspeicheldrüse. Bei Diabetes ist die Funktion der Bauchspeicheldrüse beeinträchtigt. Zu den Spätfolgen gehören leider auch massive Schädigungen der Augen.

Bei vielen Augenpatienten stellt man sogar fest, dass nicht nur das Leber-Chi gestört ist, sondern auch die Leber selbst. Das bedeutet: Das Leber-Chi war wohl schon lange gestört und dies zeigt sich nun in einem erkrankten Organ.

In der westlichen Medizin ist der Zusammenhang von Leberstörungen und Augenerkrankung nicht so einfach nachzuvollziehen. Dennoch lässt sich eine Verbindung zwischen der Leber und den Augen herstellen. Erkrankt man zum Beispiel an einer Hepatitis (Gelbsucht), wird das zuerst im Weißen der Augen (den Skleren) sichtbar. Hier wird der Patient zuerst gelb, bevor die Gelbfärbung auch auf der Haut des Körpers erkennbar ist. Ein weiterer Hinweis ist eine Lebervergiftung, zum Beispiel durch Methylalkohol. Vor einigen Jahren gab es mit einer österreichischen Weinsorte einen Skandal, da dieser Wein versehentlich Methylalkohol enthielt. Die Folge waren massive Sehstörungen bei den Konsumenten. Genuss von reinem Methylalkohol kann zur Erblindung führen.

Eine interessante Entdeckung machten mehrere Augen-Akupunkteure unabhängig voneinander: Die altersabhängige Makuladegeneration scheint oft mit Knieverletzungen einherzugehen. Durch das Einsetzen eines künstlichen Kniegelenks, oder auch nur nach einem heftigen Sturz, scheint es möglich zu sein, dass der über das Kniegelenk verlaufende Lebermeridian energetisch blockiert wird und eine Makuladegeneration die Folge ist. In einigen Fällen konnte man sogar den Beginn der Krankheit mit einem solchen Knietrauma direkt in Verbindung bringen.

Durch die Akupunktur können solche energetischen Störfelder mit der Zeit behoben werden und die Energie im Lebermeridian kann wieder frei fließen. Dies schafft eine gute Voraussetzung für eine Besserung der Makuladegeneration.

Auch Narben können den Fluss des Chi im Körper unterbrechen oder stören. Deshalb ist es ratsam, sich Narben entstören zu lassen. Das kann mithilfe von Akupunktur oder auch Neuraltherapie bei jedem guten Arzt für Naturheilkunde oder Heilpraktiker geschehen. Auf diese Weise lassen sich Erkrankungen vermeiden, die man später nie in Verbindung mit einer alten Narbe bringen würde.

Die Leber ist in erster Linie ein Entgiftungsorgan. Sie hat die Aufgabe, das „Blut zu waschen". Ist die Leber zu sehr belastet, zum Beispiel dadurch, dass wir ständig schwer verdauliche Nahrung zu uns nehmen, kommt sie ihrer Aufgabe nicht mehr gut nach. Die Folge ist eine Minderung der Blutqualität, sofern der Patient nicht regelmäßige Entgiftungskuren macht oder eine dauerhafte Ernährungsumstellung vornimmt.

Das Blut wird „dickflüssig", fließt also nicht mehr so richtig. Hier und da werden die Blutgefäße verstopft, lagern sich Schadstoffe in den Venen und Arterien ab, und es kommt zur „Verkalkung". Die senile Makuladegeneration ist eine mögliche Folge davon. Manche Augenärzte erklären daher ihren Patienten mit Makuladegeneration, sie litten an einer Durchblutungsstörung am Augenhintergrund oder sprechen von „Netzhautverkalkung". Dies alles sind Versuche, die Vorgänge am Auge zu beschreiben.

3.1.7. Das Auge und Erkrankungen anderer Organe

Nicht bei allen Augenleiden ist das Leber-Chi gestört und meist sind auch andere Meridiane in Mitleidenschaft gezogen. Da sich am Auge und um das Auge herum eine ganze Reihe von Endpunkten verschiedener Akupunkturmeridiane befinden, können Störungen der verschiedensten Meridiane ein Augenproblem verursachen. Viele Augen-Akupunkteure haben im Laufe der Zeit beispielsweise auch einen Zusammenhang zwischen den Nieren und Augenleiden feststellen können.

In der chinesischen Medizin ist die Niere die „Bewahrerin des Chi". Ein Zusammenhang zwischen Auge und Niere ist leicht herstellbar, denn Ohr, Hals, Gesicht und Kopf werden der Nierenenergie zugeordnet. Da sich das Auge im Gesicht und am Kopf befindet, ist es aus chinesischer Sicht durchaus möglich, dass eine gestörte Nierenenergie die Ursache für ein Augenleiden sein kann.

In der Praxis taucht selten ein reiner „Lebertyp" oder ein reiner „Nierentyp" auf. Für gewöhnlich hat ein Patient mit beiden Typen zu tun. Einzelfälle, wie der eines zwölfjährigen Jungen aus Norddeutschland, haben gezeigt, dass auch der Magenmeridian Einfluss auf das Sehvermögen haben kann. Dem Jungen musste in einer Notoperation der Blinddarm entfernt werden. Als er aus der Narkose aufwachte, war er blind. Die Schulmediziner waren ratlos und konnten sich nicht erklären, warum es zu der Erblindung gekommen war. Untersuchungen der Augen blieben ohne Ergebnis; sie waren völlig in Ordnung. Ein Akupunkteur erkannte den Zusammenhang sofort: Die Operationsnarbe des Blinddarms hatte den Magenmeridian energetisch durchtrennt. Alles, was er tat, war eine Narbenentstörung. Der Junge, der sich schon fast damit abgefunden hatte, sein Leben lang blind zu sein, konnte innerhalb kürzester Zeit wieder völlig normal sehen.

Bei der Therapie von Augenleiden kommt es also im Wesentlichen darauf an, dass der Akupunkteur erkennt, welche energetischen Zustände der Körper des Patienten hat. Dies ist eine Kunst, die leider, trotz vieler Ausbildungen, nicht jeder Therapeut beherrscht.

3.1.8. Degenerative Augenleiden und Blutkonsistenz

Wenn Ärzte von sogenanntem dickflüssigen Blut sprechen, meinen sie, dass die roten Blutkörperchen anfangen, miteinander zu verkleben. Normalerweise bewegen sich die roten Blutkörperchen geschmeidig aneinander vorbei, wobei diese Blutbestandteile von Natur aus sehr flexibel gestaltet sind und sich leicht verformen oder zusammendrücken lassen. Dies ermöglicht ihnen, sich problemlos durch die verschieden großen Venen und Arterien im Körper zu bewegen.

Durch bestimmte Nahrungsmittel beispielsweise, die wir zu uns nehmen, kann es jedoch dazu kommen, dass die Blutkörperchen ihre Flexibilität verlieren und aufgrund bestimmter belastender Stoffe im Blut miteinander verkleben. In den größeren Gefäßen ist dies kein Problem. Schwierig wird es allerdings im Bereich der sogenannten Kapillargefäße, da der Durchmesser eines roten Blutkörperchens größer ist als der Durchmesser einer Kapillare.

Wenn nun die roten Blutkörperchen ihre Flexibilität verloren haben, versucht der Körper, das Problem durch Erhöhung des Blutdruckes zu regulieren – nach dem Motto: Wenn das Blut nicht freiwillig durch die Adern fließt, dann muss es mit Druck durchgeschoben werden. In diesem Moment greifen Schulmediziner zu blutdrucksenkenden Mitteln. Nun kann der Körper sein Problem – das Blut durch das System fließen zu lassen – nicht mehr lösen. Daher kommt es zu Mangeldurchblutungen an bestimmten Stellen des Körpers. Dabei scheint der Körper eine Art innere „Rangliste“ zu haben, welche Organe lebensnotwendig sind und welche weniger. Daher können viele Menschen mit Bluthochdruck an sich beobachten, dass sie zu kalten Händen oder Füßen neigen, da sowohl Hände als auch Füße als weniger wichtig eingestuft werden als innere Organe (Herz, Leber, Lunge, Magen etc.).

Das Auge ist ein Organ, das mit extrem vielen Kapillargefäßen versorgt wird. Genau genommen handelt es sich beim Auge sogar um das Organ, das die höchste Blutversorgung im Körper überhaupt hat. Nun kann man sich vorstellen, was bei einer Mangeldurchblutung am Auge geschehen kann. Zum einen führt sie dazu, dass die notwendigen Nährstoffe, die das Auge versorgen, nicht mehr in ausreichender Menge am Auge ankommen. Gleichzeitig wird es schwierig, die Stoffwechselendprodukte, die am Auge entstehen, durch das Blut wieder abzutransportieren.

Der Körper versucht, sich nun auf verschiedenste Weise mit dieser Problematik auseinanderzusetzen. Zum einen kann es geschehen, dass sich die Blutgefäße weiten, damit das zähflüssige Blut besser durchkommt. Das „Aufwerfen" der Gefäße führt dazu, dass die Netzhaut, die am Augenhintergrund anliegt, dort nicht mehr plan, sondern wellig liegt. Für das Sehen hat dies zur Folge, dass gerade Linien plötzlich mit Wellen gesehen werden – man spricht hier von der ersten Stufe einer Makuladegeneration.

Wenn die Wände der betroffenen Blutgefäße porös sind, ist es auch denkbar, dass die Gefäße platzen und es zu Einblutungen in die Netzhaut kommt (dies entspräche einer feuchten Makuladegeneration). Generell neigt das Blutsystem in solchen Fällen dazu, die Stoffe, die im Blut zu viel vorhanden sind, aus den Gefäßen in das umliegende Gewebe auszulagern. Bei einer Makuladegeneration wird insbesondere an der Stelle des gelben Flecks im Auge (Makula) die Bildung sogenannter Drusen beobachtet, die dies bestätigen. Handelt es sich um ein weiter fortgeschrittenes Stadium dieser Erkrankung, so beginnt der Körper mit der Neubildung von Gefäßen, da er davon ausgeht, dass die alten Gefäße zur Durchblutung des Organs nicht mehr ausreichend funktionsfähig sind. Die neu gebildeten Gefäße verlegen die Sicht, so dass schließlich eine Erblindung die Folge ist.

Die schlechte Blutkonsistenz wirkt sich jedoch am Auge nicht nur auf die Netzhaut aus, sondern auch auf die Augenlinse. Sie wird vom Kammerwasser mit Nährstoffen versorgt und hat einen eigenständigen Stoffwechsel. Das Kammerwasser hat an der Linse unter anderem die Aufgabe, die Stoffwechselendprodukte wieder abzutransportieren. Kommt es nun aufgrund einer schlechten generellen Stoffwechsellage des Körpers zur Mangeldurchblutung am Auge, verändert sich auch die chemische Zusammensetzung des Kammerwassers und damit auch der Stoffwechsel der Linse. Die dort entstehenden Stoffwechselendprodukte können vom Kammerwasser nicht mehr ordentlich ausgeschwemmt werden und es entsteht der sogenannte graue Star.

Beim grünen Star (Glaukom) – insbesondere bei der häufigen Glaukomform mit zu hohem Augeninnendruck – spielt die Stoffwechsellage ebenfalls eine wichtige Rolle. Der zu hohe Druck im Auge entsteht unter anderem dadurch, dass das Kammerwasser nicht mehr in ausreichendem Maße vom Auge in das Bindegewebe abtransportiert werden kann, weil es zu Ablagerungen vor dem sogenannten Schlemm'schen Kanal kommt, der das Auge mit dem Bindegewebe verbindet.

Die entscheidenden Auslöser der schlechten Blutkonsistenz finden sich in der Ernährung. Insbesondere wird sie durch Kuhmilch-Eiweiß ausgelöst, wie man es in Milch, Joghurt, Quark und Käse findet, und durch einen Stoff namens Gluten, der sich in allen Mehlprodukten befindet (Weizen, Roggen, Dinkel, Gerste, Hafer). Warum wir bei einer naturheilkundlichen Augenbehandlung empfehlen, auf Nahrungsmittel aus diesem Bereich zu verzichten, diskutieren wir im Kapitel Ernährung noch genauer.

3.1.9. Basisverfahren aus der Akupunktur

3.1.9.1. Akupunktur kommt nicht nur aus China

Die Akupunktur ist ein großes Fachgebiet. Landläufig meint man, Akupunktur wäre allein eine Erfindung der Chinesen. Das ist jedoch falsch! Akupunkturtheorien und -systeme gibt es in vielen asiatischen Ländern. So hat zum Beispiel Tibet ein ganz eigenes Akupunktursystem, ebenso Japan, Taiwan, Korea, Vietnam oder Russland.

Viele dieser Theorien unterscheiden sich massiv voneinander. Die Vorstellung, dass einzelne Punkte durch energetische Leitbahnen miteinander verbunden sind, gibt es auch nicht überall. Die Punkte, mit denen gearbeitet wird, sind in den meisten Fällen ebenfalls nicht identisch.

Das Fachgebiet Akupunktur ist bis heute in Bewegung. Auf der ganzen Welt wird ständig geforscht, nicht nur in Asien. In Europa gibt es viele Wissenschaftler, die sich intensiv um neue Erkenntnisse bemühen. Man denke nur an die Ohrakupunktur. Sie hat zwar ein chinesisches Vorbild, wurde aber in Frankreich in einer ganz neuen Form entwickelt, die heute international Anwendung findet.

Grundsätzlich unterscheidet man Systeme der Körperakupunktur und sogenannte Mikrosysteme. Bei einer Körperakupunktur sind die Punkte des Akupunktursystems über den ganzen Körper verteilt. Bei Mikrosystemen wird das Abbild eines Menschen auf einen kleinen Teil des Körpers reduziert. In der Ohrakupunktur beispielsweise stellt man sich vor, dass sich ein Embryo auf der Ohrmuschel abbildet, und so findet man auch die entsprechenden Punkte. Dabei kann der ganze Körper allein vom Ohr aus behandelt werden. Die Ohrakupunktur gehört heute zu den populärsten Mikrosystemen. Sie zeigt eine gute und schnelle Wirkung; in Deutschland haben sich die meisten Ärzte und Heilpraktiker, die mit Nadeln arbeiten, auch in Ohrakupunktur ausbilden lassen.

Es gibt aber noch andere Mikrosysteme. In den letzten 20 Jahren hat sich insbesondere die Schädelakupunktur nach Yamamoto durchgesetzt. Dabei wird, ausgehend vom Schädel des Menschen, der ganze Körper behandelt. Zu den weniger bekannten und angewandten Akupunkturmethoden gehören die Mundakupunktur, Nasenakupunktur und koreanische Handakupunktur.

Generell hat man festgestellt, dass die Wirkungsweise der Akupunktur bei Mikrosystemen stärker ist als bei der allgemeinen Körperakupunktur. Daher bevorzugen immer mehr Therapeuten diese Sonderformen. Leider führt dies auf der anderen Seite auch dazu, dass manche Therapeuten meinen, das Erlernen eines solchen Mikrosystems würde das Studium der Körperakupunktur ersetzen. Das stimmt nur zum Teil, denn die theoretischen Zusammenhänge der Meridianlehre und der Fünf-Elemente-Lehre sind oft eine wichtige Voraussetzung, um die Mikrosysteme richtig anwenden zu können.

Die Augen-Akupunktur, so wie sie ursprünglich zusammengestellt wurde, besteht im Wesentlichen aus sechs verschiedenen neueren Akupunktursystemen: ECIWO, Akupunktur 2000, Su Jok, NPSO nach Rudolf Siener, Schädelakupunktur nach Yamamoto und Dien-Cham-Akupunktur.

3.1.9.2. ECIWO

Die ECIWO-Akupunktur entstand auf der Basis der ECIWO-Biologie, einem neuen wissenschaftlichen Ansatz in der Biologie. Um die ECIWO-Akupunktur verstehen zu können, muss man sich erst einmal den theoretischen Hintergrund vor Augen führen, der erlaubt hat, dass man heute Akupunktur auf der Basis dieser neuen Erkenntnisse ausüben kann. Die Entdeckungen von Prof. Zhang in China sind bahnbrechende für viele Bereiche der Naturwissenschaft. Ob Pflanzen, Tiere oder Menschen: Die ECIWO-Biologie hat ein ungeheuer breites Anwendungsgebiet. Die Akupunktur ist dabei nur ein kleiner Teilbereich. Vor allem in der Landwirtschaft und bei der Pflanzenzucht spielen die Erkenntnisse von ECIWO heute schon eine wichtige Rolle. Der Einsatz dieses Wissens in der Medizin birgt noch ungeahnte Möglichkeiten.

Bis jetzt hat sich außerhalb Asiens kaum jemand mit ECIWO beschäftigt. Doch die fantastischen Behandlungserfolge der Akupunkteure, die dieses System bei der Behandlung ihrer Patienten einsetzen, sprechen sich immer mehr herum. Ich bin heute überzeugt davon, dass die ECIWO-Akupunktur die klassische chinesische Akupunktur in einigen Jahren weitgehend abgelöst haben wird.

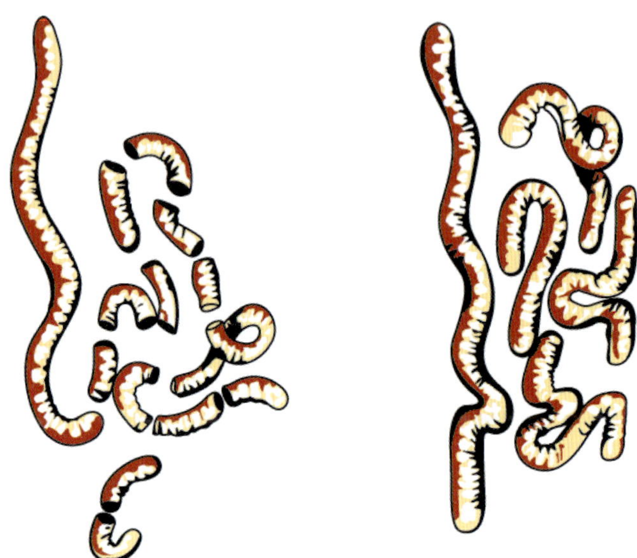

Abb. 9: Linens socialis.

In China gibt es bis heute umfangreiche Forschungsarbeiten, die bereits über eine Million Patienten bei der Erforschung von mehr als 250 verschiedenen Erkrankungen in Versuchsreihen einbezogen haben, die alle wissenschaftlich dokumentiert wurden.

ECIWO ist die Abkürzung für „Embryo Containing the Information of the Whole Organism" (der Embryo enthält die Information des gesamten Organismus) und wurde 1973 von Prof. Yinqing Zhang von der Shandong Universität in China eingeführt. ECIWO ist ein neues Akupunktur-Mikrosystem. Prof. Zhang hat sich bei seinen Forschungen auf Ähnlichkeitsstrukturen in der Tier- und Pflanzenwelt konzentriert. So beobachtete er an verschiedenen Pflanzengattungen, dass sich oft aus einem kleinen Teil einer großen Pflanze eine neue züchten lässt. Der kleine, von der Mutterpflanze abgetrennte Teil, enthält offensichtlich die gesamte Information, die benötigt wird, dass daraus wieder eine neue Pflanze wachsen kann. Dieselbe Beobachtung kann man zum Beispiel auch bei Würmern machen. Wird ein Regenwurm in der Mitte auseinandergetrennt, erwächst aus beiden „Wurmenden" jeweils ein neues Tier. Jeder Teil entwickelt den fehlenden Abschnitt einfach neu. Der halbe Wurm besitzt offensichtlich alle Informationen, dass aus ihm wieder ein ganzer Wurm werden kann.

Embryo und ECIWO

Die kleinen Teile eines Körpers nennt Zhang ECIWOs oder Regionen. Damit ist nicht der Fötus eines heranwachsenden Kindes gemeint – obwohl auch ein Fötus im Zhang'schen Sinne ein Embryo sein kann. Erweitern wir nun die ursprüngliche Bedeutung des Embryos und bezeichnen ihn allgemein als eine „Entwicklungseinheit", die sich zu einem neuen oder kleinen Individuum entwickelt, so ergibt sich, dass ein Organismus aus zahlreichen Embryos zusammengesetzt ist. Ein solcher Embryo hat drei Charakteristika:

- Er lebt in oder an einem elterlichen Körper.
- Er verharrt auf einer bestimmten Entwicklungsstufe und kann sich nicht zu einem unabhängigen erwachsenen Individuum entwickeln.
- Er ist spezialisiert und erfüllt bestimmte Funktionen, die dem Gesamtorganismus dienen.

Die ECIWO-Theorie kann in den folgenden vier Punkten zusammengefasst werden:

- Ein ECIWO ist ein spezialisierter Embryo auf einer bestimmten Entwicklungsstufe, der Teil eines Gesamtorganismus ist. Ein ECIWO ist in erster Linie eine relativ unabhängige Einheit und darüber hinaus eine Komponente eines Organismus. ECIWOs haben unterschiedliche Entwicklungs- und Spezialisierungsgrade, sodass sie vielfältige Möglichkeiten der Metamorphose haben und so zu verschiedenen Organen und Körperteilen werden können.
- Ein ECIWO ist ein universeller Struktur- und Funktionsbaustein eines Organismus. Ein Organismus ist aus vielen ECIWOs auf bestimmten Entwicklungsstufen mit verschiedenen Spezialisierungen zusammengesetzt. Jeder relativ unabhängige, klar abgesetzte Teil eines Organismus ist ein ECIWO. Ein ECIWO kann in ECIWOs niedrigeren Niveaus geteilt werden und viele ECIWOs können einen ECIWO hohen Niveaus bilden. In einem multizellulären Organismus existieren zwischen dem Zellniveau und dem Niveau des Gesamtorganismus zahlreiche ECIWOs auf unterschiedlichen Niveaus. Der Gesamtorganismus hat hier das höchste Niveau, die einzelne somatische Zelle das niedrigste; somit sind beide Sonderfälle eines ECIWO.
- Ein ECIWO entwickelt sich aus einem weniger entwickelten ECIWO. Bei Organismen mit sexueller Reproduktion ist

die befruchtete Eizelle der Ursprung für alle ECIWOs. Auf der Zellstufe beginnend, werden ECIWOs laufend asexuell reproduziert, um sich zu entwickeln und zu spezialisieren. Diese Reproduktionsprodukte verlassen den Körper nicht. Ein Organismus ist ein aus ECIWOs zusammengesetzter Klon. Die Essenz der ECIWO-Ontogenese eines Organismus ist die Vervielfältigung und Spezialisierung von ECIWOs in sich selbst.

- In einem Organismus gibt es einen konstanten stofflichen Austausch zwischen verschiedenen ECIWOs, so dass diese im Prinzip gleiche Lebensbedingungen haben und in gemeinsamer Koordination dem Gesamtorganismus dienen können.

Ein echter Embryo ist ein relativ unabhängiges Lebewesen. Dies ist ein wichtiges Charakteristikum eines Embryos, als eines neuen Individuums. Ein ECIWO ist ebenfalls ein relativ unabhängiges Lebewesen. ECIWOs wie Finger, Hand, Leber, Niere und Herz können auch dann überleben, wenn sie vom Hauptorganismus getrennt werden. Dies ermöglicht die Rekonstruktion und Transplantation von Organen. Die Knospe einer Pflanze kann bei Verpflanzung überleben, da ein derartiger ECIWO auch ein relativ unabhängiges Leben hat.

Diapause von ECIWOs

Ein echter Embryo kann seine Entwicklung auf einer bestimmten Stufe stoppen (Diapause), ähnlich wie bei der Ruhephase von Samen oder von Insekten. Wie ein echter Embryo kann auch ein ECIWO in seiner Entwicklung innehalten. Viele ECIWOs verharren auf einer bestimmten Entwicklungsstufe und sind darüber hinaus spezialisiert, so dass sie Teile oder Organe des Gesamtorganismus sind.

Ein Röhrenknochensegment stoppt seine Entwicklung auf der embryonalen Entwicklungsstufe. Jeder Faktor, der das Wachstum eines Embryos hemmen kann, kann auch den Entwicklungsstopp eines ECIWOs bewirken. Wassermangel kann beispielsweise die Entwicklung einer Saat oder einer Knospe hemmen. Röntgen- und andere Strahlen können die Entwicklung eines echten Embryos hemmen und zum Beispiel eine Mikrocephalie (Schädelfehlbildung mit zu kleinem Kopf) auslösen. Ähnlich können Strahlen bei einem ECIWO wirken. Beendet ein ECIWO des menschlichen Körpers seine Entwicklung im Cleavage- oder Morulastadium (also in einem sehr frühen Entwicklungsstadium), so entsteht Krebs.

Genau wie ein echter Embryo besitzt ein ECIWO die Fähigkeit zur Entwicklung, bevor er das Stadium des Entwicklungsstopps erreicht. Manche ECIWOs, deren Entwicklung vorläufig beendet ist, können sich unter bestimmten Bedingungen später weiterentwickeln, so zum Beispiel ein ruhender Samen.

Jeder Faktor, der die Entwicklung eines echten Embryos bewirken kann, kann auch die Entwicklung eines ECIWO auslösen, so wie jeder wachstumsinhibierende Faktor des echten Embryos auch den ECIWO hemmen kann.

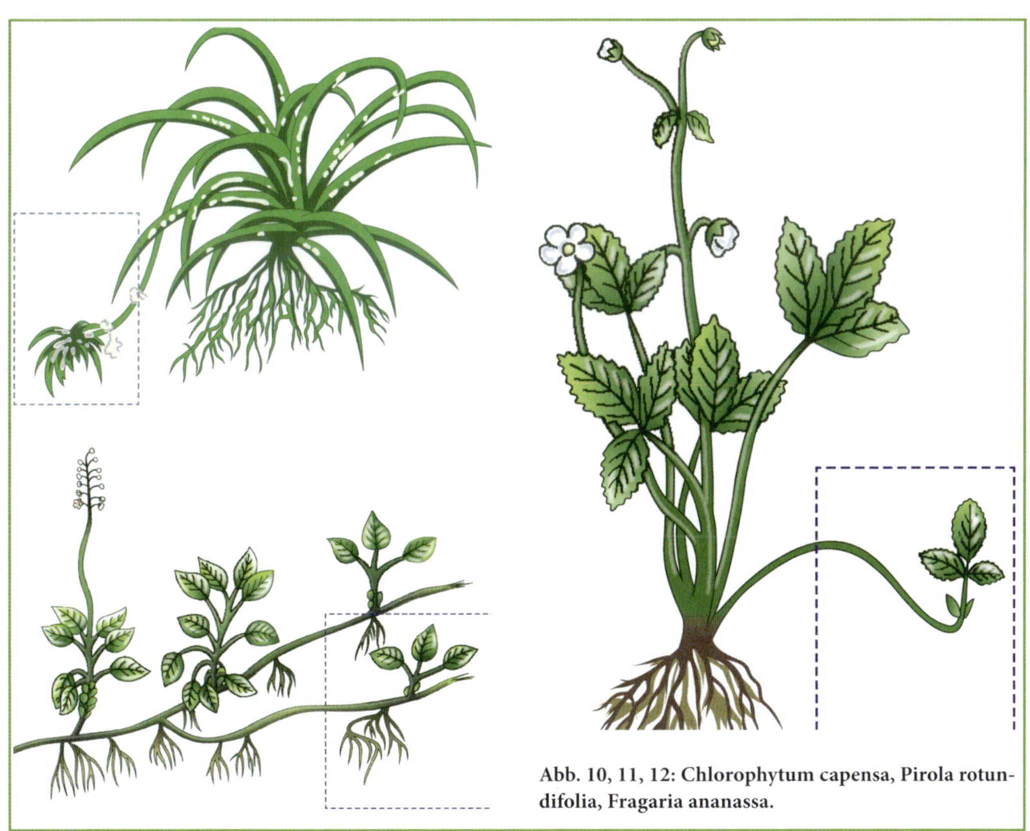

Abb. 10, 11, 12: Chlorophytum capensa, Pirola rotundifolia, Fragaria ananassa.

ECIWOs in niedrigen und höheren Lebewesen

Es kann schwierig erscheinen, die Existenz von ECIWOs in Körpern höherer Lebewesen wie dem Menschen zu akzeptieren. Doch niedere Lebewesen werden evolutionär als phylogenetische Vorfahren höherer Lebewesen betrachtet. Daher impliziert ihre Expression embryonaler Eigenschaften die Existenz solcher Eigenschaften auch bei höheren Lebewesen.

Aus phylogenetischer Sicht können ECIWOs bei allen Tieren, vom niedrigsten Einzeller bis zum höchsten Wirbeltier, vorkommen. Im Evolutionsbaum existieren ECIWOs bei Arten mit embryonalen Eigenschaften auf allen Ästen und Zweigen. Es wäre inkonsequent, ihre Existenz bei höheren Säugetieren anzuzweifeln, da diese lediglich einen kleinen Ast des Evolutionsbaumes bilden.

In frühen Entwicklungsstadien höherer Tiere sind die embryonalen Eigenschaften von ECIWOs ganz offensichtlich. Am auffälligsten äußern sie sich in Form der asexuellen Reproduktion, eines Prozesses, bei dem sich somatische Zellen direkt zu neuen ECIWOs bzw. neuen Individuen im elterlichen Körper entwickeln. Bei vielen Säugetieren wurde dies durch künstliche Teilung von Embryos durchgeführt; in eineiigen Mehrlingen drückt sich diese Fähigkeit unter natürlichen Bedingungen aus.

Bei näherer Untersuchung wird deutlich, dass auch höhere Lebewesen die Fähigkeit zur asexuellen Reproduktion besitzen und in relativ frühen oder relativ späten Stadien asexuell ECIWOs bilden können, deren Entwicklung auf bestimmten Stufen anhält. Die Embryologie hat gezeigt, dass die Grundlagen der verschiedenen inneren und äußeren Strukturen in der dritten bis achten Woche der embryonalen Entwicklung herausgebildet werden. Danach sind die Entwicklung des Gehirns, des Herzens, der Leber, der vier Gliedmaßen, der Ohren, Augen, Nase und anderer Strukturen so weit fortgeschritten, dass sie dem Embryo seine morphologischen Charakteristika verleihen.

Es ist unwahrscheinlich, dass der Embryo seine Fähigkeit zur asexuellen Reproduktion nach der zweiten Woche abrupt verliert. In der dritten bis achten Woche existiert sie noch in eingeschränkter Form. Die auf dieser Stufe gebildeten neuen Embryos (ECIWOs) müssen ihre weitere Entwicklung in bestimmten Stadien einstellen und sich spezialisieren, um Organe und Teile eines menschlichen Körpers zu werden.

Theorie der ECIWO-Biologie

Auf dem Foto (Abb. 13) sehen Sie gewöhnliche Zebras. Sie werden feststellen, dass die Verteilung der Zebrastreifen bestimmten Regeln folgt. So haben relativ unabhängige Körperteile wie Kopf, Hals, Rumpf, Ober- und Unterschenkel der Läufe immer die gleiche Anzahl von Streifen: elf!

Diese und andere Tatsachen zeigen eine wichtige Entdeckung: die Verbindung zwischen unterschiedlichen strukturellen und funktionellen Einheiten eines Organismus. Diese unterschiedlichen Struktur- und Funktionseinheiten, wie Kopf oder Hals eines Tieres, Segmente eines Blattes, eines Zweiges oder einer Blüte, sind im Endeffekt das Gleiche: ECIWOs.

Ein ECIWO ist also ein spezialisierter Embryo auf einer bestimmten Entwicklungsstufe, der eine Komponente eines Organismus darstellt. Anders ausgedrückt: Ein ECIWO ist ein kleines, im „Mutterkörper“ lebendes Individuum, das ein Organ oder

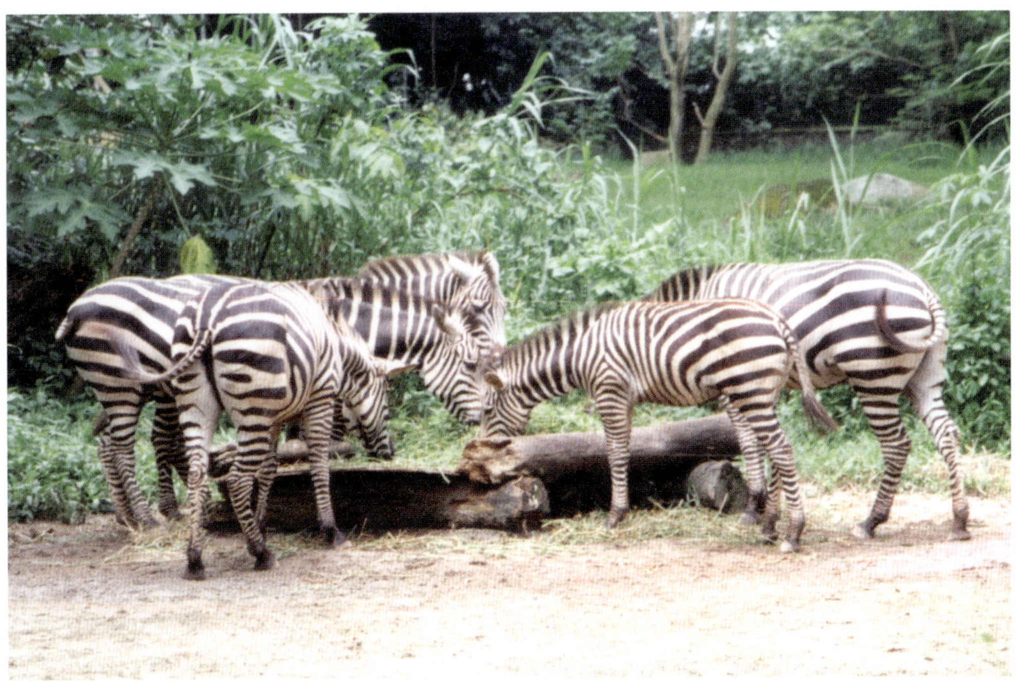

Abb. 13: Zebras. Sie haben alle immer elf Streifen entlang eines Röhrenknochensegments.

ein Teil des „Mutterkörpers“ geworden ist. Ein Organismus setzt sich aus verschiedenartig spezialisierten ECIWOs zusammen, die sich auf unterschiedlichen Entwicklungsstufen befinden. Daraus resultiert eine vollkommen neue Sichtweise, die zu einem neuen Verständnis eines Organismus führt. Das alte, auf der Anatomie basierende Verständnis des Organismus erfährt hierdurch eine Veränderung, die erheblichen Einfluss auf die Medizin und andere biologische Wissenschaften haben wird.

Ein Röhrenknochen wird zum Akupunktur-Mikrosystem

Eine besonders wichtige Entdeckung von Prof. Yinqing Zhang besteht darin, dass die verschiedenen Abschnitte eines Röhrenknochens eines Menschen (zum Beispiel eines Mittelhandknochens) 1:1 mit den verschiedenen Bereichen des ganzen Körpers korrespondieren. Es gibt eine physiologische und pathologische Korrelation zwischen solchen Paaren korrespondierender Abschnitte. Die Anordnung solcher Abschnitte auf einem Röhrenknochen folgt der Gliederung des Gesamtorganismus. Dies ermöglicht eine neue Orientierung für die Diagnose und die Behandlung von Krankheiten und erlaubt es, den ganzen Körper mittels eines Röhrenknochens, wie zum Beispiel des zweiten Mittelhandknochens, zu behandeln.

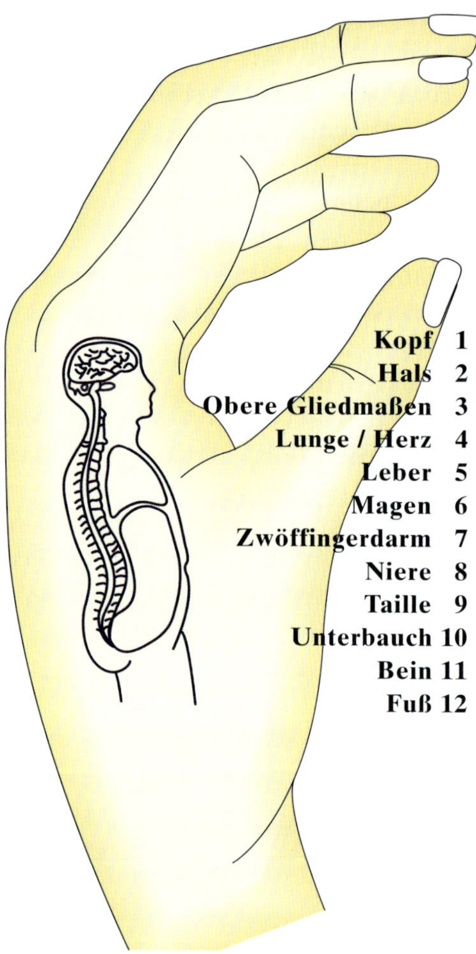

Abb. 14: Die Regionen des Mittelhand- oder Röhrenknochensystems des Körpers korrelieren 1:1 mit den Regionen des gesamten Körpers. Dies ist ein Ausdruck der embryonalen Möglichkeiten hochentwickelter ECIWOs.

Diese ECIWO-Methode der Diagnose und Therapie ist in über einer Million Fällen in mehr als 30 Ländern erfolgreich angewandt worden.

Ist ein bestimmter Bereich des menschlichen Körpers von einer Krankheit betroffen, so wird der Körper Antikörper für den betroffenen Bereich produzieren. Aufgrund der Zirkulation der Körperflüssigkeiten werden solche Antikörper im ganzen Körper verteilt, so dass sie auch die korrespondierenden bzw. isonymen Bezirke verschiedener Röhrenknochensegmente angreifen. Der Grund dafür ist, dass solche isonymen Bezirke und der Fokus (die erkrankte Stelle) ähnliche biologische Eigenschaften haben bzw. eine ähnliche Antigenität. Die isonymen Bezirke werden eine Entzündungsreaktion aufweisen und zu pathologischen Reaktionspunkten werden. Daher lassen sich Krankheitsdiagnosen für den Gesamtorganismus stellen, indem die pathologischen Reaktionspunkte auf einem Röhrenknochensegment gesucht werden.

Als Diagnosemittel, um pathologische Reaktionspunkte aufzuspüren, wurde der Elektro-ECIWO-Graph erfunden. Diese Erfindung Zhangs wurde mit dem höchsten Preis der 80. Internationalen Ausstellung für Erfindungen in Paris ausgezeichnet – dem Prix de la Mairie de Paris. Das Gerät kann automatische Scan-Untersuchungen der sogenannten „fate map" des zweiten Mittelhandknochens einer menschlichen Hand, durchführen und synchron eine potentiometrische Kurve aufzeichnen, welche die unterschiedlichen Hautwiderstände der verschiedenen Regionen darstellt. Durch die Analyse der Existenz und Lokalität von Kurvengipfeln lässt sich dann bestimmen, ob und wo eine Krankheit im menschlichen Körper vorliegt.

Die Akupunktur der pathologischen Reaktionspunkte kann eine neue immunologische Kreuzreaktion im Körper auslösen, um die Krankheit am Fokus zu beenden. Die mithilfe des Elektro-ECIWO-Graphen erstellten „fate maps", also „Karten" der Hautverhältnisse entlang eines Röhrenknochens, die dann in Korrelation zum gesamten Organismus gesetzt werden können, sind von Ärzten in beinahe 30 Ländern getestet, verifiziert und angewandt worden. Sie wurden dabei in über 340.000 Fällen zur Diagnosestellung und Therapie von über 150 verschiedenen Krankheiten benutzt. Die „fate map" eines hoch entwickelten ECIWOs eines Tieres ist ein Abbild des gesamten Organismus. Dies ist manchmal schon im äußeren Aspekt ersichtlich: Der Rumpf eines Zebras hat elf Streifen, ebenso wie jeder Hautbereich über einem Röhrenknochen oder ein anderer relativ unabhängiger Teil des Tieres.

Anwendung der ECIWO-Akupunktur

Die ECIWO-Akupunktur ist keine spezielle Methode allein zur Therapie von Augenleiden, jedoch eines der wichtigsten Basisverfahren auch für die Augen. ECIWO ist ein vollständiges Akupunktursystem, mit dem man im Prinzip alle Krankheiten behandeln kann. Man hat in China sogar eine eigene ECIWO-Krebstherapie entwickelt, die in den ersten Studien an Leberkrebspatienten im Endstadium eine Heilungsquote von 10 % erreicht hat. Dabei waren alle Patienten schulmedizinisch austherapiert. Seit Jahren wird in China auch AIDS-Forschung betrieben; auch hier sind die ersten Ergebnisse erfolgversprechend.

Gute und erstaunliche Erfolge haben die ersten deutschen Behandler, die mit diesem System arbeiten, zum Beispiel bei Schlaganfallpatienten. Selbst wenn der Schlaganfall schon Jahre zurücklag, war es in verschiedenen Fällen möglich, dass die halbseitigen Lähmungen stark zurückgingen oder völlig verschwanden.

Auch in der Schmerztherapie zeigt ECIWO hervorragende Resultate. Die meisten Akupunkteure haben die Erfahrung gemacht: Selbst wenn die Traditionelle Chinesische Akupunktur keinen Erfolg mehr hat, bedeutet ECIWO immer noch eine gute Aussicht auf eine erfolgreiche Behandlung für den Patienten.

Kopfschmerzen oder Migräne gehören ebenso zu den gut mit ECIWO behandelbaren Leiden wie Erkrankungen des Herz-Kreislauf-Systems, der Sinnesorgane, der inneren Organe, der Haut und Muskulatur sowie des Nervensystems.

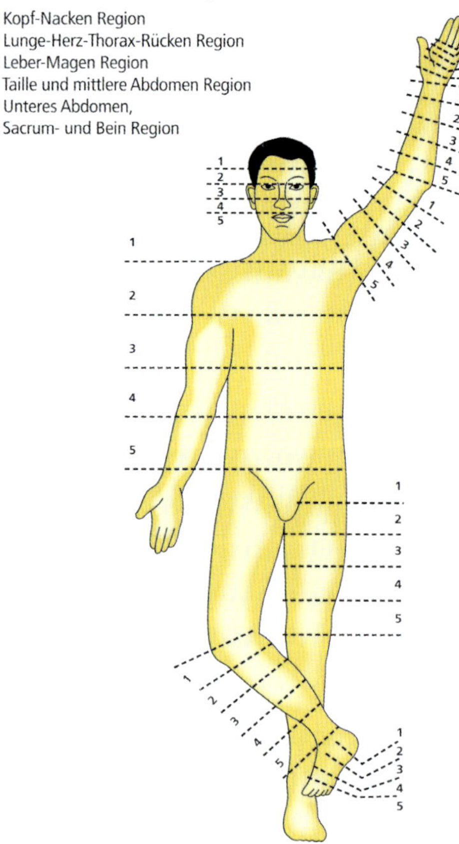

Abb. 15: ECIWO-Segmenteinteilung.

Da ECIWO erst vor 40 Jahren entdeckt wurde und auf diesem Gebiet immer noch permanent geforscht wird, kann man heute nur erahnen, was in weiteren 10 oder 20 Jahren mit dieser bahnbrechenden Entdeckung alles möglich sein wird.

ECIWO und Augen-Akupunktur

Das ECIWO-System ist das bedeutendste System, das heute bei der Augen-Akupunktur verwendet wird. Die Punkte, die an der Hand gestochen werden, korrelieren – je nach individuellem Fall – mit dem Körpersegment der Erkrankung (dem Auge) und diversen Meridianen, die der Akupunkteur bei seiner Anamnese diagnostiziert hat.

Die meisten Patienten erhalten an beiden Händen eine Nadel. Bei sehr stark reagierenden Patienten kann es vorkommen, dass auch nur eine Nadel gesetzt wird – das ist jedoch eher selten.

Die meisten Patienten haben nach dem Nadeleinstich eine sehr kurze, aber heftige Reaktion. „Es ist wie ein kleiner elektrischer Schlag“ oder „es ist, als ob es den ganzen Arm entlang sehr warm wird“, erzählen manche Patienten. Was sie spüren, nennt man auf chinesisch „de chi“, was soviel bedeutet wie „Nadelsensation“. Damit wird eine ganze Reihe möglicher Reaktionen beschrieben, die der Akupunkteur als besonders gutes Zeichen wertet. Es bedeutet nämlich, dass der Körper auf die Akupunktur anspricht. Wärme, Kälte, elektrischer Strom, errötendes Gesicht, Kribbeln oder das Gefühl, dass etwas im Körper zu fließen beginnt, sind dabei die häufigsten Effekte, welche die Akupunktur auslösen kann.

Wenn die Nadeln gezogen sind, haben manche Patienten auch noch Stunden später das Gefühl, die Nadel wäre immer noch drin. Das ist eine ganz normale Reaktion auf diese besonders stark wirkende ECIWO-Akupunktur. Ganz abgesehen davon ist wissenschaftlich nachgewiesen, dass eine Akupunktur-Sitzung noch 30 Tage nachwirkt. Man hat dies anhand von Veränderungen der Blutzusammensetzung nachgewiesen.

Das ECIWO-System und seine Theorie sind in ihrer Entwicklung so bahnbrechend, dass man davon ausgehen kann: Alle wirksamen Akupunkturpunkte, egal aus welchem Akupunktursystem stammend, funktionieren nach den Gesetzen von ECIWO, das quasi den theoretischen Überbau, der alle anderen Akupunktursysteme in ihrer Funktion erklärt, bildet.

Da ECIWO nicht nur an der Hand angewandt wird, kann es durchaus geschehen,

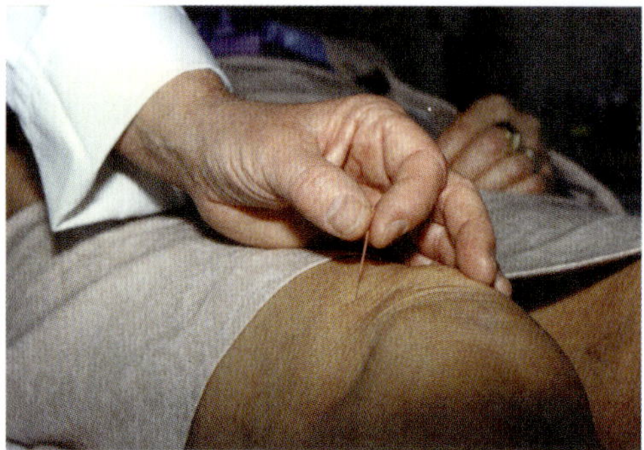

Abb. 16: Augen-Akupunktur-Punkte an den Knien.

dass der Patient an einer ganz anderen Stelle des Körpers Nadeln bekommt, denn das ECIWO-System ist an allen Röhrenknochen des Körpers anwendbar. In den letzten Jahren hat man es auch im Gesicht des Menschen und am Rücken genauer erforscht.

3.1.9.3. Akupunktur 2000

Dieses Verfahren, das der Däne John Boel entwickelt hat, basiert auf der ECIWO-Akupunktur. Boel überlegte, dass man an Gelenken, die zwischen zwei Röhrenknochen liegen, nach den ECIWO-Prinzipien ein Gehirn-Areal finden müsste. Durch etliche empirische Versuche konnte er schließlich feststellen, dass sich um jedes Gelenk herum die sogenannten Head'schen Zonen zweimal abbilden. Bei den Head'schen Zonen handelt es sich um eine segmentale Zuordnung von Rückenmarksnerven und ihren entsprechenden Hautarealen. Während der Entstehung des Embryos gibt es im Rumpfbereich bestimmte embryonale Schichten, unter anderem findet sich dort das sogenannte Neuralrohr, aus dem sich später die Wirbelsäule entwickelt. Aus Teilen dieses Neuralrohrs entsteht dann auch die Haut. Aufgrund dieser Zusammenhänge entstand das neue Mikroakupunktursystem Akupunktur 2000. In der Praxis hat es sich als besonders effektiv bei der Schmerzbehandlung gezeigt, aber auch bei der Behandlung von Augenleiden hat sich sein Einsatz als äußerst sinnvoll erwiesen.

3.1.9.4. NPSO – Neue Punktuelle Schmerz- und Organtherapie nach Rudolf Siener

Akupunktur und Neuraltherapie sind heute kein Geheimrezept mehr, wenn es um die Behandlung von Schmerzpatienten geht. Die Neue Punktuelle Schmerz- und Organtherapie (NPSO) nach Rudolf Siener ist eine Erweiterung dieses therapeutischen Repertoires. Sie hat insbesondere bei der Behandlung von Schmerzen im Gelenk und im sonstigen Bewegungsapparat erstaunlich gute Erfolge. Im Unterschied zur reinen Akupunktur und Neuraltherapie erreicht die NPSO nicht nur Schmerzfreiheit, sondern behandelt auch die Ursache der Schmerzen. Dabei lassen sich sowohl akute als auch chronische Schmerzzustände beheben. Diese Therapieform arbeitet mit einer eindrucksvollen und klaren Systematik, die an den Extremitäten Punkte und Areale ermittelt, welche energetisch mit den Schmerzzentren im Körper verbunden sind. Werden die ermittelten Behandlungsareale therapiert, verschwinden die Schmerzen rasch und meist anhaltend.

Von 1980 bis 1993 entwickelte der Heilpraktiker Rudolf Siener aus Bad Ems diese Therapiemethode. Mehr durch einen Zufall entdeckte er, als er selbst unter einem akuten Hexenschuss litt, an seinem Fuß eine Stelle, die er durch einen sogenannten Vega-Test ermittelte. Bei einem Unfall in der Jugend hatte er sich an dieser Stelle das Sprunggelenk gebrochen. Er unterspritzte das Störfeld mit Procain, einem Lokalanästhetikum, und war spontan schmerzfrei. Durch dieses verblüffende Sekundenphänomen wurde seine Neugier geweckt und er versuchte, auch anderen Patienten mit der gleichen Problematik auf diese Weise zu helfen. Schon nach kurzer Zeit stellte er fest, dass es auch bei anderen hervorragend funktionierte, selbst wenn am Fuß keine Störstelle vorhanden war.

In mühsamer Puzzlearbeit entwickelte Siener mit den Jahren ein vollständig eigenes System. Es stellte sich heraus, dass sich an den Beinen ein Mikrosystem befindet, das – ähnlich wie in der Akupunktur – den ganzen Körper abbildet. Dabei findet man an Fuß und Unterschenkeln den Rumpf, während der Kopf an Knien und Oberschenkeln anzutreffen ist.

Es gibt viele Ursachen für Schmerzen. Eine der häufigsten ist eine verschobene Körperstatik. Deshalb betrachtet der NPSO-Therapeut zunächst die Körperstatik. Beckenschiefstand, Fußfehlhaltungen oder Wirbelsäulenfehlstellungen geben dem Therapeuten bereits erste Hinweise darauf, in welchen Bereichen die Ursachen für die Schmerzzustände liegen könnten. Im ersten Therapieansatz versucht er zunächst, diese Stellungen zu korrigieren. Durch die NPSO können zum Beispiel Gelosen sehr schnell vollständig aufgelöst werden. Verschobene Wirbel, Beckenschiefstände und Ähnliches korrigiert der Körper nach der Behandlung durch leichte Körperbewegungen des Patienten von selbst. Da die Muskelverspannungen danach nicht mehr vorhanden sind, bleiben die Knochen und Gelenke nun in ihrer anatomisch korrekten Haltung fixiert und werden nicht mehr in die scheinbar schmerzfreiere „Schutz-Fehlstellung" zurückgedrückt, wie man es häufig nach einer rein chiropraktischen Behandlung erlebt. Allein durch diesen ersten Therapieschritt werden in den meisten Fällen die Schmerzen direkt aufgelöst.

Über Hautwiderstandsmessungen am Unterschenkel werden bestimmte Punkte und Areale ermittelt, die mit den Schmerzzentren im Körper energetisch verbunden sind. MEPs nennt man diese Punkte und Areale, Maximale Energie-Punkte, die alle einen verringerten Hautwiderstand aufweisen, den man austesten kann. Die Schmerzzentren (SZ) sind mit den MEPs über eine energetische Linie (EL) verbunden. Siener fand außerdem heraus, dass sich entlang dieser energetischen Linien sämtliche Dysregulationen gleichzeitig „löschen“ lassen. Hat man alle zu einem Schmerz gehörenden MEPs neutralisiert, verschwinden sämtliche Schmerzen auf einen Schlag. Narben, Verletzungen oder alte Frakturen sind häufig Ursachen für Störfelder, die Schmerzen im Körper verursachen können.

Anfang der 1990er Jahre behandelte man die MEPs noch ausschließlich mit Procain-Injektionen. Heute gibt es verschiedene Möglichkeiten, die MEPs zu manipulieren. Manche Therapeuten arbeiten auch mit Akupunkturnadeln, Akupressur oder rotem monochromatischen Licht.

Die mit Abstand sanfteste Methode ist die Lichtbehandlung, denn sie ist für den Patienten völlig schmerzfrei. Dabei hält der Patient in der einen Hand eine Elektrode, die mit einem sogenannten Monolux-Gerät verbunden ist. Der Therapeut behandelt mit einer Art Stift, an dessen Spitze eine Diode pulsierendes, rotes monochromatisches Licht abgibt. Das Gerät gibt an den MEPs einen hohen, sirrenden Ton von sich, der immer weiter abfällt, bis der Punkt „gelöscht“ ist. Diese Behandlungsmethode ist also Diagnose und Therapie gleichzeitig. In hartnäckigen Fällen, bei denen sich ein MEP nicht löschen lässt, muss man doch mit einer Procain-Spritze behandeln.

In der Regel verschwinden die Schmerzen nach einer NPSO-Behandlung sofort und schlagartig. Manchmal sind mehrere Sitzungen notwendig. Allerdings gibt es auch Blockaden, vor allem dann, wenn der Patient Kortison, Antirheumatika oder Antibiotika einnimmt. Die NPSO kann dann mitunter vorübergehend nicht greifen. Es ist empfehlenswert, bei diesen Patienten zunächst mit entsprechenden Ausleitungsverfahren zu beginnen, um die Blockierung zu überwinden.

Ob Hexenschuss, Tennisarm, Schulter- oder Hüftschmerzen, Verstauchungen, Arthrose oder Ischias-Beschwerden: Die NPSO ist eine echte ergänzende Alternative für einen Therapeuten.

Doch die Schmerztherapie des Bewegungsapparates ist nur ein Teil der NPSO. Auch Schmerzen, die durch organische Dysfunktionen verursacht werden, lassen sich mit der Organtherapie nach Siener gut behandeln. Denn an den Unterschenkeln befinden sich nicht nur Areale für Knochen und Gelenke, sondern auch für die einzelnen Körperorgane und Organsysteme, wie Endokrinium, Lymphsystem, Magen, Leber, Galle, Pankreas, Urogenitalsystem, Nasennebenhöhlen, Zähne, Augen, Lunge oder Bronchien. Durch die NPSO können die Organfunktionen wieder reguliert und daraus resultierende Schmerzzustände behoben werden. Selbst begleitend auftretende Entzündungen und Spasmen regulieren sich schnell. Über die NPSO-Lymphareale ist eine intensive Anregung des Lymphsystems möglich und so können die dadurch vermehrt gelösten Stoffe schnell aus dem Körper geleitet werden. Daher eignet sich die NPSO auch hervorragend als unterstützende, beschleunigende Maßnahme bei Ausleitungsverfahren aller Art.

NPSO und Augen-Akupunktur

Die NPSO-Areale, die dem Auge zugeordnet werden, liegen um die Kniescheibe herum. Der Augen-Akupunkteur ermittelt vor der Nadelung mithilfe seiner Hand oder mit einem Suchstift den genauen Punkt. Bei der Augen-Akupunktur werden nur Akupunkturnadeln benutzt. Anders als bei anderen Indikationen, bei denen ein NPSO-Therapeut auch mit rotem monochromatischem Licht oder Procain-Injektionen arbeitet, hat sich die Behandlung der Augenleiden mit Nadeln am besten bewährt. Die Lichtbehandlung scheint für Augenleiden nicht stark genug zu sein und Spritzen sind meist schmerzhafter als Nadeln.

Da die NPSO besonders gut bei der Behandlung von Wirbelsäulenerkrankungen wirkt, wird die NPSO vom Augen-Akupunkteur gelegentlich auch zur Behandlung der Halswirbelsäule eingesetzt. Man hat festgestellt, dass verstellte Wirbel in der Halsregion direkt in Verbindung mit dem Sehvermögen stehen können. Wenn ein Chiropraktiker beispielsweise die Halswirbelsäule wieder einrenkt, können sich bereits Sekunden später Sehverbesserungen einstellen. Leider ist die Chiropraktik an der Halswirbelsäule ein Kunsthandgriff der schwierigeren Art und nicht ganz ungefährlich, wenn ihn der Therapeut nicht beherrscht. Deshalb greifen hier viele zur Nadel, die dasselbe bewirken kann, und das meist dauerhafter.

Besonders beeindruckend sind die Augenpunkte an den Knien bei der Behandlung von Weit- und Alterssichtigkeit. Sticht man allein diese beiden Punkte, so können fast alle Patienten innerhalb von zwei bis fünf Minuten nachweisbar besser sehen.

3.1.9.5. Su-Jok-Akupunktur

Su Jok bedeutet übersetzt „der Kopf ist der Daumen". Gemeint ist damit, dass sich auf der Handinnenfläche (auch auf der Fußsohle) ein vollständiges Akupunktur-Mikrosystem befindet, bei dem das Endglied des Daumens als Projektionsfläche des Kopfes interpretiert wird. Ähnlich wie bei der Ohrakupunktur oder ECIWO-Akupunktur, handelt es sich bei diesem Verfahren um ein Mikroakupunktursystem. Das bedeutet, dass der gesamte Körper ausschließlich von der Hand oder vom Fuß aus behandelt werden kann.

Die Su-Jok-Akupunktur existiert in dieser Form erst seit mehreren Jahren und wurde von Prof. Park Jae Woo aus Seoul (Südkorea) entwickelt. Es gibt in Korea eine weitere Akupunkturform, die man die koreanische Handakupunktur nennt. Bei diesem Akupunktursystem wird der Kopf auf das Endglied des Mittelfingers projiziert. In der Praxis hat sich gezeigt, dass die Akupunkturvariante von Prof. Park den embryologischen Voraussetzungen ähnlicher ist als die andere koreanische Handakupunktur – was sie auch durch eine höhere Effektivität auszeichnet.

Die Su-Jok-Akupunktur arbeitet außerdem in unterschiedlichen Ebenen. Zunächst gibt es die Projektionsebenen, in denen sich der Körper holographisch auf Hände und Füße abbildet. In einer weiteren Ebene projizieren sich auch die Meridiane, wie sie aus der klassischen Akupunktur bekannt sind, auf Hände und Füße. Im Unterschied zur koreanischen Handakupunktur gibt es jedoch in der Su-Jok-Akupunktur noch weitere Ebenen, auf denen behandelt werden kann. Beispielsweise die Ebene der Chakren. Chakren sind große und kleine Energiewirbel, die im feinstofflichen Körper liegen und die Aufgabe haben, den Körper mit Energie zu versorgen.

Die Su-Jok-Akupunktur gehört ebenfalls zu den Sonderformen der Akupunktur, die ein Mikrosystem darstellen. Ein Mikrosystem kann man sich wie eine Kommandozentrale vorstellen, die Signale von krankhaften Prozessen aufnimmt, diese auswertet und dann die Heilung über die Signalpunkte am Mikrosystem steuert. Diese Systeme befinden sich an Körperstellen, an denen auffällig viele Nerven verlaufen. Entsprechende, vom Patienten schmerzhaft empfundene Punkte, sind nur in krankem Zustand vorhanden, spiegeln die funktionellen und organischen Störungen im Organismus und dienen der Selbstregulation des Körpers.

Bekannte Prinzipien, wie die Yin-Yang-Dualität und die Fünf Wandlungsphasen der Traditionellen Chinesischen Medizin, findet man auch in der Su-Jok-Akupunktur wieder. Doch hier werden noch zwei weitere Elemente berücksichtigt: das Hauptelement Luft und das Leitelement Äther. Jedes Element hat seine energetische Erscheinung, ein emotionales und psychisches Charakteristikum. Damit beeinflusst die Su-Jok-Akupunktur sieben Chi-Energien, sieben Emotionen und sieben mentale Zustände.

Die Su-Jok-Akupunktur vereint auf der informativ-energetischen Ebene zwei Systeme: das Energieversorgungssystem des Organismus (Meridiane und Chakren) und das sogenannte holographische System des Körpers. In der Theorie der Su-Jok-Akupunktur unterscheidet man drei solche holographische Abbildungssysteme des Körpers: das Hauptprojektionssystem, Insektenprojektionssystem und Miniprojektionssystem.

Diese Methode betrachtet zunächst die Ähnlichkeit der menschlichen Körperform mit der Form der Hand. Die Analogie von Hand und Körperstruktur zeigt sich in fünf Bereichen. Genau wie der Körper (zwei Hände, zwei Beine, Kopf) hat die Hand fünf abstehende Teile (fünf Finger). Die Lage der fünf Finger zeigt (bis auf das Daumen-Kopf-Verhältnis) ebenfalls eine Ähnlichkeitsstruktur auf, denn sowohl Arme als auch Beine zeigen nach unten, also in eine Richtung, und das tun auch die vier Finger (ohne den Daumen). Die Größenverhältnisse der abstehenden Teile sind auch vergleichbar und die Unterteilung der abstehenden Teile ist identisch. Der Daumen ist zweiteilig, Kopf und Hals können ebenfalls als zweiteilig betrachtet werden. Die restlichen Finger sind in drei Segmente unterteilt, Beine und Arme ebenfalls (Oberarm-Unterarm-Hand, Oberschenkel-Unterschenkel-Fuß).

Noch einmal im Einzelnen:

- Der Körper eines Menschen hat fünf abstehende Teile: den Kopf, zwei Arme und zwei Beine. Die Hand hat die von der Hohlhand abgehenden fünf Finger.
- In natürlicher Stellung haben Kopf und Daumen die höchste Position und die Beine sind unten, wie Mittel- und Ringfinger. Die Arme liegen wie Zeige- und kleiner Finger bei der Su-Jok-Hauptprojektion in der Mitte.

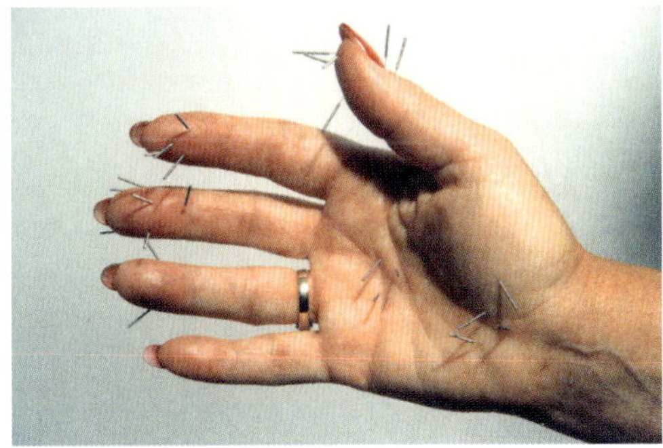

Abb. 17: Su-Jok-Behandlung.

- Alle Körperglieder außer dem Kopf sind nach unten gerichtet. Der Daumen zeigt nach oben, die restlichen vier Finger nach unten.
- Von den abstehenden Teilen des Körpers ist der Kopf der kürzeste und dickste – so könnte man auch den Daumen im Vergleich zu den übrigen Fingern sehen. Die Beine sind die längsten Glieder des Körpers, die längsten Finger der Hand sind Mittel- und Ringfinger. Die Arme sind wie Zeige- und kleiner Finger mittelgroß.
- Bei der Zuordnung werden der Kopf auf den Daumen projiziert, die Arme auf den zweiten und fünften Finger und die Beine auf den dritten und vierten Finger.

Insgesamt unterscheidet die Su-Jok-Akupunktur drei verschiedene Projektionssysteme, die den gesamten Körper und auch die inneren Organe abbilden:

- Im sogenannten Hauptprojektionssystem entspricht der Daumen dem Kopf, zweiter und fünfter Finger entsprechen den Armen, dritter und vierter Finger den Beinen und die Handfläche dem Rumpf.
- Im Insektensystem wird ein Finger als komplettes Mikrosystems betrachtet. Dabei ist die Fingerkuppe der Kopf, das mittlere Fingerglied der Brustkorb und das untere Fingerglied der Unterleib. Arme und Beine liegen angewinkelt an den Seiten der Finger, daher auch die Bezeichnung „Insektensystem".
- Das dritte Mikrosystem ist das sogenannte Minisystem. Es ist auf dem Endglied jedes Fingers zu finden. Man stellt sich dabei die gesamte Hand verkleinert auf der Fingerkuppe vor.

Für die Behandlung akuter Krankheiten ist die Arbeit an den Projektionszonen am besten geeignet. Die Behandlung auf dem organischen Level gehört zu den einfachsten Methoden und ist häufig ausreichend. Bei chronischen und komplexen Erkrankungen kommt es jedoch oft zu emotionalen und mentalen Störungen, die auf der Körperebene allein nicht behandelt werden können. In der Su-Jok-Akupunktur ist es dann möglich, die verschiedenen Ebenen und Meridiane umzuschalten, um damit eine tiefe Einwirkung auf Emotionen und Geist zu erreichen.

Su Jok und Augen-Akupunktur

Die wichtigsten Behandlungsvoraussetzungen für Su Jok sind gute Anatomiekenntnisse und eine sehr exakte Arbeit mit den verschiedenen Projektionszonen. Der Behandler tastet mit einem Taststift die Projektionspunkte in jedem System ab. Je schmerzhafter der Punkt, desto stärker ist auch seine Heilwirkung. Die maximal schmerzhaften Punkte sind in der Regel die besten Punkte für die Akupunkturanwendung. Bei akuten Fällen ist diese Behandlung besonders effektiv. Man sucht die Schmerzpunkte in allen Systemen und arbeitet an den maximal schmerzhaften Punkten. Oft sind die Beschwerden des Patienten direkt nach einer Nadeleinführung verschwunden.

Früher ging man davon aus, dass es sich bei bestimmten Punkten an der Fußsohle, die heute bei der Augen-Akupunktur eingesetzt werden, um Punkte aus diesem koreanischen Su-Jok-System handelt. Dies ist, wie wir heute wissen, so nicht richtig. Die Su-Jok-Akupunktur ist ein eigenständiges und vollständiges Akupunktursystem, mit dem sich der ganze Körper behandeln lässt. In diesem Akupunkturverfahren finden sich auf den verschiedensten Projektionsebenen etliche Punkte, die für die Augen relevant sind. Dies gilt auch für die Meridianzuordnungen, die in diesem System zu finden sind. Ähnlich wie in der Traditionellen Chinesischen Medizin muss auch bei der Su-Jok-Akupunktur zunächst gelernt werden, wie man eine Diagnose im Sinne von Su Jok stellt. Dies setzt – anders als bei anderen Mikrosystemen – ein längeres Studium des Systems voraus. Wir wissen heute, dass es vermutlich möglich ist, allein mit diesem Verfahren, ohne Kombination mit anderen Mikrosystemen, Augenleiden erfolgreich zu behandeln. In der Praxis haben sich insbesondere Punkte, die sich auf der ersten Projektionsebene befinden, ergänzend zu dem klassischen Augen-Akupunktur-Verfahren als sinnvoll erwiesen.

Bei genauerer Betrachtung der Lage der Su-Jok-Punkte geht man heute davon aus, dass die beiden Punkte auf der Fußsohle, die ursprünglich fälschlicherweise diesem System zugeordnet wurden, so gut wirksam sind, weil sie eigentlich ECIWO-Punkte sind. Vor allem die Punkte, die unter dem Fuß gestochen werden, empfinden viele Patienten als unangenehm, da die Fußsohle ziemlich sensibel ist. Bislang gibt es aber noch keine besseren Alternativen. Der Punkt, der an der Fußinnenseite verwendet wird, liegt sehr nahe an einem klassischen Akupunkturpunkt der Traditionellen Chinesischen Medizin. Er heißt Milz/Pankreas 4. Diesen Punkt verwendet man klassisch bei der Behandlung von vererbten Krankheiten. Auch der von den Augen-Akupunkteuren benutzte Punkt hat offensichtlich eine Wirkung in dieser Richtung; das weiß man aus Erfahrungen mit der Therapie von Retinitis-pigmentosa-Patienten. Allerdings scheint der von den Augen-Akupunkteuren benutzte Punkt doch stärker und effektiver zu wirken, denn auch er ist ein ECIWO-Punkt.

3.1.9.6. Master-Tong-Akupunktur

Dieses Akupunktursystem soll in diesem Ratgeber nur deshalb erwähnt werden, weil es möglicherweise einen neuen Hinweis geben kann auf den Ursprung zweier Punkte aus der Augen-Akupunktur. Die Master-Tong-Akupunktur ist schon ziemlich alt und stammt ursprünglich aus Taiwan. Sie geht zurück auf Tong Jing-Chang, der dieses System erfand und das Wissen innerhalb seiner Familie weitergab. In erster Linie ist die Master-Tong-Akupunktur ein Kompendium von Akupunkturpunkten, in dem die Lokalisation, die Indikationen und die Möglichkeiten der Manipulation und Gegenanzeigen der Akupunkturpunkte zusammengestellt sind. Dazu gehören außerdem noch eine eigene Theorie über 14 Akupunkturmeridiane, eine Kräutertherapie und Ernährungsrichtlinien. Einige Punkte der Master-Tong-Akupunktur findet man auch in der klassischen chinesischen Akupunktur. Andere Punkte können eindeutig als ECIWO-Punkte definiert werden.

3.1.9.7. Stirnakupunktur

Im Rahmen der Beschäftigung mit weiteren Akupunktursystemen wurden inzwischen auch Punkte auf der Stirn entdeckt, die Augenleiden positiv beeinflussen können. Die Punkte stammen aus unterschiedlichen Systemen. Zum Teil sind es Punkte, die in Zonen bestimmter zugeordneter Organe liegen, die der Japaner Yamamoto in seiner Schädelakupunktur (YNSA, Yamamoto Neue Schädelakupunktur) definiert hat. Hier finden sich auch Bereiche für die Sinnesorgane und die entsprechenden Projektionen der Sinnesorgane in der Gehirnzone.

In der Neuraltherapie kennt man den sogenannten Dornenkranz, eine gedachte Linie etwa in der Mitte der Stirn, an der entlang eine ganze Reihe von Punkten liegen, die gut für die Augen sein können. Weitere Punkte kann man aus dem ECIWO-System ableiten. Außerdem befinden sich noch diverse Punkte aus der Traditionellen Chinesischen Medizin auf der Stirn. Alle Punkte werden mit der sogenannten Very-point-Methode gefunden, das heißt, der Akupunkteur sucht mit der Nadel die empfindlichsten Punkte.

Manche Therapeuten bieten dieses Stirnakupunktur-System allein und ausschließlich zur Behandlung von Augenleiden an. Damit sind auch gewisse Erfolge zu verzeichnen. Die meisten Augen-Akupunkteure benutzen dieses System aber erst dann, wenn die anderen Punkte zu wenig ansprechen. In der Regel sind die Punkte des erweiterten Boel-Dahlgren-Systems besser und effektiver. Jeder gute Augen-Akupunkteur beherrscht jedoch beide

Methoden und entscheidet individuell, welcher Therapieansatz für den Patienten besser ist.

Fragwürdig allerdings ist es, bei der Verwendung dieser Stirnpunkte gleichzeitig Strom anzulegen an die Akupunkturnadeln. Generell rät man in der Akupunktur bei Punkten am Kopf davon ab, die Nadeln mit Strom zu aktivieren. Es gibt jedoch vereinzelt Therapeuten die dies tun. Die Effektivität dieser Behandlung ist mir nicht bekannt.

3.1.9.8. Dien-Cham-Akupunktur

Dieses Akupunkturverfahren ist ebenfalls ein Akupunktur-Mikrosystem. Es stammt aus Vietnam und wurde von Prof. Bùi Quóc Châu entwickelt. Châu entdeckte zunächst im Gesicht zahlreiche Punkte und Areale, die er nach dem Ähnlichkeitsprinzip Organen und anderen Körperstrukturen zuordnen konnte. Später fand er zahlreiche weitere Punkte im Gesicht, die er Vitalpunkte nannte. Insbesondere Punkte, die dem Leber- bzw. Nierenelement zugeordnet werden, gehören heute zu den Standardpunkten in der Augen-Akupunktur.

Châu erweiterte sein System schließlich und definierte weitere Mikrosysteme auf dem ganzen Körper. Er fand außerdem heraus, dass nicht alle Punkte, die er entdeckte, zwingend mit Akupunkturnadeln behandelt werden müssen. Er entwickelte zahlreiche Instrumente, um die Akupunkturpunkte auf andere Weise zu stimulieren. In einem späteren Kapitel befassen wir uns noch wesentlich intensiver mit diesem System, denn viele Punkte können zu Hause selbst mit bestimmten Instrumenten erfolgreich stimuliert werden, ohne dabei invasiv zu werden.

3.1.9.9. Durchführung der Augen-Akupunktur

Seit 1987 gibt es Augen-Akupunktur. Im deutschsprachigen Raum wurde sie erst 1995 eingeführt, nachdem erste Berichte über diese Therapie im deutschen Fernsehen erschienen. Was zunächst noch als abwegig galt und von Seiten der Schulmedizin lange Zeit als Scharlatanerie abgetan und bekämpft wurde, hat sich mittlerweile zu einem festen Bestandteil alternativer Behandlungsmethoden in Deutschland entwickelt.

Die Bandbreite der Augenerkrankungen ist groß, die Schulmedizin dürfte weit über 100 verschiedene klinisch relevante Augenleiden kennen. Natürlich sind noch nicht alle Augenleiden mit Augen-Akupunktur behandelt worden. Dennoch gibt es einen signifikanten Trend bei häufig vorkommenden Augenleiden wie Glaukom, grauem Star, Retinitis pigmentosa oder diabetischer Retinopathie, der zeigt, dass mindestens 75 % der Augenkranken mit einer Besserung am Auge rechnen können. Dies kann im Einzelfall auch bedeuten, dass ein Augenleiden zum Stillstand kommt, das sonst eine negative Entwicklungsprognose hat, wie es beispielsweise oft bei der Makuladegeneration oder Retinitis pigmentosa der Fall ist.

Bis heute weiß man nicht genau, wie die Akupunktur funktioniert. Die Zusammenhänge zwischen einem Einstich irgendwo am Körper und einer Körperreaktion an einer anderen Stelle gehören in den Bereich der Erfahrungsmedizin und sind bis heute unerforscht. Das gilt auch für die Augen-Akupunktur. Forderungen seitens der Wissenschaft, „wissenschaftliche Studien" zu erstellen, welche die Wirksamkeit am Auge nachweisen sollen, sind nicht einfach zu erfüllen. Ähnliches gilt aber auch für die Schulmedizin; vor einigen Jahren entschied das Bundesverfassungsgericht, dass auch die Schulmedizin keine wissenschaftliche Disziplin sei, sondern ein Forschungszweig, der sich auf Erfahrungen und Statistiken stützt. Und die Erfahrung in der Akupunktur ist alt – sehr alt: mehrere tausend Jahre. Die Schulmedizin ist im Vergleich dazu jung, erst rund 100 bis 150 Jahre alt.

Wissenschaftlich standardisierte Untersuchungsmethoden, wie zum Beispiel Doppelblindstudien, sind mit der Akupunktur nicht so einfach durchzuführen, denn schließlich merkt es ein Patient, ob ihm eine Nadel gesetzt wurde oder nicht. Der Versuch, sogenannte Placebopunkte zu stechen, ist nur bedingt sinnvoll, da es auch Ansätze in der Akupunktur gibt, die mit Intuition arbeiten. Dabei ist bis heute noch nicht geklärt, ob es nicht auch einen Zusammenhang zwischen der mentalen Haltung des Behandlers beim Setzen einer Akupunkturnadel und der Richtung oder Intensität der Wirkung gibt, so dass solche Placebopunkte gar nicht festgelegt werden können.

Dies machte auch die GERAC-Studie deutlich, die in Deutschland über mehrere Jahre durchgeführt wurde. Bei dieser

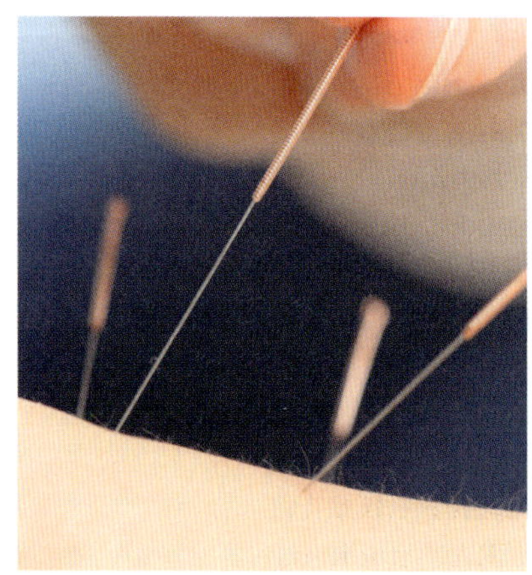

Studie wurden insbesondere Knieschmerzen, Kopfschmerzen und Wirbelsäulenbeschwerden untersucht. Bei diesen drei Diagnosestellungen wurde zunächst mit schulmedizinischen Standardverfahren gearbeitet, wie Salben, Massagen, Wärmebehandlung, Operation etc. Im Vergleich dazu wurde mit klassischer Akupunktur und auch mit sogenannter Sham-Akupunktur behandelt, bei der Placebopunkte verwandt wurden. Die Ergebnisse dieser Studie fielen auffallend positiv für die klassische Akupunktur aus, deren Behandlungsergebnisse deutlich besser als diejenigen aller schulmedizinischen Standardverfahren waren. Interessanterweise schnitt aber auch die Placebo-Akupunktur deutlich besser als die Schulmedizin ab – was manche Fachleute dazu veranlasste, auch die Effekte der klassischen Akupunktur lediglich als Placeboeffekte zu deuten.

Neuere Erkenntnisse in der Akupunktur-Forschung zeigen jedoch, dass es sehr wahrscheinlich möglich ist, durch die Akupunktur bestimmte embryonalen Ur-Informationen anzutriggern, die sich als Basisinformation in jeder Zelle des Körpers befinden. Daraus kann wohl geschlossen werden, dass es gar nicht möglich ist, Placebopunkte am Körper des Menschen zu finden. Immerhin haben die Ergebnisse der GERAC-Studie dazu geführt, dass die Krankenkassen in Deutschland heute die Kosten für Akupunkturleistungen bei Knieschmerzen und Wirbelsäulenbeschwerden erstatten. Leider gilt dies nicht für den Bereich Kopfschmerz – obwohl auch hier die Ergebnisse der Studie eindeutig waren.

Unabhängig davon haben sich auch die Augen-Akupunkteure darum bemüht und bemühen sich weiterhin, statistisches Material zusammenzustellen, das die Erfahrungen, die gemacht wurden, auch mit Zahlen untermauert (s. Studie von Hans-Peter Wutta).

Zu den häufigsten Leiden, die mit Augen-Akupunktur erfolgreich behandelt werden, gehören heute Makuladegeneration, Glaukom (grüner Star), grauer Star, Kurz- und Weitsichtigkeit, Alterssichtigkeit, Retinitis pigmentosa, diabetische Retinopathie, Zentralvenen- und Zentralarterienthrombosen, Sehnervschädigungen, Erblindung durch Gehirnschädigungen (Gehirnquetschung oder Blutgerinnsel, wie zum Beispiel nach Autounfällen) sowie Sehstörungen aufgrund von Medikamentenvergiftung. Auch bei der Behandlung von Augenleiden bei Kindern, wie Schielen und Nystagmus, gibt es ausgesprochen gute Erfolge. Dabei können nicht alle Augenleiden geheilt werden, sie können jedoch stark gebessert, stabilisiert oder in ihrem Fortschreiten aufgehalten werden.

Akupunktur gilt allgemein als eine sanfte Methode, da sie ohne Chemie auskommt und ganzheitlich ansetzt. Dies trifft auch für die Augen-Akupunktur zu. Die Nadeln werden am Körper und im Gesicht gestochen, niemals gibt es Nadeln in die Augen! Es sind alle Augenleiden behandelbar, je nach Erkrankung unterschiedlich gut oder schnell. Der Erfolg hängt von vielen Faktoren ab. Viele Patienten erwägen eine Akupunktur erst dann, wenn die Schulmedizin mit ihrem Latein am Ende ist. Aber auch für die Augen-Akupunktur gilt: je früher, desto besser.

Nach einer ausführlichen Anamnese erhalten die Patienten über zehn Tage täglich mehrere Akupunkturbehandlungen. In dieser Zeit stellt sich idealerweise bereits eine messbare Besserung ein. Je nachdem, welche Besserung in diesem Behandlungszeitraum erreicht wurde, entscheidet der erfahrene Augen-Therapeut, ob und wie eine Weiterbehandlung sinnvoll erscheint. Bis heute sind bei der Augen-Akupunktur keine Nebenwirkungen bekannt geworden; die Behandlung kann schlimmstenfalls keine Besserung bringen.

Die heilenden Nadeln werden von den Patienten als unterschiedlich angenehm beurteilt. Zwar ist eine Behandlung mit einer Spritze in der Regel schmerzhafter, aber es gibt immer wieder Menschen, die vor den Nadeln Angst haben und denen der Schweiß schon auf der Stirn steht, bevor die erste Nadel gesetzt wird. Das muss aber nicht sein. Es liegt auch wesentlich am Geschick des behandelnden Therapeuten, wie mit den individuellen Befürchtungen und dem Schmerzempfinden des Einzelnen bei der Akupunktur umgegangen wird.

Dabei gibt es Akupunkturpunkte, die von Einzelnen als besonders unangenehm empfunden werden. Ehrlicherweise muss man sagen, dass unsere Erfahrung gezeigt hat: so mancher Patient, der die Wahl zwischen Akupunktur und einer neuen Brille hatte, bevorzugte das Drahtgestell. Es gibt jedoch zahlreiche Tricks und Kniffe, wie man das Schmerzempfinden des Patienten so gering wie möglich halten kann. Daher muss niemand Angst vor dieser Behandlung haben! Beim Akupunktieren entsteht ohnehin nur im Moment des Einstichs ein kleiner Schmerz, ist die Nadel erst einmal gesetzt, ist der Vorgang vollständig schmerzfrei.

Die Grundbehandlung

Bevor ein Patient eine Augen-Akupunktur bekommt, braucht er zunächst eine schulmedizinische Diagnose seines Augenproblems. Kein Augen-Akupunkteur, der nicht auch Augenarzt ist, wird einen Augenpatienten ohne diese Informationen behandeln.

Im Laufe einer Vorbesprechung muss sich der Augen-Akupunkteur außerdem erst einmal ein Bild von der Gesamtkörperkonstitution machen. Dazu erfolgen bestimmte Voruntersuchungen, wie zum Beispiel Blut-, Urin- oder Stuhluntersuchungen. Und selbstverständlich wird eine ausführliche, grundlegende Anamnese erstellt, bei welcher der Patient über seine gesamte Krankengeschichte befragt wird. Möglicherweise werden ein Zuckertest gemacht, eine Irisdiagnose, eine Blutdruckmessung oder weitere Diagnosetechniken eingesetzt. Auch die Kontrolle der Körperstatik gehört zu den Basisuntersuchungen, da die Blutversorgung für das optische System im Bereich der Halswirbelsäule entspringt. Der Therapeut macht diese Voruntersuchungen, um die grundlegenden Ursachen im Körper zu finden, die mit dem Augenleiden zusammenhängen können.

Idealerweise wird während der Behandlung das Sehvermögen des Patienten regelmäßig gemessen, beispielsweise mit geeigneten Messtafeln vor und direkt nach der Akupunktur. Der Behandler versucht dabei festzustellen, ob der Organismus aufgrund der Akupunktur zu regulieren beginnt. Das kann im ersten Moment auch einmal bedeuten, dass das Sehvermögen schlechter wird. Meist hält dieses Phänomen nur ein paar Minuten an und wandelt sich dann in eine Besserung des Sehvermögens. Solange der Körper bzw. die Augen aufgrund der Akupunktur noch regulieren, ist Besserung in Aussicht. Je nach Augen-Akupunkteur können die Testverfahren sehr unterschiedlich sein, dies sollte den Patienten jedoch nicht verunsichern, es gibt hierbei viele Möglichkeiten.

Nicht alle Augen-Akupunkteure untersuchen auch das Auge selbst. Dies ist immer noch Aufgabe des Augenarztes. Manche Augen-Therapeuten sind allerdings auch in der Lage, bestimmte Sachverhalte am Auge selbst zu untersuchen. Daher kann es durchaus vorkommen, dass ein Augen-Akupunkteur mithilfe eines Ophthalmoskopes den Augenhintergrund untersucht oder mithilfe eines Perimeters das Gesichtsfeld vermisst oder mit einem Non-Contact-Tonometer den Augeninnendruck ermittelt.

Als eine Art Standard hat es sich eingebürgert, in einer Anbehandlungsphase an 10 aufeinanderfolgenden Tagen täglich zwei bis drei Akupunktursitzungen durchzuführen (am Wochenende ist Pause). In dem Kapitel über die Geschichte der Augen-Akupunktur habe ich bereits erwähnt, aufgrund welcher Erkenntnisse man täglich Mehrfachsitzungen macht. Auch wenn es manchem Patienten unangenehm ist, diese täglichen Mehrfachsitzungen in der ersten Behandlungsphase sind ein unbedingtes Muss für eine erfolgreiche Augen-Akupunktur. Die bisherige Erfahrung hat eindeutig gezeigt, wie wichtig es ist, am Anfang einen starken Reiz zu setzen, um das Augenleiden erfolgreich zu behandeln.

Bei den Mehrfachsitzungen handelt es sich in der Regel um zwei bis drei Sitzungen von je 30 Minuten Länge mit einer Pause von etwa einer Stunde dazwischen. Die Pause kann auch länger sein, kürzer aber auf keinen Fall. Bei allen Sitzungen werden unterschiedliche Punkte akupunktiert. Die Hauptwirkpunkte befinden sich an Händen, Knien, Füßen und im Gesicht. Niemals wird in die Augen gestochen! Die Bezeichnung „Augen-Akupunktur“ hat diesbezüglich schon manchem Patienten unnötige Sorgen bereitet…

Da jeder Patient ein individueller Fall ist, beurteilt der behandelnde Akupunkteur vor jeder Sitzung erneut, ob es vielleicht außerhalb des Augenschemas noch Punkte geben könnte, die in diesem speziellen Fall sinnvoll sind. Es kommt schließlich oft vor, dass Patienten nicht nur ein Augenleiden, sondern noch zahlreiche andere Beschwerden haben. Die werden natürlich nicht getrennt von der Augenkrankheit behandelt.
Es gibt jedoch auch spezielle Augenleiden, bei denen sich zusätzliche Akupunkturpunkte bewährt haben. So etwa Spezialpunkte, die nur bei Glaukom gestochen werden, oder Sonderpunkte bei der diabetischen Retinopathie. Bei der Behandlung von Kindern wird häufig, besonders wenn die Kinder noch unter sechs Jahren sind, eine ganz andere Methode angewandt, um Augenleiden zu behandeln. Oft genügen hier zwei Punkte am Fußrist, um die Augenleiden dauerhaft in den Griff zu bekommen.

Die Anbehandlungsphase dient in erster Linie zur Orientierung für Behandler und Patient. Je nachdem, wie viel in dieser Zeit am Auge erreicht wurde, kann man erste Prognosen abgeben, wie lange eine erfolgreiche Behandlung dauern wird. Manche Patienten rechnet man zu den sogenannten „fast reactors“, die in unglaublich kurzer Zeit große Erfolge verzeichnen können. Leider sind das nur 2-5 % Prozent aller Betroffenen. Bei anderen geht es langsamer oder es dauert lange Zeit, bis sich erste Verbesserungen einstellen. In der Regel sind nur 5-10 % aller Patienten vollständig resistent gegen jede Art von Akupunktur. Ihnen wird man auch bei anderen Beschwerden mit Akupunktur nicht helfen können.

Die persönliche Sensibilität für Akupunktur ist so etwas wie eine feste, altersunabhängige Größe. Das erklärt vielleicht auch, warum Hans-Peter Wutta in seiner Studie keine altersabhängigen Erfolge feststellen konnte. Manche erreichen den Maximalpunkt ihres Behandlungserfolges schon nach fünf bis zehn Sitzungen. Andere benötigen für vergleichbar gute Ergebnisse mehrere Monate bis zu zwei Jahren. Was diesen Faktor beeinflusst oder vielleicht verbessern könnte, ist leider bisher unbekannt. Man muss es also erst einmal ausprobieren und nach der Anbehandlungsphase weiß man mehr.

Unabhängig davon darf man nicht vergessen, dass es natürlich wichtig ist, in einer ausführlichen Anamnese all die Faktoren herauszufinden, die mit dem Augenleiden in Zusammenhang stehen können. Werden diese nicht erkannt und entsprechend mitbehandelt, wird auch das Ergebnis einer Augen-Akupunktur-Behandlung nicht so gut sein, wie es vielleicht sein könnte. Es ist daher wichtig, sich bei der Wahl des Therapeuten im Vorfeld darüber zu informieren, ob er außer der reinen Akupunkturbehandlung auch Begleitverfahren anwendet.

Dauer der Behandlung

In der Regel müssen alle Augenleiden degenerativer Natur ein Leben lang weiterbehandelt werden, da die Erkrankungen generell die Tendenz haben, sich immer weiter zu verschlechtern. Meist bemerken die Patienten selbst nach einem gewissen Zeitraum (meist 3 bis 4 Monate), dass sich die Sehleistung wieder etwas verschlechtert hat, und gehen dann zu einer Nachakupunktur. Das bedeutet, dass an 3 bis 5 Tagen nochmals eine Mehrfachsitzung durchgeführt wird, die dann wieder für die nächsten 3 bis 4 Monate ausreicht. Generell haben Augen-Akupunkteure die Erfahrung gemacht, dass ein einmal erzieltes Ergebnis immer wieder erreicht werden kann.

Je nach Reaktionsschnelligkeit des Patienten entscheidet der Therapeut nach dieser Phase, in welchen Zeitabständen weiterakupunktiert wird. Waren die Ergebnisse in kurzer Zeit sehr gut, wird man in kürzeren Zeitabständen weitermachen, da der Organismus hier offensichtlich sehr schnell reguliert, und das möchte man ausnutzen. Treten die Besserungen nur mit Zeitverzögerung ein, werden Termine mit entsprechend größeren Abständen vereinbart, das ist in diesem Fall effektiver und auch kostengünstiger.

Nicht immer befindet sich ein gut ausgebildeter Augen-Akupunkteur in der Nähe. Wenn deshalb eine regelmäßige Nachakupunktur nicht möglich ist, kann man auch alle 6 bis 12 Monate eine einwöchige Augen-Akupunkturkur machen. Die Ergebnisse sind nach den bisherigen Erfahrungen ähnlich wie bei einer regelmäßigen Nachakupunktur.

Nebenwirkungen

Bislang wurden keine Nebenwirkungen bei der Augen-Akupunktur festgestellt. Manchmal kann es jedoch während der Behandlung zu einer Erstreaktion am Auge kommen. Bei einer Makuladegeneration hat der Patient manchmal den Eindruck, dass er „kleine Teile" im Auge sieht, die vorher nicht da waren. Im ersten Moment bekommt er einen Schreck, wenn so etwas geschieht. Für den Augen-Akupunkteur ist das jedoch ein gutes Zeichen, es bedeutet nämlich, dass das Auge auf die Akupunktur angesprochen hat und sich dort erste Heilungsaktivitäten einstellen. Meist verschwinden diese Phänomene nach kurzer Zeit wieder. Häufig stellt der Patient vor allem während oder direkt nach der Akupunktur Schwankungen fest, die sich von Minute zu Minute verändern. Mal besteht der Eindruck, das Auge hätte sich stark verbessert, kurz danach meint der Patient, es hätte sich stark verschlechtert. Diese Regulationsphänomene sind normal und bedeuten, dass der gesamte Organismus zu regulieren beginnt.

Die Behandlung mit Augen-Akupunktur wird als unterschiedlich schmerzhaft empfunden. Es gibt Patienten, die meinen, es kaum aushalten zu können, andere wiederum haben überhaupt kein Problem mit den Nadeln. Wer Angst vor den Nadeln hat, sollte sich einmal den Unterschied zwischen einer Akupunkturnadel und einer Spritze vor Augen führen. Bei einer Spritze wird das Gewebe regelrecht geschnitten, denn die Spritze hat eine messerartige Spitze und ist innen hohl. Eine Akupunkturnadel dagegen verdrängt das Gewebe lediglich, nachdem die Nadel entfernt wurde, fällt das Gewebe nur wieder zusammen. Eine Spritze verletzt den Körper also wesentlich mehr als eine Akupunkturnadel. Geübte Akupunkteure wissen jedoch, wie man mit besonders schmerzempfindlichen Patienten umgeht. Mithilfe bestimmter Atemtechniken kann die Schmerzempfindlichkeit deutlich reduziert werden.

Problematisch kann die Behandlung mit Akupunkturnadeln manchmal für Patienten sein, die mit Marcumar behandelt werden. Manche Augen-Akupunkteure verzichten dann auf die Nadeln und behandeln lieber mit Elektroakupunktur. Diese Behandlung ist ebenfalls effektiv, dauert aber länger. Gelegentlich verwenden Therapeuten auch einen Laser. Die bisherigen Erfahrungen der Augen-Akupunkteure damit sind jedoch nicht berauschend. Die Behandlung dauert etwa dreimal so lange und die Ergebnisse sind mit denen der Nadel- oder der Elektroakupunktur nicht zu vergleichen.

Mehr zu den Erfolgsaussichten bei den einzelnen Erkrankungen finden Sie in den Kapiteln, in denen die jeweiligen Augenkrankheiten und ihre Behandlungsmöglichkeiten beschrieben werden.

3.2. Homöopathie

Die Homöopathie geht zurück auf den Arzt Christian Friedrich Samuel Hahnemann, der am 10. April 1755 in Meißen geboren wurde. Sein Vater war Porzellanmaler und ließ seinen Sohn später in Leipzig und Wien Medizin studieren. Bereits mit 25 Jahren ließ Hahnemann sich erstmals in Erlangen als Arzt nieder. Er veröffentlichte dort mehrere Schriften zu eigenen chemischen Studien sowie zu Forschungen im Bereich der Medizin, Pharmazie und Hygiene. 1782 heiratete er die Apothekerstochter Johanna Leopoldine Henriette Küchler in Gommern. Acht Töchter und ein Sohn gingen aus dieser Ehe hervor. Der Sohn, Friedrich Hahnemann, wurde später ebenfalls Arzt und vertrat die Homöopathie.

1812 habilitierte Christian Friedrich Samuel Hahnemann sich an der Universität in Leipzig und lehrte dort 17 Semester lang die von ihm begründete Homöopathie. Er lebte später in Köthen, wo er zum Hofrat ernannt wurde. Mit achtzig Jahren heiratete er ein zweites Mal – die Französin Mélanie D'Hervilly, der er im Juni 1835 nach Paris folgte. Aus ganz Europa kamen Menschen, um sich von Hahnemann behandeln zu lassen. Er arbeitete bis zu seinem Tod mit 88 Jahren. 1843 wurde er auf dem Friedhof von Montmartre beerdigt und später auf den Friedhof Père Lachaise überführt.

In seinen Forschungen ging Hahnemann von folgendem Sachverhalt aus: Jede konzentrierte, wirksame Substanz erzeugt bei einem gesunden Menschen eine spezielle, typische Krankheit (oder ein Krankheitsbild). Je stärker die Substanz, desto heftiger die Wirkung – wie auch bei einer Vergiftung. Setzt man nun einen solchen

Wirkstoff bei einem gesunden Menschen ein, zeigt er die Symptome des Arzneibildes. Setzt man denselben Wirkstoff aber bei einem Kranken ein, der solche Symptome hat, wird der Kranke geheilt, da sich Krankheitsbild und Wirkstoff ähnlich sind.

Der Begriff Homöopathie wurde aus zwei griechischen Wörtern zusammengesetzt: Homoion bedeutet „ähnlich" und pathos „Leiden". Der Begriff entspricht einer Kurzfassung des alten medizinischen Grundsatzes: Similia similibus curentur (Gleiches wird mit Gleichem geheilt). Hahnemann entdeckte diesen Grundsatz wieder neu und gab ihm durch die Begründung der Homöopathie eine neue lebenspraktische Bedeutung. Zu der bis dahin allein bekannten Allopathie gab es nun eine Alternative. Eine der wichtigsten Schriften von Hahnemann ist das sogenannte Organon, das seine gesamte Arzneimittellehre enthält.

Hahnemann und seine Nachfolger forschten an Menschen (nicht an Tieren) und versuchten, die verschiedensten Wirkstoffe daraufhin zu untersuchen, welche Krankheitsbilder sie erzeugen. Die Ergebnisse dieser Untersuchungen für jedes einzelne gefundene Präparat nennt man heute Arzneimittelbild.

Natürlich kann man bestimmte Stoffe nicht in ihrem ursprünglichen Zustand verabreichen, denn dann wären sie viel zu stark und würden beim Menschen Schaden anrichten. Hahnemann hat daher die Wirkstoffe verrieben und verschüttelt, und zwar so lange, bis der sogenannte krankmachende Reiz in einen heilenden Reiz umschlägt. Durch diese Prozedur werden in den Wirkstoffen „Kräfte" frei, die durch alleiniges Verdünnen des Mittels nicht frei würden.

Die Wirkstoffe, welche die Basis der heutigen Homöopathie bilden, entstammen den unterschiedlichsten Bereichen der Natur. Es sind pflanzliche, mineralische oder tierische Stoffe, aber auch Gifte und Toxine aus der Umwelt des Menschen sowie sogenannte Nosoden, die aus Krankheitsprodukten bzw. -erregern hergestellt werden.

Die Arzneimittelbilder der verschiedenen homöopathischen Medikamente beschreiben die generelle Verfassung des Patienten und seine subjektiven Empfindungen. Bei allopathischen Medikamenten werden einfach die Krankheiten genannt, die mit dem Mittel behandelbar sind. Um als Therapeut ein geeignetes homöopathisches Mittel zu finden, genügt es dagegen keinesfalls, nur die Erkrankung des Patienten zu kennen. Jedes Präparat muss individuell und vor allem typgerecht gefunden werden. Man spricht in der Homöopathie von der Konstitution eines Menschen. Gemeint ist damit seine körperliche und seelisch-geistige

Verfassung in seiner Umwelt. Daher findet man in den homöopathischen Arzneimittelbildern auch psychologische und soziologische Angaben.

Homöopathische Medikamente werden heute entweder in Tropfenform, versetzt mit Alkohol, als Tabletten oder auf Milchzuckerbasis als Kügelchen oder Perlen (Globuli) aufbereitet. Bei allen drei Darreichungsformen werden die Schwingungen, Informationen und Impulse, die im kranken Menschen einen Reiz zur Selbstheilung in Gang setzen, in die Präparate eingebracht. Dabei sind unterschiedliche Potenzierungen der einzelnen Mittel im Handel, die notwendig sind, um die Giftigkeit und eventuelle Nebenwirkungen auszuschließen und somit auch starke Arzneireaktionen (Erstverschlimmerung) zu vermeiden. Selbst hochpotenzierte Homöopathika beinhalten Verdünnungen, die denen von Spurenelementen, Vitaminen, Hormonen, Fermenten oder Katalysatoren (Enzymen) im Körper vergleichbar sind. Aufgrund der Potenzierung gehören die homöopathischen Mittel auch zu den billigsten und unschädlichsten Medikamenten überhaupt.

Hinter all den Angaben eines Arzneimittelbildes steckt der Mensch als Person in seinem Schicksal, geprägt unter anderem durch seine Erscheinung, sein Verhalten und Benehmen (bzw. seine Rolle im Rahmen seiner Umgebung). Bei der Arzneifindung betrachtet der Therapeut unter anderem die Verfassung, das Verhalten und das zugrunde liegende Leiden des Patienten, um ein geeignetes Konstitutionsmittel (Basisarznei) für ihn zu finden.

Wer dies verinnerlicht hat, begreift sehr schnell, dass es nicht so einfach ist, ein Präparat für eine bestimmte Erkrankung zu finden. Im Anschluss werden einige der am häufigsten verschriebenen Homöopathika beschrieben, zusammen mit Auszügen aus ihren Arzneimittelbildern. Der Leser kann so eine Vorstellung davon bekommen, was für ihn vielleicht in Frage kommt. Empfehlenswert ist es aber auf jeden Fall, nicht auf eigene Faust zu therapieren. Es ist immer besser, in Zusammenarbeit mit einem geschulten Homöopathen ein geeignetes Mittel zu finden, das den Heilungsprozess an den Augen unterstützen kann. Homöopathische Mittel können eine Augenbehandlung hervorragend unterstützen. Als alleinige Behandlung sind sie in der Regel nicht ausreichend. Die Homöopathie sollte also idealerweise mit anderen Verfahren, wie etwa einer Augen-Akupunktur, kombiniert werden.

Die folgenden Beschreibungen häufig verschriebener Homöopathika bei Augenleiden sind Auszüge aus der Materia Medica (von William Boericke, Narayana Verlag).

3.2.1. Homöopathika bei Augenleiden

Nux vomica

Nux-vomica-Menschen sind lichtscheu und leiden häufig unter brennenden Augen. Als weitere Krankheitsmerkmale sind Infraorbitalneuralgie, Atrophie oder Entzündung des Sehnervs und Lähmung der Augenmuskel beschrieben. Diese Symptome treten insbesondere nach Vergiftungen durch Rauschmittel, Tabak, Alkohol oder Medikamente auf.

Natrium muriaticum

Die Augenlider sind schwer. Die Buchstaben fließen beim Sehen ineinander. Gelegentliches Versagen der Augen beim Lesen und Schreiben. Funkensehen und Zickzack-Erscheinungen um alle Dinge. Beim Husten strömen Tränen übers Gesicht. Nach-unten-Sehen ist schmerzhaft. Bei beginnendem grauen Star.

Phosphorus

Bei grauem Star. Man hat den Eindruck, als ob ein Schleier, Nebel oder Staub vor allem liegt oder etwas fest über die Augen gezogen wäre. Schwarze Flecken scheinen vor den Augen zu schweben. Die Patienten sehen besser, wenn sie die Augen mit der Hand beschatten. Grüner Hof um ein Kerzenlicht. Buchstaben erscheinen rot. Atrophie des Sehnervs. Doppeltsehen durch Abweichen der Sehachse. Bei Glaukom, Thrombose der Netzhautgefäße und degenerativer Veränderung in den Netzhautzellen. Bei älteren Menschen, wenn gebogene Linien gesehen werden. Netzhauterkrankungen mit Lichtphänomenen und visuellen Sinnestäuschungen. Liegen auf der rechten Seite verbessert die Symptome. Geistige Ermüdung mit Kälte im Hinterkopf. Erblindung durch sexuelle Exzesse, zum Beispiel durch sexuell stimulierende Medikamente, die heute sehr bekannt sind. Letzteres wird vermutet, ist jedoch noch nicht gesichert nachgewiesen.

Lycopodium

Charakteristisch ist Nachtblindheit. Man sieht nur die Hälfte eines Gegenstandes. Die Augen sind im Schlaf halb offen. Gerstenkörner entstehen in der Nähe des Augenwinkels.

Cina

Überanstrengung der Augen, besonders beim Einsetzen der altersbedingten Weitsichtigkeit. Erweiterte Pupillen. Gesichter erscheinen wie mit einem Gelbschleier überzogen.

Sulphur

Um das Lampenlicht herum entsteht ein Hof. Brennen der Augen. Schwarze Flecken vor den Augen. Keratitis. Die Hornhaut ist wie mattes Glas. Waschen mit kaltem Wasser oder Kälte verbessert die Symptome. Ständiges Hitzegefühl oben auf dem Kopf.

Weitere Homöopathika, die gern bei Augenleiden verschrieben werden, jedoch nicht so häufig auftauchen, sind: Argentum nitricum, Pulsatilla, Aurum (wenn die obere Hälfte von Gegenständen nicht sichtbar ist), Belladonna, Bryonia (Glaukom), Cyclamen, Gelsemium, (bei Retinitis, unterschiedliche Pupillengrößen), Jaborandi (bei weißen Flecken und Kurzsichtigkeit), Cholesterinum, Ruta graveolens, Sepia, Tabacum (Makuladegeneration), Stramonium und Cimicifuga.

Bevor man sich für ein homöopathisches Mittel entscheidet, ist es immer wichtig, die Augensymptome weiter zu prüfen. Bei genauer Durchsicht der Arzneimittelbilder stellt man schnell fest, dass beispielsweise die Beschreibung „schwarze Flecken vor den Augen“ sowohl bei Sulphur als auch bei Phosphorus vorkommt. Welches Mittel ist also nun richtig, wenn man dieses Phänomen hat? In diesem Fall müsste man ausprobieren, ob sich beim Liegen auf der rechten Seite die Symptome bessern oder ob Kälteeinfluss eine Besserung bringt. Im ersten Fall wäre dann Phosphorus angezeigt, im zweiten Sulphur. Wenn sich dann noch herausstellt, dass im Hinterkopf ein Kältegefühl, wie bei Phosphorus beschrieben, auftaucht statt eines dauerhaften Hitzegefühls, so ist die Zuordnung des richtigen Homöopathikums schließlich eindeutig.

„Prüft alles!“ sagte Hahnemann und stellte damit die Homöopathie nicht als ein in sich geschlossenes oder gar fertiges System dar, sondern beschrieb damit eine auf Grundprinzipien fußende Wissenschaft, die durch neue Erkenntnisse und Beobachtungen immer weiter wachsen kann.

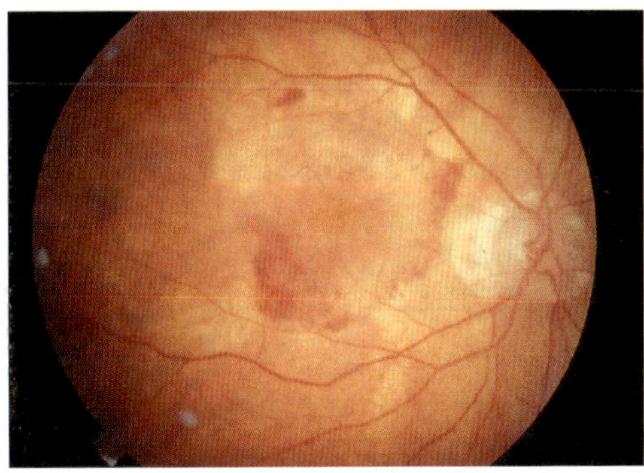

3.3. Neuraltherapie

Die Neuraltherapie nach Hunecke wurde von 1925 bis in die 1960er Jahre von den Brüdern Ferdinand und Walter Hunecke entdeckt und begründet. Durch systematische Forschung stellten die beiden fest, dass Krankheiten durch Störfelder im vegetativen Nervensystem entstehen. Das vegetative Nervensystem ist zuständig für die Reiz- und Schmerzleitung, die Durchblutung, die Körpertemperatur und den Stoffwechsel. Mithilfe der Neuraltherapie versucht man die Störfelder zu finden und aufzulösen.

Eher zufällig entdeckte Ferdinand Hunecke bei der Behandlung von Patienten mit einem Lokalanästhetikum, dass das Mittel nicht nur die Stelle, an der es eingesetzt wurde, schmerzunempfindlich machte, sondern Schmerzen auch endgültig heilen konnte. Gemeinsam mit seinem Bruder arbeitete er ein Verfahren aus, dem sie den Namen Heil-Anästhesie gaben. 1940 beobachtete Ferdinand Hunecke dann zum ersten Mal ein sogenanntes Sekundenphänomen bei einer Patientin, die er monatelang ohne Erfolg wegen starker Schmerzen in der Schulter therapiert hatte. Die Patientin hatte eine entzündete Stelle am Fuß, die er mit einem Lokalanästhetikum behandelte. Die Schulterschmerzen waren daraufhin sofort verschwunden. Hunecke schloss daraus, dass es am Körper bestimmte Störstellen geben muss, die durch permanente Reizung von Nervenbahnen Schmerzen und Krankheiten in anderen Regionen des Körpers auslösen können. Aus diesen Entdeckungen entstanden drei wesentliche Lehrsätze:

Die drei Lehrsätze von Hunecke:

1. Jede chronische Krankheit kann durch ein Störfeld bedingt sein.
2. Jede Stelle des Körpers kann potentiell zur Störstelle werden.
3. Eine Injektion eines Lokalanästhetikums in das Störfeld heilt die störfeldbedingte Krankheit.

Dabei stellte Hunecke nach langjähriger Erfahrung fest, dass es zwischen der Entstehung eines Störfeldes und einer daraus resultierenden Erkrankung keinen fixen zeitlichen Rahmen gibt. Manchmal kann es schnell gehen und manchmal Jahre dauern, bis aus einer Störung eine störfeldbedingte Krankheit entsteht.

Die Neuraltherapeuten arbeiten mit verschiedenen Lokalanästhetika wie Novocain, Lidocain, Procain oder Prilocain. Die Mittel werden in einer Spritze aufgezogen und injiziert. Je nach vorliegendem Fall wird die Spritze direkt in die schmerzende Stelle gesetzt oder in ein Körpersegment, das mit der schmerzenden Stelle korreliert. Bei der Störfeldtherapie setzt man die Spritze in ein angenommenes Störfeld. Es ist aber auch möglich, in ein sogenanntes Ganglion zu spritzen, das ist eine Art von Nervenschaltstelle. Als letzte Alternative bleibt noch die Injektion des Lokalanästhetikums direkt in ein venöses Blutgefäß.

Die Injektion bewirkt, dass die störende Stelle für einen gewissen Zeitraum vom Körper wie abgekoppelt ist. Daher können auch die Beschwerden, die das Störfeld auslösten, sofort wegfallen. Wenn man Glück hat, bleiben die Beschwerden schon nach der ersten Behandlung vollständig verschwunden. Meistens muss man die Behandlung einige Male (bis zu zehn Mal) wiederholen, bis der Schmerz vollständig aufgelöst ist.

Bei der „kleinen Neuraltherapie" werden mehrere Punkte entlang der Wirbelsäule unter die Haut gesetzt. Man spricht hierbei von Quaddeln. Im Gegensatz dazu spritzt man bei der „großen Neuraltherapie" tief ins Gewebe an Nervenschaltstellen, von denen die Nerven ausgehen, die in das schmerzhafte Gebiet führen.

Der Einsatz von Neuraltherapie bei Augenleiden ist insbesondere wichtig für die Behebung eventueller Störfelder. Diese können beispielsweise auf Narben beruhen, die Augenleiden zur Folge haben können. Häufig entstehen derartige energetische Störungen durch operative Eingriffe oder größere Verletzungen. Akupunkteure wissen, dass es verheerende Folgen haben kann, wenn sich solche Narben in der Nähe von Akupunkturmeridianen befinden oder diese sogar durchschneiden. Deshalb ist es bei der Behandlung von Augenleiden extrem wichtig, den ganzen Körper auf Narben zu untersuchen und diese gegebenenfalls zu entstören. Bei einer Narbenentstörung werden rund um die Narbe herum mit einer Spritze kleine Lokalanästhetika-Tröpfchen unter die Narbe gespritzt. Das so aufgelöste Störfeld lässt die Energie wieder fließen und verbessert so die Voraussetzungen für die Heilung am Auge.

Bei der Neuraltherapie sind bisher keine nennenswerten Nebenwirkungen bekannt. Aufpassen sollte man nur bei Allergien auf das Lokalanästhetikum oder Patienten mit starken psychischen Störungen. Wer sich nicht gern ein Mittel spritzen lässt, kann als Alternative auch Akupunktur zur Narbenentstörung einsetzen. Denn Akupunkturnadeln, rund um die Narbe gesetzt, können zum gleichen Ziel führen. Als weitere Möglichkeit der Narbenentstörung bietet sich auch eine Behandlung mit einem pulsierenden Magnetfeld oder eine Magnetfeld-hochton-Therapie an, die beide den Vorteil haben, dass sie absolut schmerzfrei sind.

In der Regel reicht die Neuraltherapie allein nicht aus, um Augenleiden zu behandeln, sie kann jedoch bei der Ursachenbehebung eine sehr wichtige Rolle spielen.

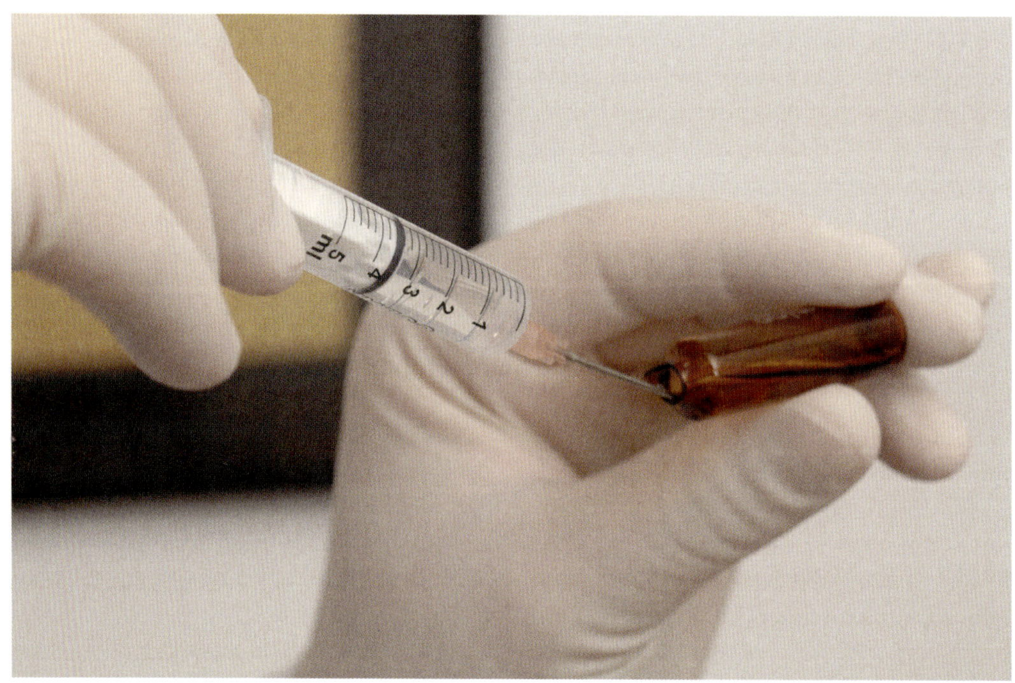

3.4. Chelat-Therapie

Die Weltgesundheitsorganisation WHO hat veröffentlicht, dass etwa 60 % aller Erkrankungen weltweit von Schwermetallvergiftungen und -belastungen mitverursacht werden. Die Chelat-Therapie ist eine der wenigen Möglichkeiten, diese Belastungen des Körpers teilweise oder ganz aufzulösen.

Bei der Chelat-Therapie handelt es sich streng genommen nicht um ein naturheilkundliches Verfahren. Die Chelat-Therapie ist eine Infusionstherapie mit einem chemisch hergestellten Komplex, der aus einem Metall und einer organischen Verbindung besteht. In der Chemie spricht man von einem Chelat, wenn ein Metall eine Verbindung mit einem organischen Komplex eingeht. Bei der organischen Verbindung handelt es sich um die künstlich hergestellte Aminosäure EDTA (Ethylen-Diamin-Tetraacetat), die als sogenannter Chelatbilder eingesetzt wird. Diese Aminosäure wird mit einer Infusion direkt in die Blutbahn gebracht. Dort versucht sie Chelate zu bilden, indem sie Metalle wie Blei, Kupfer, Mangan, Zink, Aluminium, Arsen oder Quecksilber an sich bindet, die für den Körper giftig und damit zelldestruktiv sind.

Die Schwermetalle können unter anderem zu einem beschleunigten Alterungs- und Abbauprozess in den Augen führen. Durch die Chelatflüssigkeit werden die Schadstoffe im Blut gebunden, damit unschädlich gemacht und anschließend über die Nieren aus dem Körper ausgeschieden. Die Chelatflüssigkeit bindet Schwermetalle im Blut und in den Organen.

Bei einer Chelat-Therapie ist es unbedingt notwendig, dass der Patient täglich mindestens zwei bis drei Liter mineralarmes (!) Wasser trinkt, damit die Nieren gut durchgespült werden.

Abnorme Ablagerungen von Metallen im Körper kommen vor allem durch schlechte Ernährung oder die Atemluft zustande. Eine weitere Quelle für Schwermetalle ist unser Trinkwasser. Ideal wäre es, wenn Trinkwasser keinerlei Schwermetalle enthalten würde. Es sind jedoch bestimmte Grenzwerte zugelassen. Umweltbelastungen wie ständiger Zigarettenrauch, Strahlenbelastung, UV-Licht, Nahrungsmittel aus der Mikrowelle, Stress oder Alkohol fördern die Bildung sogenannter freier Radikale, die durch die Chelatflüssigkeit gebunden werden können. Besonders gern wird die Chelat-Therapie auch bei der Ausleitung von Quecksilber bei Amalgamfüllungen eingesetzt. Ebenso kann ein Chelat Kalzium in den Blutbahnen binden und so das Risiko für Kalkablagerungen in Gefäßwänden verringern.

Leider hat EDTA auch die Eigenschaft, für den Körper nützliche Stoffe wie Vitamine, Mineralien und Spurenelemente zu binden und ebenfalls aus dem Körper auszuleiten. Wenn man eine Chelat-Therapie macht, ist es daher ungemein wichtig, alle diese körpernotwendigen Stoffe sofort wieder zu supplementieren, sodass es nicht zu Mangelerscheinungen kommen kann.

Vor einer Chelatbehandlung kontrolliert der Therapeut zunächst die Entgiftungskapazität des Körpers, indem er Blut- und Urinproben untersucht. Dabei geht es um die Einschätzung des Zustandes des Gesamt-Zellmilieus des Körpers. Hinzu kommen oft noch eine EKG-Untersuchung und ein Ultraschall der Halsschlagader wegen der Durchblutung. Ebenfalls wichtig ist auch der Sauerstoffgehalt des Blutes. Erst wenn alle diese Daten vorliegen, kann der Behandler die individuelle Chelat-Therapie für den Patienten zusammenstellen.

Die Chelat-Infusion selbst dauert etwa drei Stunden und wird meist kurmäßig angewandt. Der Patient sitzt dabei in einer Art Liegesessel und wartet, bis der Körper die 500 ml der Chelatflüssigkeit aufgenommen hat. Während der Infusion werden nach ca. einer Stunde B-Vitamine zugesetzt und nach einer weiteren Stunde Vitamin C. In manchen Fällen können zwischen 10 und 50 Infusionen notwendig sein, die allerdings nicht täglich, sondern zwei bis höchstens drei Mal die Woche erfolgen. In der Regel werden blockweise 10 Behandlungen durchgeführt, danach wird eine Pause eingelegt. Während der Behandlungszeit werden die wichtigsten Körperfunktionen wie Blutdruck, Pulse, Cholesterinspiegel, Zuckerwerte und Nierenfunktion ständig kontrolliert. An den Tagen ohne Behandlung nimmt der Patient vom Therapeuten verschriebene Präparate ein, die dafür sorgen, dass die freien Radikale weiterhin gebunden werden.

Es hat zur Chelat-Therapie viele Untersuchungen gegeben, die insbesondere bei Herzinfarkt, Schlaganfall, Arthrose oder Durchblutungsstörungen sehr gute

Ergebnisse zeigten. Insbesondere für Augenpatienten, deren Augenleiden durch schlechte Blutkonsistenz verursacht werden, wie zum Beispiel bei der Makuladegeneration, ist die Chelat-Therapie empfehlenswert. Eine Verbesserung des Blutes wirkt sich zunächst auf den allgemeinen Gesundheitszustand des Patienten aus. Da das Chelat auch in der Lage ist, Arterienverkalkungen zu verringern, wirkt sie wie ein Jungbrunnen für alle Blutgefäße im Körper – nicht nur bei großen Gefäßen, sondern vor allem auch bei den kleinsten Haargefäßen, die für den Augenhintergrund so wichtig sind. Daher kann eine Chelat-Therapie degenerative Augenleiden in der Regel günstig beeinflussen. Allgemein kann man sagen, dass sich die Behandlungsergebnisse durch die Kombination von Akupunktur mit Chelat-Therapie verbessern.

Die Chelat-Therapie ist aber nicht nur für Patienten mit Makuladegeneration interessant, sondern auch für Diabetiker. Meist kann das Insulin schon nach wenigen Chelatinfusionen niedriger dosiert werden.

In manchen wissenschaftlichen Untersuchungen wird sogar berichtet, dass das Chelat in der Lage ist, den Körper anzuregen, neue Blutgefäße zu bilden. Hat sich die Blutqualität im Körper generell verbessert, so kann das auch dazu führen, dass andere eingesetzte Medikamente schneller und besser wirken.

Die Chelat-Therapie ist nicht ganz ungefährlich. Als Nebenwirkungen treten unter anderem manchmal Hautbrennen an der Einstichstelle, eine leichte Übelkeit, Schwindel und Kopfschmerzen auf. Weitere Nebenwirkungen sind möglich. Sie haben oft mit ungenauer Dosierung oder zu schneller Tropfgeschwindigkeit zu tun und verschwinden meist schon nach kurzer Zeit.

Eine Chelat-Therapie sollte nicht angewandt werden, wenn ein Patient ausgezehrt oder stark abgemagert ist, bei Niereninsuffizienz, Herzrhythmusstörungen oder akuten Schwermetallvergiftungen. Wie bei anderen Therapieformen ist es auch bei der Chelat-Therapie wichtig, dass ein erfahrener Therapeut die Indikation stellt und die Behandlung überwacht. Dabei sind auch die Wechselwirkungen mit anderen Medikamenten und Vitalstoffen zu berücksichtigen.

3.5. Sauerstoff- und Ozon-Therapien

3.5.1. Sauerstoff-Mehrschritt-Therapie

Sauerstoff ist eines der wichtigsten Elemente für einen gesunden Körper, die wichtigste Voraussetzung für die Ernährung und Lebenserhaltung aller Zellen im Organismus. Für einen anhaltend adäquaten Zellstoffwechsel ist es unbedingt notwendig, für eine kontinuierliche Zufuhr von Sauerstoff zu sorgen. Im Rahmen des Zellstoffwechsels werden Kohlenhydrate „verbrannt" und zu Energie umgewandelt, welche die Zellen zum Leben benötigt. Zu diesem Verbrennungsvorgang braucht man Sauerstoff.

Die tatsächliche Konzentration des Sauerstoffs im Blut hängt von verschiedenen inneren und äußeren Faktoren ab. Während des Alterungsprozesses ist es normal, dass der Sauerstoffgehalt im Blut nachlässt. Je älter der Mensch wird, desto schwieriger wird es für den Organismus, Sauerstoff aufzunehmen. Zudem treten Störungen beim Sauerstofftransport im Körper und seiner richtigen Ausnutzung auf. Die Folge ist, dass der Körper krank wird.

Der Dresdner Wissenschaftler Prof. Dr. Manfred von Ardenne hat sich mit dieser Problematik lange wissenschaftlich auseinandergesetzt. Im Ergebnis entwickelte er die sogenannte Sauerstoff-Mehrschritt-Therapie. 1971 hielt diese neue Therapieform in den ärztlichen Praxen Einzug. Die Sauerstoff-Mehrschritt-Therapie erhöht den Sauerstoff-Stoffwechsel in den Zellen und wirkt durch diese Zellstimulanz als therapeutische Waffe gegen viele verschiedene Krankheiten und Beschwerden. Ardenne stellte insbesondere fest, dass bei Sauerstoffmangel im Alter die Gefäßwände anzuschwellen beginnen (wie zum Beispiel auch bei der Makuladegeneration), was zu einer weiteren Verschlechterung der Sauerstoffversorgung führt. Durch die Sauerstoff-Mehrschritt-Therapie kann dieser Alterungsprozess wieder rückgängig gemacht werden.

Wie der Name schon andeutet, ist die Sauerstoffbehandlung nach Ardenne eine Therapie in mehreren Schritten. Im ersten Schritt wird die Sauerstoffausnutzung der Zellen durch die Einnahme von Mineralstoffen und Vitaminen angehoben. Der nächste Schritt ist die Sauerstoffinhalation, die zu einer Erhöhung des Sauerstoffgehalts im arteriellen Blut führt. Inhaliert wird dabei ein Luftgemisch, das bis zu 95 % Sauerstoff enthält. Dies führt nach der Inhalation zu einer verstärkten Sauerstoffbindung zunächst über feinste Kapillargefäße in der Lunge. In den Kapillargefäßen des Körpers werden die Sauerstoffmoleküle dann an das Körpergewebe abgegeben. Im dritten und letzten Schritt der Sauerstoffbehandlung nach Ardenne wird die Durchblutung durch Bewegung (meist Fahrradfahren, aber auch Laufen oder Turnen) erhöht, während die ersten beiden Schritte noch wirken.

Mit einer Behandlung allein ist es dabei nicht getan. Die Sauerstoff-Mehrschritt-Therapie muss mehrfach wiederholt werden und kann insgesamt als eine Art Kur betrachtet werden. Der Patient fühlt sich nach einer solchen Kur kreislaufmäßig besser und stabiler. Um den Zustand zu stabilisieren, muss die Therapie bzw. Kur jedoch mehrfach angewandt werden. Eine stichhaltige Studie zur Frage der dauerhaften Wirkung dieser Therapie steht noch aus. Lediglich die Berliner Augen-Uniklinik bestätigte die Messungen von Ardenne und konnte bei Patienten mit Makuladegeneration einen länger anhaltenden messbaren Erfolg verzeichnen.

In der Regel wird die Sauerstoff-Mehrschritt-Therapie ambulant durchgeführt. Wie der genaue Therapieablauf aussieht, hängt vom einzelnen Fall und der Er-

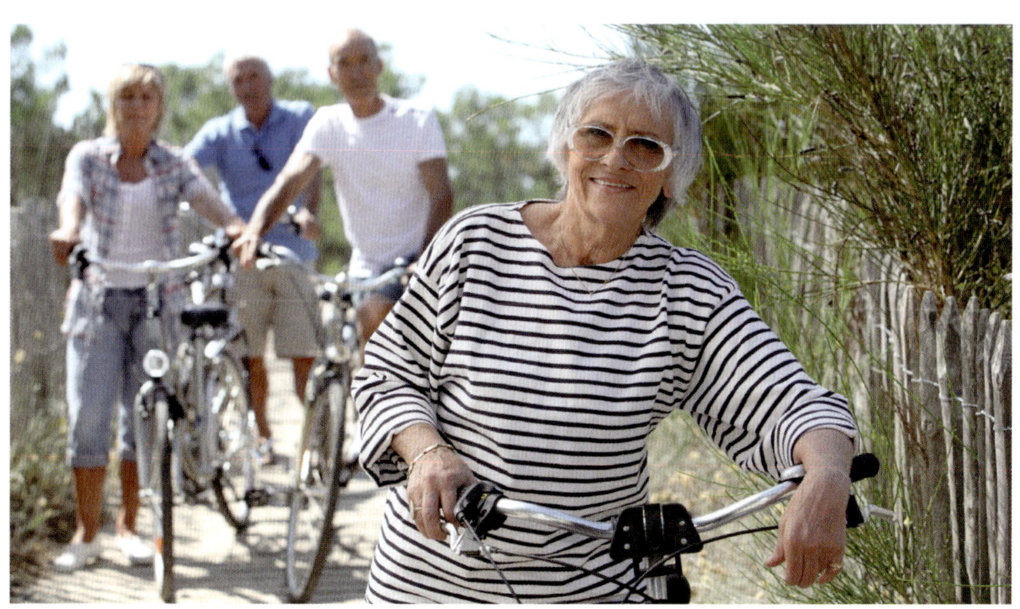

krankung ab. Daher ist vor Beginn einer solchen Therapie eine ausführliche Eingangsuntersuchung durch den Behandler notwendig. Zunächst wird ermittelt, ob der Organismus überhaupt ausreichend mit Sauerstoff versorgt wird oder ob ein Sauerstoffmangel vorliegt. Dazu sind mehrere arterielle Blutgasanalysen notwendig. Erst nach diesen Ergebnissen kann eine individuelle Sauerstoff-Mehrschritt-Therapie angepasst werden.

Die Sauerstoffinhalation funktioniert meist über eine halboffene Maske. Die genaue Zufuhrmenge des Sauerstoffs wird vom Therapeuten eingestellt. Während der Sauerstoff eingeatmet wird, muss der Patient abwechselnd ruhen oder sich sportlich betätigen. Die Inhalation des Sauerstoffes ist absolut schmerzfrei und ohne großen technischen Aufwand durchführbar.

Untersucht der Behandler den Patienten sorgfältig vor und nach der Therapie, ist sie weitgehend ungefährlich. Für Patienten mit einer Erkrankung der Herzkranzgefäße ist eine besonders exakte und individuelle Dosierung der zu verabreichenden Sauerstoffmenge pro Minute notwendig.

Generell wird die Sauerstoff-Mehrschritt-Therapie bei allen Erkrankungen mit Durchblutungsstörungen im venösen oder arteriellen Bereich empfohlen, außerdem bei Leberschädigungen, zu hohem oder zu niedrigem Blutdruck und auch in der Krebstherapie. Insbesondere das Immunsystem kann mit dieser Sauerstofftherapie enorm gestärkt werden. Hat sich der Sauerstoff nach einer Inhalation im Gewebe verteilt, kommt es damit auch zu einer Verbesserung der Ernährungsbedingungen der Zellen im Bereich des Auges, beispielsweise in einer geschädigten Netzhaut oder Aderhaut. Daher ist die Sauerstoff-Mehrschritt-Therapie bei allen Augenerkrankungen sinnvoll, bei denen die Durchblutung des Augenhintergrundes für das Leiden ursächlich ist, wie etwa bei der Makuladegeneration oder der Zentralvenen- und Zentralarterienthrombose. Sie wirkt auch bei Sehproblemen, die auf Durchblutungsstörungen im Gehirn basieren. Da diese Therapie auch die Leberfunktion stärkt, kann der Körper dadurch auch besser entgiften, was die Behandlung von Augenleiden wesentlich unterstützt.

Eine weiterentwickelte Form der Sauerstoff-Mehrschritt-Therapie ist die Verwendung von sogenanntem ionisierten Sauerstoff. Ionisierung bedeutet eine atmosphärisch-elektrische Aufladung des Sauerstoffmoleküls. Dadurch wird eine Aktivierung erreicht, die den Sauerstofftransport in den Haargefäßen des Körpers nachweislich um 10 bis 400 % steigern kann, wie Forschungen der NASA ergaben.

3.5.2. „Flüssiger Sauerstoff"

Vor einigen Jahren beauftragte die NASA eine kanadische Firma, einen Wirkstoff zu entwickeln, der es Astronauten bei Sauerstoffmangel in der Raumfähre ermöglicht, so viel Sauerstoff wie möglich aufzunehmen. Dies ist nach einiger Forschungszeit gelungen. Das Produkt, das man auch in Deutschland unter dem Namen „aerobic (stabilized) oxygen" erhält (Internet), ist ein Tropfenpräparat, das die Sauerstoffaufnahme im Blut optimal reguliert. Es enthält, vereinfacht gesagt, stabilisierten Sauerstoff. Als tägliche Dosis werden 3x20 Tropfen auf Wasser empfohlen.

Für Patienten mit Herz-Kreislauf-Beschwerden, arteriosklerotischen Veränderungen im Körper und all diejenigen, die unter sogenanntem „verdickten Blut" leiden, kann dieses Mittel eine Bedeutung haben. Gegenüber den zuvor beschriebenen Sauerstoff-Therapieformen wirkt dieses Präparat schneller und vor allem länger (bei vergleichsweise niedrigeren Kosten). Während die Wirkung bei den anderen Verfahren meist nur Tage anhält, wirkt „aerobic oxygen" über Wochen.

Es hat noch ein paar angenehme Nebeneffekte. Da der Körper nach der Einnahme einen erhöhten Sauerstoffgehalt im Blut hat, werden schädliche Bakterien im Blut und vor allem im Darm zerstört, denn viele dieser Bakterien vertragen keinen Sauerstoff. Auch Darmpilzerkrankungen, wie beispielsweise mit Candida albicans, werden durch den erhöhten Sauerstoffgehalt im Blut eingedämmt. Im Übrigen sollte man ein Fläschchen „aerobic oxygen" in Ländern dabei haben, in denen die Wasserqualität problematisch ist. Man kann dann 10 bis 20 Tropfen ins Trinkwasser geben und der Sauerstoff „killt" die schädlichen Bakterien.

3.5.3. UV-B-Behandlung

Die UV-B-Behandlung ist eine Blutbestrahlung mit ultraviolettem Licht (UV-Licht). Dabei werden dem Körper ca. 50 ml Blut aus einer Vene entnommen, die dann in einem geschlossenen System über Schläuche und eine Glasküvette an einer UV-Lampe vorbeigeführt werden. Das Blut wird dabei mit einem Antigerinnungsmittel versehen. Anschließend wird das Blut wieder in die Vene zurückgeleitet. Das Blut wird also innerhalb eines geschlossenen Systems zunächst aus dem Körper hinaus-

und anschließend wieder dorthin zurückgebracht. In der Zwischenzeit wird es mit UV-Licht bestrahlt.

Bei dieser Behandlungsform entstehen sogenannte freie Radikale im Blut. Daher erhalten die Patienten in der Regel anschließend eine Infusion mit Vitamin C, um die freien Radikalen chemisch zu binden. Viele Augen-Therapeuten verwenden dieses Verfahren in ihrer Praxis, da es sich einerseits als hoch effektiv und andererseits als sehr kostengünstig erwiesen hat. In meiner persönlichen Praxis habe ich die Erfahrung gemacht, dass dieses Behandlungsverfahren besser wirksam ist als alle anderen Sauerstoff- oder Ozonbehandlungen, die ich kennen lernen durfte. In der Regel werden innerhalb einer zweiwöchigen Augen-Kur 5 bis 6 solcher Anwendungen gemacht. Meist kann der Patient selbst bereits nach der vierten Behandlung erkennen, dass sich sein Blut immer heller verfärbt, was ein Zeichen dafür ist, dass es deutlich mehr Sauerstoff führt.

Eine begleitende Untersuchung des derart behandelten Blutes mithilfe eines Dunkelfeld-Mikroskops zeigt bereits 10 Minuten nach der UV-B-Behandlung, dass sich die Verklebung zwischen den roten Blutkörperchen deutlich verbessert und das Blut wesentlich „agiler“ wirkt.

Im Vergleich zu anderen Sauerstoff- oder Ozontherapien, wirkt die UV-B-Behandlung über einen sehr langen Zeitraum nach. Nach 5 bis 6 Behandlungen kann man davon ausgehen, dass der Sauerstoffzustand im Blut des Patienten für 6 bis 9 Monate deutlich verbessert ist.

3.5.4. Ozontherapie

Ozon entsteht auf natürliche Weise in ca. 30 km Höhe über der Erde. Aus dem sogenannten atmosphärischen Sauerstoff (O_2) entsteht durch die UV-Strahlung der Sonne Ozon (O_3). Die entstandene Ozonschicht dient der Erde als eine Art Schutzschild vor der intensiven UV-Einstrahlung der Sonne. Als Gas eingeatmet ist Ozon giftig – richtig dosiert kann es jedoch als Heilmittel eingesetzt werden. Das Ziel bei der Ozontherapie besteht ebenso wie bei der Sauerstoff-Mehrschritt-Therapie darin, die Konzentration des Sauerstoffs im Blut zu erhöhen. Der an die roten Blutkörperchen gebundene Sauerstoff wird durch die Ozontherapie beschleunigt an das Körpergewebe und die Organe abgegeben; Ozon bewirkt eine Lockerung der Sauerstoffbindung.

Ozon hat verschiedene Wirkungen auf den menschlichen Organismus.

- Es wirkt keimtötend auf Bakterien, Viren und Pilze, entzündungshemmend, durchblutungsfördernd und steigert die Immunabwehr.
- Ozon macht die roten Blutkörperchen beweglicher, da es ihre Zellmembranen flexibler macht. Dadurch verbessert sich die Fließeigenschaft des Blutes, denn die Blutkörperchen können sich nun besser verformen und somit auch kleinste Haargefäße leichter durchfließen.
- Die Fähigkeit des Blutes, Sauerstoff aufzunehmen, wird außerdem generell verbessert, wodurch die Sauerstoffversorgung der Zellen optimiert werden kann.
- Gleichzeitig wirkt Ozon entgiftend auf Leber und Nieren und beeinflusst so die Blutinhaltsstoffe günstig.

Die Abwehrzellen im Körper produzieren als Antwort auf eine Ozontherapie bestimmte Botenstoffe (Zytokine), die wiederum andere Immunzellen informieren und somit das gesamte Immunsystem des Körpers aktivieren. Außerdem werden die körpereigenen Antioxidantien und Radikalenfänger aktiviert, was nicht nur für Allergiker wichtig ist.

In der Praxis wird Ozon durch spezielle Geräte aus reinem Sauerstoff hergestellt. Bei der Anwendung benutzt man aber kein reines Ozon, sondern ein Ozon-Sauerstoff-Gemisch. Man unterscheidet bei der Ozontherapie zwischen der sogenannten kleinen und großen Eigenbluttherapie. Bei der kleinen Eigenblutbehandlung wird dem Patienten etwas Blut abgenommen, mit einer exakt definierten Ozonmenge angereichert und anschließend intramuskulär ins Gewebe gespritzt. Bei der großen Eigenblutbehandlung werden dem Patienten etwa 50 bis 100 ml Blut entnommen und in einem sterilen Glas mithilfe eines Ozongemisches mit Ozon angereichert. Dabei reagiert das Ozon sowohl mit den weißen als auch mit den roten Blutkörperchen. Danach lässt man das Blut wieder in den Körper zurücklaufen.

Wie bei der Sauerstoff-Mehrschritt-Therapie ist auch bei der Ozontherapie eine einzelne Sitzung nicht ausreichend. In der Regel werden 10 bis 15 Behandlungen innerhalb von 4 bis 5 Wochen durchgeführt, um die Wirkung des Ozons zu stabilisieren. Die Sitzungen sollten in regelmäßigem Abstand stattfinden, um die optimale Wirksamkeit zu erreichen.

Der Einsatz der Ozontherapie bei Augenleiden ist sehr erfolgversprechend. Insbesondere Patienten mit Makuladegeneration oder diabetischer Retinopathie leiden unter extremem Sauerstoffdefizit im Blut. Der Sauerstoffmangel ist hier meist sogar die Hauptursache für die Entstehung und auch Verschlechterung des Augenleidens. Da das Ozon auch auf Viren einwirkt, ist die Therapie mit Ozon auch bei Herpeserkrankungen an der Hornhaut des Auges äußerst sinnvoll, zumal ein gut funktionierendes Immunsystem den Ausbruch von Herpes hier verhindern kann. Ozon wirkt auch gut bei allen entzündlichen Prozessen am Auge. Meist entstehen Entzündungen an der Regenbogenhaut (Iris) oder der Aderhaut (Chorioidea) des Auges, die durch die Ozontherapie gebessert werden können.

In der Regel ist die Ozontherapie ungefährlich und hat keine Nebenwirkungen. Kontraindiziert ist sie bei Patienten mit Gerinnungsstörungen des Blutes, in der Akutphase nach einem Herzinfarkt oder Schlaganfall oder bei einer Überfunktion der Schilddrüse. Wer Kortison, Aspirin, gerinnungshemmende Medikamente oder ACE-Hemmer anwendet, sollte ebenfalls nicht mit Ozon behandelt werden. Gleiches gilt für sämtliche Patienten mit Autoimmunerkrankungen. Vor einer Ozontherapie sollte man auf keinen Fall die Vitamine A, C oder E einnehmen.

3.5.5. Oxyvenierung nach Regelsberger

Bei der Oxyvenierung handelt es sich ebenfalls um eine Sauerstofftherapie. Ähnlich wie bei der UV-B-Behandlung wird sie in Form einer Kur durchgeführt. Der Patient erhält bei diesem Verfahren medizinischen Sauerstoff in geringen Mengen tröpfchenweise über eine Infusionsnadel direkt ins Blut. Entwickelt wurde dieses Verfahren in den 1950er Jahren von dem Arzt Dr. H. S. Regelsberger, der an einem mit Arsen vergifteten und für hirntot erklärten Hund den Versuch machte, intravenös Sauerstoff zu injizieren. Überraschenderweise wurde der Hund auf diese Weise reanimiert und konnte kurz danach aufstehen und wieder fressen.

Heute erfolgt die intravenöse Zufuhr von Sauerstoff mithilfe eines Gerätes, das eine exakte Dosierung ermöglicht. Das Wirkprinzip der Oxyvenierung ist erst in den letzten Jahren genauer untersucht worden. So weiß man, dass die intravenöse Sauerstoffgabe zum Beispiel Stoffe wie Prostazykline freisetzt, die stark durchblutungsfördernd wirken, unter anderem indem sie die Fließqualität des Blutes verbessern. Außerdem geht man davon aus, dass sogenannte eosinophile Granulozyten – das sind Abwehrzellen – vermehrt freigesetzt werden und gegen Entzündungen im Körper wirken können. Zusätzlich konnte man nachweisen, dass durch die Oxyvenierung körpereigene Stoffe wie Hämoxygenase und Lipoxygenase freigesetzt werden.

Das Verfahren wird schulmedizinisch nicht anerkannt, jedoch von einigen naturheilkundlichen Therapeuten angewandt. Mittlerweile hat man dieses Verfahren auch für den Hochleistungssport entdeckt, wo die Sauerstoffanreicherung des Blutes quasi als Doping benutzt werden kann.

In meiner persönlichen Praxis hat sich dieses Verfahren nur bedingt bewährt. Die Behandlung des Blutes mit UV-B-Bestrahlung hat bei uns deutlich bessere und länger anhaltende Ergebnisse gezeigt.

3.6. Der mikrobiologische Ansatz

In der Mikrobiologie befasst man sich mit Mikroorganismen wie Bakterien, Viren, Pilzen und Einzellern. Untersucht werden dabei die Mikroorganismen selbst, ihre Lebensbedingungen, ihr Einfluss auf andere Lebewesen und auch Therapieverfahren gegen die Krankheitserreger unter den Mikroorganismen. Mitte des 17. Jahrhunderts entdeckte der Holländer Antonius van Leeuwenhoek als Erster die Existenz von Mikroorganismen. Unter dem Mikroskop fand er vier verschiedene Formen: lange und kurze Formen von Bazillen (stäbchenförmig), Mikrokokken (rund) und Spirillum (spiralförmig) – allesamt Krankheitserreger. Sein berühmter Ausspruch war: „Im Zahnbelag kommen mehr Mikroorganismen vor als Menschen in einem Königreich."

1837 entdeckte man, dass Hefen eine alkoholische Gärung verursachen. Dies war der Beginn der Gärungs- und medizinischen Mikrobiologie. Der Begriff „Mikrobe" wurde schließlich 1878 an der französischen Akademie der Wissenschaften eingeführt. Louis Pasteur konnte wissenschaftlich beweisen, dass die Milchsäuregärung und die alkoholische Gärung durch Mikroorganismen verursacht werden. Er entwickelte Impfstoffe zur Bekämpfung von Infektionskrankheiten und Methoden zur Sterilisation und Desinfektion.

Zwischen 1875 und 1885 wies Robert Koch als Erster die bakteriellen Erreger für Milzbrand, Tuberkulose und Cholera nach. 1928 fand Alexander Fleming die Wirkung von Penicillin auf Bakterien und 1944 die Wirkung von Streptomycin auf Streptokokkenbakterien.

Prof. Günther Enderlein, ein Naturwissenschaftler mit Schwerpunkt Zoologie, machte 1916 eine weitere bahnbrechende Entdeckung. Anlässlich seiner Forschungen zum Fleckfieber beobachtete er unter dem Mikroskop kleinste bewegliche Lebewesen, die mit bestimmten bakteriellen Formen Verbindungen eingingen. Er nannte sie Spermiten, weil sie ähnlich wie Spermien geformt waren. 1925 veröffentlichte Enderlein sein Buch „Die Bakterien-Cyclogenie“. Darin beschrieb er viele bis dahin unbekannte Vorgänge und Formen von Kleinstlebewesen im Blut, für die daraufhin auch neue Begriffe gefunden werden mussten.

Im Wesentlichen beschrieb Enderlein das sogenannte Milieu der zwischen den Zellen befindliche Flüssigkeit. Je schlechter dieses Milieu zwischen den Zellen ist, desto mehr störende Mikroorganismen können sich dort einnisten und den Körper krank machen. In der ersten Stufe der Verschlechterung bilden sich Bakterien zwischen den Zellen. Verschlechtert sich das Milieu weiter, kommt es nach Enderlein zur Ausbildung des Pilzes Mucor racemosus Fresen, eines Pilzes, der Leichen zersetzt.

Etwa 96 % aller Menschen haben den Pilz Candida albicans im Körper. Die Gärung dieses Pilzes führt zur Bildung von Methylalkohol im Darm, der anschließend Gase bildet, die wiederum dazu führen, dass im Darmtrakt ein Säuerungseffekt einsetzt. Candida zerstört die Erythrozyten (rote Blutkörperchen) und Thrombozyten (Blutplättchen) im Blut. Ist dieser Zustand im Körper bereits fortgeschritten, entstehen kapillare Verschlüsse in den Blutgefäßen. Die Folge ist eine schlechte Durchblutung des Körpers und damit verbunden auch eine schlechtere Sauerstoffversorgung des Organismus. Ein erhöhter Methylalkohol-Spiegel führt außerdem langfristig zu Leberschäden. Die schlechte Blutversorgung betrifft auch die Augen. Ähnliches gilt auch für die sogenannten Schwarzschimmelpilze, die in der Nahrung vorkommen können.

Um gegen diese Mikroorganismen vorzugehen, stellt man eine homöopathische Verdünnung aus den Erregern her (aus den Zellwänden und Zellinhalten), die entweder intramuskulär oder direkt in die Vene gespritzt werden und eine immunologische Stimulierung bewirken. Die krank machenden Keime werden so zerstört, die Mikrothromben in den Blutgefäßen können sich auflösen und die Durchblutung in den kapillaren Gefäßen verbessert sich.

3.6.1. Dunkelfeldmikroskop

Das sogenannte Dunkelfeldmikroskop, das viele Therapeuten, die mit Mikrobiologie arbeiten, heute in ihren Praxen haben, ist ein gutes Verfahren, um Veränderungen im Blut zu beobachten und zu kontrollieren. Im Dunkelfeldmikroskop kann man das lebendige Blut sehen und beobachten, wie sich seine verschiedenen Bestandteile bewegen und miteinander korrespondieren.

Ein weiteres Gebiet der Mikrobiologie ist die Behandlung mit Organpräparaten. Das Ziel besteht generell darin, den Körper mithilfe von Zellen aus entsprechenden tierischen Organen anzuregen, neue funktionsfähige Zellen zu bilden. Bei einer solchen Behandlung für das Auge werden beispielsweise Zellen aus dem Sehnerv, der Hornhaut, den Blutgefäßen und anderen Organen, aber auch aus Pflanzen, wie beispielsweise Aloe vera, gewonnen, um dem Auge nach einer Injektion wichtige Baustoffe zur Herstellung neuer Zellen zu liefern.

Erste Erkenntnisse zu dieser Therapie gewann der russische Forscher Wladimir Filatow 1911 durch die Verpflanzung kleiner Hornhautanteile von Leichen in die kranke Hornhaut eines Menschen. Das Ergebnis war eine Regenerierung der Hornhaut. Nach seinen Entdeckungen glaubte man zunächst, dass das Transplantat eine heilende Wirkung auf das umliegende kranke Gewebe auslöst. Im nächsten Schritt entwickelte Filatow jedoch flüssige Extrakte, die intramuskulär oder intravenös injiziert wurden – und den gleichen Erfolg hatten. Diese Injektionen lösten am Auge eine Reproduktion von Zellen aus; sogar verletzte oder abgestorbene Zellanteile im Auge begannen, sich zu erneuern. Die Extrakte, die Filatow damals entwickelte, nennt man biogene Stimulanzien. Dabei handelt es sich generell um Elemente, welche die natürlichen Lebensfunktionen und Abläufe des Organismus unterstützen.

Insgesamt werden der mikrobiologische Ansatz und seine Wirksamkeit nicht von allen Therapeuten gleichwertig beurteilt. Es gibt Verfechter, aber auch Gegner dieser Therapieverfahren.

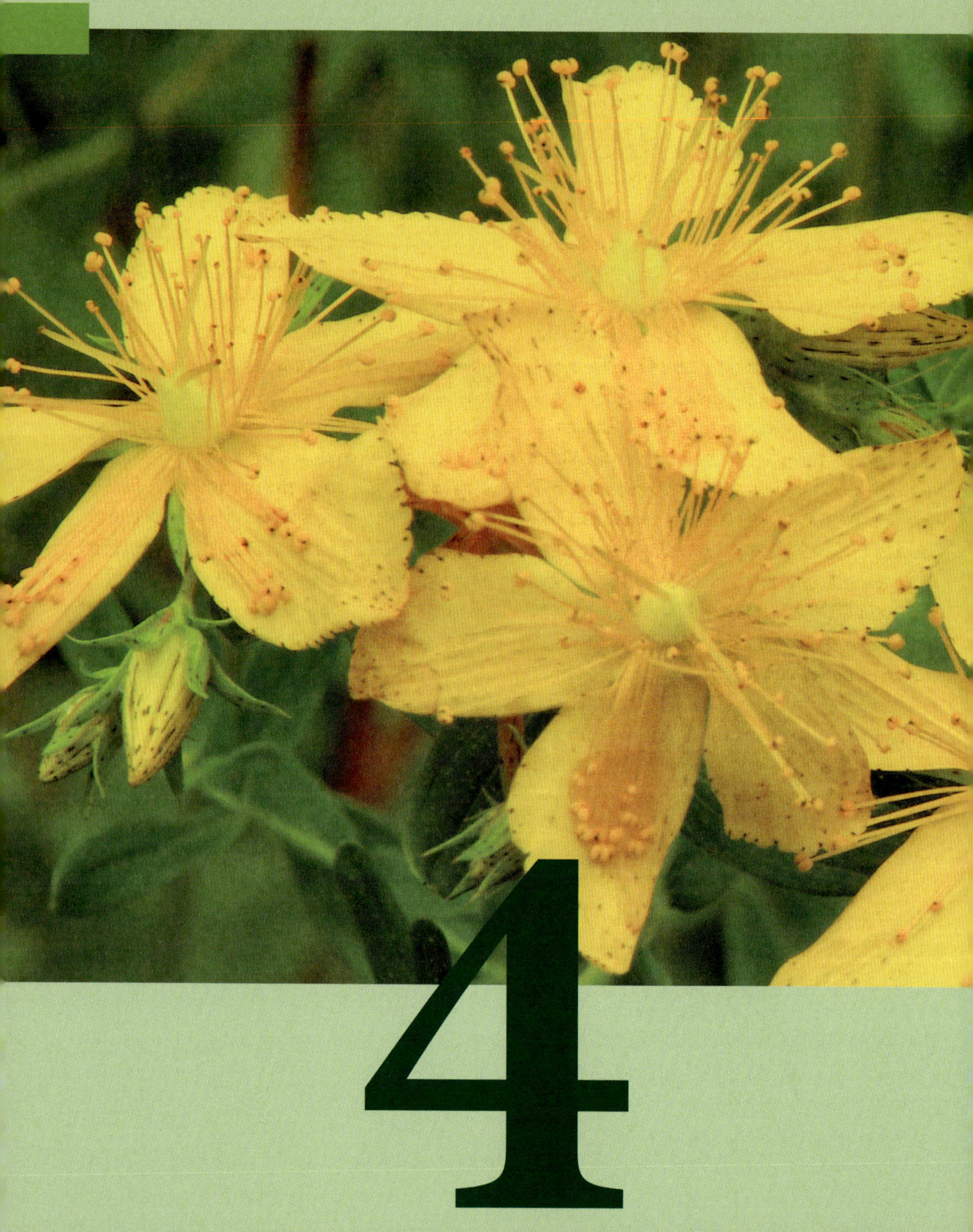

4

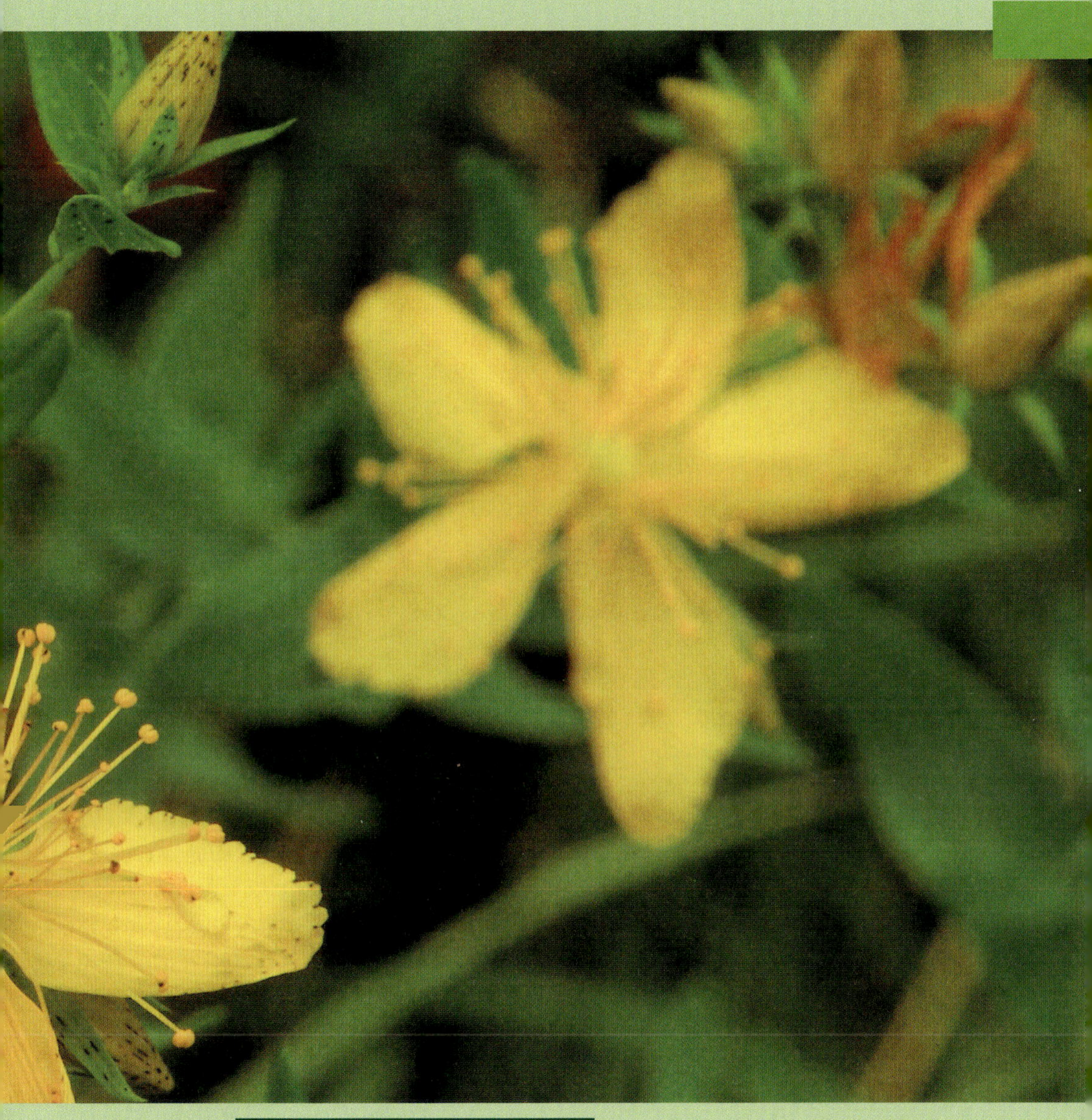

Verfahren zur Selbstbehandlung

4. Verfahren zur Selbstbehandlung

4.1 Ernährung

Das Auge ist ein Sinnesorgan, das viel leisten muss. Dabei „ermüden“ einige Teile des Auges im Laufe des Lebens. Bei manchen Stoffwechselvorgängen entstehen im Auge durch Licht- und Sauerstoffeinwirkung hochaktive schädliche Substanzen, die man freie Radikale nennt. Für die Entstehung, Erhaltung und Verschlechterung von Augenerkrankungen spielen sie eine wichtige Rolle.

Das kranke Auge steht unter sogenanntem oxidativen Stress. Eigentlich hat das Auge einen wirksamen natürlichen Mechanismus gegen diese Schädigung entwickelt, indem Mikronährstoffe die freien Radikale abfangen und unschädlich machen. Besonders gut wirken sogenannte Antioxidantien wie die Vitamine A, C, E und antioxidative Enzyme. Alle diese Antioxidantien sind im Auge in hoher Konzentration vorhanden. Mehr zu diesem Thema finden Sie im Kapitel Vitalstoff-Therapie.

Viele Augen-Akupunkteure bitten ihre Patienten, während der Behandlungszeit ihre Ernährung umzustellen. Da mit der Akupunktur die Entgiftung des Körpers stark angeregt wird, sollte der Körper seine ganze Kraft in diesen Prozess stecken. Es ist daher ratsam, auf Nahrungsmittel zu verzichten, die besonders lange im Körper bleiben. Dazu gehören alle Milchprodukte, sämtliche Mehlprodukte und Fleisch. Außerdem sollte man in dieser Zeit auf Alkohol verzichten. Wichtig ist ferner eine cholesterinarme Kost – zu viel Fett sollte also ebenfalls vermieden werden.

Die Empfehlung, auf Milchprodukte zu verzichten, kommt daher, dass insbesondere Kuhmilcheiweiß dazu führt, dass die roten Blutkörperchen im Blut zu verkleben beginnen. In den großen Blutgefäßen ist dies zunächst unproblematisch. Wenn man aber weiß, dass der Durchmesser eines roten Blutkörperchen größer ist als der Durchmesser eines Haargefäßes, kann man leicht verstehen, dass eine Verklebung mehrerer Blutkörperchen die Durchblutung massiv stört. Im ersten Schritt versucht der Körper, das zäher fließende Blut durch Erhöhung des Blutdruckes irgendwie durch den Organismus zu pumpen. Viele Patienten bekommen in diesem Stadium jedoch Blutdrucksenker verschrieben, die den Blutdruck zwar in den Normalbereich bringen, jedoch dazu führen, dass der Körper nach einer anderen Lösung sucht, um mit der schlechten Blutkonsistenz umzugehen. Die Folge dieses Sachverhaltes ist schließlich eine Mangeldurchblutung – so werden zum Beispiel Hände und Füße nicht mehr so gut durchblutet, weil sie für den Organismus nicht als lebenswichtig gelten.

Am Auge jedoch, das im Übrigen das Organ mit der höchsten Durchblutung im Körper ist, führt die Mangeldurchblutung dazu, dass zu wenige Nährstoffe ankommen und dass Endprodukte des Stoffwechsels nicht mehr ordentlich abtransportiert werden. Teilweise werden sie im umliegenden Gewebe abgelagert – dies ist ein wesentlicher Aspekt der Entstehung einer Makuladegeneration.

Viele Patienten argumentieren, dass der Genuss von Kuhmilch doch wichtig sei, da die Milch ein wichtiger Kalziumlieferant ist. Der berühmte Ernährungswissenschaftler Max Otto Bruker beschreibt in seinem Buch „Der Murks mit der Milch“ die biochemischen Zusammenhänge im Verdauungsvorgang bei Menschen. Er schreibt, dass es zwar zutrifft, dass die Kuhmilch Kalzium, jedoch gleichzeitig auch Phosphat, enthält. Die beiden chemischen Substanzen verbinden sich miteinander und sind vom menschlichen Körper nicht spaltbar. Dies bedeutet, dass der Körper bei der Einnahme von Kuhmilcheiweiß zum einen die Information bekommt, dass Kalzium vorliegt, er jedoch gleichzeitig nicht in der Lage ist, das Kalzium auszulösen. Unglücklicherweise beginnt der Körper nun, nachdem die Information, dass Kalzium vorhanden ist, da ist, nach Kalzium zu suchen. Da er es in der Nahrung nicht identifizieren kann, führt dies dazu, dass das Kalzium, das in den Knochen eingelagert ist, vom Körper herausgezogen wird. Man weiß heute, dass der erhöhte Genuss von Kuhmilcheiweiß die Hauptursache für die Entstehung von Osteoporose ist. Diese Erkrankung findet man zum Beispiel so gut wie gar nicht in Japan oder verschiedenen afrikanischen Ländern, in denen es keine Kuhmilchprodukte gibt.

Einen ähnlichen Effekt wie das Kuhmilcheiweiß auf das Blut hat der Stoff Gluten, den man in sämtlichen Mehlprodukten findet (Weizen, Roggen, Dinkel, Gerste, Hafer). Gluten wirkt wie ein Klebstoff und verursacht dieselben Probleme, da die roten Blutkörperchen sich nicht mehr gut trennen können.

Viele Augenärzte sind sich dieser Problematik des dickflüssigen Blutes zwar bewusst, glauben jedoch, dass das Verschreiben von Aspirin (ASS) ausreichend wäre, um das

Blut dünnflüssig zu machen. Die gängige Lehrmeinung ist, dass ASS ein Thrombozytenaggregationshemmer sei. Nach meiner Erfahrung sorgt Aspirin dafür, dass mehr Wasser im Blut aufgenommen wird, aber die Verklebungen der roten Blutkörperchen davon nicht beeinflusst werden. Ähnliches gilt auch für die Gabe von Marcumar. Wer also etwas für die Verbesserung seiner Blutkonsistenz tun möchte, ist gut beraten, auf Milchprodukte und Mehlprodukte in seiner Ernährung zu verzichten.

Weiterhin empfehlen wir den Verzicht auf Fleisch und Alkohol. Dazu muss man wissen, dass die Leber im Körper zwei wesentliche Aufgaben hat: Zum einen ist sie zuständig für die Verdauung, zum anderen für die Entgiftung. Hat die Leber die Wahl zwischen beiden Funktionen, wird die Verdauung immer vorrangig gegenüber der Entgiftung durchgeführt. Von Nahrungsmitteln wie Fleisch oder Alkohol, die sehr lange brauchen, um vom Körper verarbeitet zu werden, wird der natürliche Entgiftungsprozess der Leber massiv beeinflusst. Daher empfehlen wir in der strengen Phase der Behandlungskur auf diese Nahrungsmittel ebenfalls zu verzichten. Fisch dagegen ist erlaubt.

Ähnlich wichtig wie das Essen ist auch das Trinken. Am besten trinkt man täglich 2 bis 3 Liter Mineralwasser oder Kräutertee. Patienten mit Herzinsuffizienz oder fortgeschrittener Niereninsuffizienz müssen ihre Trinkmenge mit dem Therapeuten absprechen. Kaffee und Tee gehören zu den sogenannten entwässernden Getränken. Trinkt man eine Tasse Kaffee, verliert der Körper später die Flüssigkeitsmenge einer Tasse Kaffee und dazu noch eine weitere Tasse Wasser. Dasselbe gilt für Schwarzen Tee. Deshalb sollte man sich ein Vorbild an den Wienern nehmen, die zu einer Tasse Kaffee immer auch ein Glas Wasser bestellen. Hat man beides getrunken, ist die Flüssigkeitsbilanz immerhin ausgeglichen.

Da viele Patienten bei dieser Ernährungsumstellung Probleme bekommen, weil sie schlichtweg nicht mehr wissen, was sie dann überhaupt noch essen sollen, habe ich im Anhang Rezepte für eine Reihe von Gerichten zusammengestellt, die Ihnen das Leben erleichtern sollen.

Grob gesagt dürfen Sie alle Formen von Obst und Gemüse zu sich nehmen, Fisch, Eier, Kartoffeln und Reis. Erlaubt sind auch Hirse, Quinoa, Amaranth, Grünkern, Leinsamen, Sesam und Mais. Als Brotersatz kann man Reis- oder Maiswaffeln nehmen, außerdem Cornflakes (weil sie aus Mais hergestellt werden) sowie spezielle Brotsorten aus dem Reformhaus oder Bioladen (zum Beispiel Kastanienbrot oder auch Essenerbrot – hier sind aber nicht immer alle Sorten glutenfrei, daher bitte nachfragen).

4.2 Aminosäuren-Therapie

L-Carnosin ist in Deutschland noch weitgehend unbekannt. Diese Verbindung der beiden Aminosäuren L-Alanin und L-Histidin zu einem Dipeptid gewinnt jedoch immer mehr an Bedeutung. Diese chemische Verbindung (Veresterung) der beiden Aminosäuren kommt ganz natürlich in unserm Körper vor. L-Carnosin befindet sich insbesondere in Muskelzellen und an Nervenzellendigungen, vor allem im Gehirn. Wie bei vielen anderen wichtigen Stoffen des Körpers werden wir mit einem hohen Carnosin-Spiegel geboren, der jedoch mit fortschreitendem Alter im ganz normalen Alterungsprozess immer weiter um bis zu 60 % sinkt.

Carnosin hat unzählige Aufgaben im Körper und ist bislang viel zu wenig beachtet worden. Es hat Auswirkungen auf Alterungsprozesse, das Immunsystem, das Herz-Kreislauf-System und die Augen. Es wird heute unter anderem eingesetzt bei Augenleiden, Diabetes, Krebs, Parkinson, Schlaganfällen, Alzheimer, Demenz, Autismus, Behinderungen im kognitiven Bereich, Epilepsie, Schizophrenie, Depressionen, Hyperaktivität, Legasthenie, Tourette-Syndrom, Hautproblemen, Muskelerkrankungen, zur Verbesserung der sexuellen Funktion und zur Leistungssteigerung im Sport.

Anfang des 20. Jahrhunderts entdeckte der russische Wissenschaftler W. S. Gulewich die Substanz Carnosin und bestimmte auch ihre Struktur. Er entdeckte, dass es sich bei Carnosin um ein biologisch aktives Peptid mit relativ einfacher Struktur handelt. 1953 gelang dem russischen Wissenschaftler S. E. Severin der Nachweis, dass Carnosin die Milchsäure, die durch Muskelbewegung produziert wird, abpuffert und damit die Leistungsfähigkeit der Muskeln erhöht. Diese Zusammenhänge wurden unter dem Begriff „Severin-Phänomen" bekannt. Erst in den letzten Jahrzehnten hat man sich intensiver mit der wissenschaftlichen Erforschung dieses Stoffes befasst. So berichtete etwa der US-amerikanische Kinderneurologe Dr. Michael Chez, dass sich die Einnahme von Carnosin auffallend positiv bei der Behandlung von autistischen Kindern auswirkt.

Der russische Forscher Dr. Mark Babizhayev hat sich intensiv mit der Wirkung von N-Acetyl-Carnosin auf degenerative Augenleiden befasst. Seine Forschungen ergaben eine deutliche Besserung des Katarakts nach Gabe von carnosinhaltigen Augentropfen.

Carnosin ist offenbar in der Lage, bestimmte Alterungsprozesse im Körper zu verlangsamen. Man spricht dem Stoff einen „verjüngenden" Einfluss auf die Zellen zu, denn man hat nachgewiesen, dass Carnosin in der Lage ist, den Lebenszyklus von Zellen zu erweitern. Es scheint eine Art verjüngende Information an die Zellen weiterzugeben, die bei der Zellerneuerung eine wichtige Rolle spielt. Damit rückt Carnosin neben seinen gesundheitsfördernden Aspekten auch in den Bereich des Antiaging.

Chemisch betrachtet handelt es sich bei L-Carnosin um eine Art Super-Antioxidationsmittel, das freie Radikale wie Hydroxyl- und Peroxylradikale, Superoxide und einatomigen Sauerstoff unschädlich macht. Es wurde wissenschaftlich getestet,

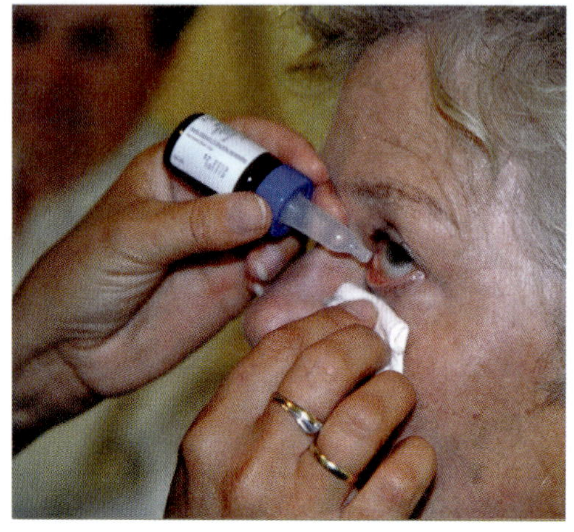

Abb. 18: Augentropfen am besten in den äußeren Augenwinkel eintropfen.

wie sich Carnosin gegenüber ROS (radical oxygen species) verhält, und festgestellt, dass es ROS sehr gut abfangen kann. So zum Beispiel alpha-beta-ungesättigte Aldehyde, die bei der Peroxidation von Fettsäuren der Zellmembran unter oxidativem Stress gebildet werden. Carnosin wirkt vor allem als Antioxidans in den Zellwänden (Zellmembranen) und kann dort die Zellen vor oxidativen Prozessen schützen.

In Kombination mit anderen antioxidativen Stoffen, wie Vitamin C, Zink und Selen, kann sich die Wirkung von Carnosin noch steigern. Vorsicht ist allerdings nach neuen wissenschaftlichen Studien des Russen Dr. Mark Babizhayev bei einer Kombination mit Vitamin A und E geboten. Dabei wird die Wirkung des Carnosins eher blockiert. Im Wesentlichen geht es bei der Kombination solcher Stoffe mit Carnosin darum, dass der Verbrauch der Mikronährstoffe in den Geweben verringert wird und diese Stoffe länger verfügbar bleiben. Carnosin schützt außerdem vor Quervernetzungen von Proteinen im Bindegewebe.

In der Chemie bezeichnet man Stoffe wie Carnosin als Chelatbildner. Das bedeutet, dass sie Schadstoffe gut an sich binden und aus dem Körper transportieren können. Carnosin bindet solche Stoffe aus dem Blut und aus den Zellen. Es hat zum Beispiel die Fähigkeit, Metallionen zu binden und aus dem Körper zu schleusen.

Weitere Eigenschaften des Carnosins betreffen die Stärkung des Immunsystems und den Schutz von Nervengewebe. Carnosin kann unter anderem Beta-Amyloid blockieren und sogar unschädlich machen. Das bedeutet, dass damit eine gewisse Schutzwirkung vor Demenz erreicht werden kann. Im Bereich der Nervenzellen reguliert Carnosin die Zink- und Kupferkonzentration. Dadurch wird eine Überstimulierung schädlicher neuroaktiver Mineralien verhindert.

Zu den weiteren positiven Eigenschaften des Carnosins gehören eine verbesserte Wundheilung, Senkung des Blutdrucks, Förderung des Immunsystems, Entzündungshemmung und Verhinderung der Glykation. Außerdem wurden bemerkenswerte Besserungen bei degenerativen Augenleiden mit N-Acetyl-Carnosin gesehen, insbesondere bei der Behandlung des grauen Stars (Katarakt).

Carnosin kann auch bei Diabetes eingesetzt werden, da es die Bildung von AGEs (Advanced Glycosylation Endproducts) blockieren kann. Im Immunsystem ist Carnosin in der Lage, die B- und T-Lymphozyten zu aktivieren und die Bildung neuer Immunzellen (Neutrophile) zu fördern.

Carnosin findet auch bei Sportlern immer mehr Aufmerksamkeit, da es die Auswirkungen von Milchsäure in den Muskeln zu reduzieren vermag. Bei sportlichen Anstrengungen, wie zum Beispiel Sprints, bleibt so der pH-Wert neutral.

Insbesondere Vegetarier können einen Carnosinmangel haben, denn Carnosin ist in höheren Mengen in Fleisch und Fisch enthalten. Es ist allerdings wissenschaftlich noch nicht erwiesen, ob Vegetarier dadurch einen gesundheitlichen Nachteil haben.

Glykation

Unter Glykation versteht man einen Prozess, der im ganzen Körper ständig stattfindet. Dabei verbindet sich ein Proteinmolekül mit einem Zuckermolekül, und zwar mit schädlicher Auswirkung. Denn bei diesem Vorgang wird die Proteinstruktur so verändert, dass die biologische Aktivität verringert wird. Kommt es zu einer Ansammlung solcher veränderter Proteine, entstehen erste Krankheitszeichen, wie zum Beispiel eine Verstopfung der Arterien, neurologische Beschwerden oder eine Trübung der Augenlinse. Carnosin wirkt diesem Prozess entgegen, indem es mit den denaturierten Proteinen eine Verbindung eingeht und sie so für den Zellabbau kennzeichnet.

Die Glykation spielt bei allen Alterungsprozessen, aber auch bei der Entstehung von Krebs und Diabetes eine große Rolle. Glukose fördert die Glykation, bei erhöhtem Glukosespiegel entstehen vermehrt AGEs. Wenn diese sich erst einmal gebildet haben, entstehen Quervernetzungen von Proteinen, was eine Verhärtung des Gewebes nach sich zieht. Bei Diabetikern kommen diese AGEs schon sehr früh vor, wobei sich die entstehenden Verhärtungen auch an inneren Organen oder Arterien zeigen – ein verfrühter Alterungsprozess beginnt. Eine weitere fatale Folge dieser AGEs ist eine bis zu 50-fach erhöhte Produktion von freien Radikalen. Dadurch werden beim Diabetiker auch die Augenlinse, die Netzhaut, Nerven und Nieren einer Art Dauerangriff ausgesetzt. Die Einnahme von Carnosin kann diese Prozesse verlangsamen oder sogar verhindern.

Herz-Kreislauf-Erkrankungen

Carnosin kommt auch im Herzmuskel vor. Lässt die Leistungsfähigkeit des Herzens nach, kann Carnosin dem entgegenwirken. Insbesondere die Kontraktion des Herzmuskels kann durch Carnosin verbessert werden. Forschungen haben gezeigt, dass Carnosin eine vergleichbare Wirkung wie Verapamil (ein Kalziumblocker) hat. Daher kann es auch bei der Behandlung einer Herzinsuffizienz eingesetzt werden. Durch die Chelat-Wirkung des Carnosins wird auch die Oxidation von Cholesterin verhindert, was der Arteriosklerose vorbeugt. Damit kann auch ein zu hoher Blutdruck reguliert und können Erkrankungen der Herzkranzgefäße positiv beeinflusst werden.

Augenleiden

Die antioxidative Wirkung von Carnosin wirkt sich am Auge insbesondere auf die Netzhaut aus. Alle altersbedingten Augenleiden wie Makuladegeneration, grauer Star, Glaukom, Retinitis pigmentosa oder Augenleiden durch Diabetes sind teilweise Folgen schädlicher freier Radikale. Carnosin stoppt diese degenerativen Vorgänge und gibt bei der Zellerneuerung, die ja auch an der Netzhaut stattfindet, „verjüngende" Informationen weiter, welche die Besserung degenerativer Augenerkrankungen sehr gut unterstützen können.

Beim Einsatz von N-Acetyl-Carnosin in Form von Augentropfen hat sich gezeigt, dass es vor allem im Frühstadium des grauen Stars innerhalb von ca. 6 Monaten zu einem deutlichen Rückgang der Trübung kommen kann. Vorsicht ist allerdings bei Augentropfen mit Zusätzen von Vitamin A und E geboten, denn diese Kombination schränkt offenbar die Wirkung des Carnosins ein.

Forschung

Die Forschung zu Carnosin findet immer noch neue Aspekte. Schon 1935 begann man, das Präparat bei Arthritis zu testen sowie bei Magen- und Zwölffingerdarm-Geschwüren. Carnosin wird auch untersucht bezüglich einer möglichen antibiotischen Wirkung, Auswirkungen auf die Nebennierenrinde, immunologischer Wirkungen sowie eines Einsatzes in der Krebstherapie und Krebsvorsorge (insbesondere zur Vorbeugung von Schäden durch Bestrahlung). Im psychiatrisch-neurologischen Bereich werden derzeit unter anderem Erkrankungen wie ADHD (Aufmerksamkeitsdefizit mit Hyperaktivität), Epilepsie, Alzheimer und Demenz erforscht.

Wann man Carnosin einnehmen sollte und wie

Generell ist Carnosin ein geeignetes Nahrungsergänzungsmittel ab einem Alter von 40 bis 45 Jahren. Es wirkt in einem breiten Spektrum gesundheitsfördernd und krankheitsvorbeugend. Da es sich bei Carnosin um einen körpereigenen Stoff handelt, wird es leicht aufgenommen und zeigt keine unerfreulichen Nebenwirkungen. Allerdings sollte man bei Kapseleinnahme täglich eine Dosis von 1000 mg nicht unterschreiten, denn das kann dazu führen, dass der Körper das Carnosin wieder abgibt. Carnosin gibt es in Kapseln und für die Augen als Tropfenpräparat.

Die Augentropfen werden 3 x täglich mit einem Tropfen in die Augen gegeben. Dabei sollte man darauf achten, die Tropfen in den äußeren Augenwinkel einzutropfen, da die Substanz ansonsten zu schnell im Tränenkanal verschwindet. Vom äußeren Augenwinkel aus wird sie mindestens einmal über die gesamte Hornhaut verteilt. Manche Patienten, insbesondere mit trockenen Augen, geben ein leichtes Brennen der Augen an. In diesen Fällen sollte man vor den Carnosin-Tropfen Mukokehl D 5 Augentropfen zur Verbesserung des Hautmilieus auf der Hornhautoberfläche benutzen.

4.3 Schüsslersalze

Die sogenannten Mineralstoffe nach Schüssler gehen zurück auf den Arzt Dr. Wilhelm Heinrich Schüssler, der 1821 in Zwischenahn bei Oldenburg geboren wurde. Erst mit dreißig Jahren fing er an, Medizin zu studieren, in Paris, Berlin und Giessen. Von Anfang an war er an der Homöopathie interessiert und ließ sich darin ausbilden. Seine erste Praxis eröffnete er 1858 in Oldenburg und begann, sich intensiv mit der Erforschung von Mineralstoffen zu beschäftigen. Die Therapie mit Mineralstoffen ist eigentlich uralt, schon im alten Indien und Ägypten wurden Mineralstoffe medizinisch genutzt.

1873 veröffentlichte Schüssler erstmalig seine Entdeckungen bei der Gabe von Mineralstoffen. Die Homöopathie begann ihn zu bekämpfen, da die Dosierungen und Mittel, die er verabreichte, nicht den vorgeschriebenen homöopathischen Gesetzmäßigkeiten entsprachen. Später wurde er allerdings von der Homöopathie vollständig anerkannt.

Die sogenannten Schüsslersalze werden in potenzierter Form als Zellfunktionsmittel verabreicht. Der Ersatz der Mineralstoffe, die im Körper fehlen, wirkt sich positiv auf die Flüssigkeit zwischen den Zellen aus. Zwischen den Zellen findet ein ständiger Austausch von Stoffen über die Zellmembran statt. Dabei dienen die Mineralstoffe unter anderem dazu, das Milieu der Zellflüssigkeit günstig zu beeinflussen, als eine Art Baustoff, zum Aufbau eines elektrischen Potentials und als Signalstoffe. Entscheidend bei den Schüsslersalzen ist, dass sie jeweils aus einem basischen und einem sauren Element bestehen. Daher muss der Organismus die entsprechenden Kombinationen nicht selbst aufbauen, wodurch die generelle Wirkung des Präparates erhöht und der Verdauungstrakt nicht belastet wird.

Schüsslersalze werden durch Verreibung von Mineralstoffen und Milchzucker hergestellt und auf diese Weise auch potenziert. Die meisten Salze haben eine Dosierung von D6, manche auch von D12, je nach Aufnahmeverträglichkeit des Körpers.

Ähnlich wie bei der Homöopathie wird die Wahl des richtigen Schüsslersalzes aufgrund einer Gesamtschau des Patienten ermittelt. Schüssler-Therapeuten benutzen oft die sogenannte Antlitzdiagnostik, um das richtige Mittel zu bestimmen, zusammen mit einer geeigneten Befragung des Patienten.

Insgesamt hat Schüssler 12 verschiedene Salze gefunden. Im 20. Jahrhundert wurden, bedingt durch die viel besseren Analysemöglichkeiten, 12 weitere Mineralstoffe definiert, die es heute als Ergänzungsmittel gibt. In der Regel reichen aber bei der Therapie die 12 Grundsalze völlig aus.

Nun könnte man meinen, Homöopathie und Schüsslersalze funktionierten nach demselben Prinzip. Das ist jedoch nicht so. Bei der Homöopathie handelt es sich um Präparate, die nach dem Ähnlichkeitsprinzip Krankheitsbilder auflösen sollen. Bei den Schüsslersalzen ergänzen die Salze das, was dem Körper fehlt. Bei allen Salzen handelt es sich um körpereigene Stoffe, nicht um Fremdstoffe wie bei der Homöopathie. Daher gibt es auch kein Arzneimittelbild für jedes Salz.

In der Praxis hat sich gezeigt, dass sich Schüsslersalze und Homöopathie ideal ergänzen. Die Schüsslersalze können den Zellstoffwechsel hervorragend vorbereiten, so dass die homöopathischen Mittel viel besser und schneller wirken können. Schüsslersalze gibt es aber nicht nur in Tabletten- oder Pastillenform, sondern auch als Salben. Man kann mit den Schüsslersalzen auch Umschläge und Wickel, Bäderkuren oder Kompressen machen.

Wir empfehlen insbesondere Patienten mit beginnendem grauem Star, die sich noch nicht zu einer Operation entschließen können, eine spezielle Star-Therapie, die als Kur aus Schüsslersalzen und Homöopathika angewandt werden kann:

Starkur (nur bei grauem Star, nicht bei Glaukom!)

1. – 17. Tag:	
Calcium fluoratum D12	1 Tbl. tgl.
18. – 34. Tag:	
Magnesium fluoratum D6	1 Tbl. tgl.
35. – 51. Tag:	
Magnesium fluoratum D12	1 Tbl. tgl.

52. – 79. Tag:	
Magnesium carbonicum D8	1 Tbl. tgl.
Die Tabletten sind zwischen den Mahlzeiten einzunehmen. Nach der Kur beginnt man wieder von Anfang an. Insgesamt sollte man die Starkur dreimal machen.	

Richard Kellenberger, Schweizer Naturarzt, hat in seiner langjährigen Praxis gute Erfahrungen mit Schüsslersalzen als begleitender Therapiemaßnahme bei Augenleiden gemacht. Hier eine Auswahl seiner Empfehlungen bei verschiedenen Diagnosen (aus seinem Buch „Mineralstoffe nach Dr. Schüssler“, AT Verlag):

Augenbrennen	Calcium fluoratum D12 Natrium chloratum D6 Calcium sulfuricum D6
Augen tränen im Freien	Magnesium phosphoricum D6 Natrium chloratum D6 Silicea D12
Augen tränen ständig	Natrium chloratum D6
Trockene Augen	Natrium chloratum D6
Hochdruck-glaukom	Natrium sulfuricum D6
Bindehautent-zündung	Calcium fluoratum D12 Umschläge Ferrum phosphoricum D12 Waschungen Kalium chloratum D6 Natrium phosphoricum D6 Natrium sulfuricum D6 Calcium sulfuricum D6
Doppeltsehen	Calcium fluoratum D12 Magnesium phosphoricum D6 Natrium phosphoricum D6
Lichtempfind-lichkeit	Natrium phosphoricum D6 Silicea D12
Netzhautent-zündung	Kalium chloratum D6 Calcium sulfuricum D6
Irishautentzün-dung	Ferrum phosphoricum D12 Kalium chloratum D6 Natrium chloratum D6 Calcium sulfuricum D6
Schielen	Calcium fluoratum D12 Kalium phosphoricum D6 Magnesium phosphoricum D6 Silicea D12
Verminderte Sehkraft	Calcium fluoratum D12 Natrium phosphoricum D6 Silicea D12

Entscheidend für jeden Augenpatienten ist es, nicht eigenmächtig zu therapieren, sondern die Präparate und vor allem die Dosierung genau mit seinem Therapeuten abzusprechen.

4.4 Vitalstoff-Therapie

Wissenschaftliche Untersuchungen zeigen, dass bei ausreichender Versorgung des Körpers mit Mikronährstoffen das generelle Krankheitsrisiko sinkt oder der Verlauf einer Erkrankung gestoppt oder verzögert werden kann. Unter Mikronährstoffen versteht man Vitamine, Mineralien, Spurenelemente, Bioflavonoide und Fettsäuren, die der Körper für seine lebensnotwendigen biologischen Vorgänge benötigt.

Die Nährstoffe werden normalerweise mit der Nahrung aufgenommen und vorwiegend über das Blut im gesamten Körper verteilt, um dort die Zellen zu versorgen. Leider enthält unsere Nahrung heute infolge von falschen Ernährungsgewohnheiten und einer falschen Nahrungszubereitung nicht mehr genügend Nährstoffe. Die sogenannte orthomolekulare Medizin befasst sich mit diesem Phänomen der Vitalstoff-Unterversorgung im Körper.

Orthomolekular

Orthomolekular bedeutet, dass die Stoffe, die der Körper aufnehmen soll, bioverfügbar sind, das heißt, sie müssen in einer Form vorliegen, die der Körper aufspalten und einbauen kann.

Die meisten im Handel angebotenen Vitamin-, Mineral- oder Spurenelement-Produkte sind nicht orthomolekular. Ihre Inhaltsstoffe wurden durch chemische Vorgänge „nachgebaut" und entsprechen nicht den natürlichen Anforderungen. Diese künstlichen Produkte kann der Körper nicht aufnehmen und aufspalten – sie sind teuer und nutzlos.

Das Auge ist ein Sinnesorgan, das durch den Sehprozess viel leisten muss. Bei manchen Stoffwechselvorgängen entstehen im Auge durch Licht- und Sauerstoffeinwirkung hochaktive schädliche Substanzen, die man freie Radikale nennt. Ist das Auge erkrankt, spielen sie eine wichtige Rolle. Es steht dann unter einem sogenannten oxidativen Stress. Eigentlich hat das Auge einen ganz natürlichen Mechanismus gegen diese Vorgänge entwickelt, indem Mikronährstoffe die freien Radikalen abfangen und unschädlich machen. Besonders gut wirken Antioxidantien wie die Vitamine A, C und E und antioxidative Enzyme. Sie sind im Auge alle in hoher Konzentration vorhanden.

Wird der Mensch älter, entsteht ein zunehmender Mangel an diesen Nährstoffen im Organismus und die Fähigkeit, die freien Radikalen unschädlich zu machen, geht zurück. Daher ist eine ausgewogene Ernährung wichtig, um diese Abwehrkräfte im Auge zu sichern (s. Kapitel Ernährung). Besonders in grünem Gemüse, in Spinat, aber auch im Tomatenmark finden wir wichtige Nährstoffe für das Auge, wie etwa die Carotine, Lutein und Zeaxanthin. Besonders hoch konzentriert kommen diese Stoffe im gelben Fleck (Macula lutea) und in der Augenlinse vor. Beim grauen Star liegt in der Regel ein Mangel an Vitamin D vor. Außerdem kommen im Auge noch hochkonzentriert Zink und Selen vor.

Vitamine, Mineralien, Spurenelemente, Aminosäuren, Bioflavonoide und Fettsäuren sind Nahrungsergänzungsstoffe, die das Auge gut gebrauchen kann. Das Augenmerk sollte bei der Wahl von Nahrungsergänzungsmitteln auch darauf gerichtet sein, ob die fettlöslichen Substanzen der Produkte mizelliert sind. Dies bedeutet, dass die Vitamine bereits wasserlöslich vorliegen, damit sie im Zwölffingerdarm sofort erkannt werden und besonders schnell in die Zellen eingebaut werden können.

Wie eingangs erwähnt, zeigen wissenschaftliche Studien, dass eine ausreichende Versorgung des Körpers mit Mikronährstoffen das allgemeine Krankheitsrisiko senkt und Krankheitsverläufe günstig beeinflusst. In meiner Praxis hat sich außerdem gezeigt, dass die zusätzliche Einnahme von geeigneten Nahrungsergänzungsmitteln dem Körper offensichtlich den notwendigen „Sprit“ liefert, damit er reagieren und den Heilungsprozess beschleunigen kann.

Wichtige Nährstoffe für das Auge

- Vitamine A, B, C, D, E (als Komplex mit antioxidativen α- und γ-Tocopherolen), bei grauem Star besonders Vitamin D
- Carotine (Provitamin A)
- Lutein
- Zeaxanthin
- Bioflavonoide
- Fettsäuren
- Selen
- Zink
- Folsäure

Eine interessante Neuentdeckung ist die Bocksdornbeere (auch Goji-Beere) genannt. Sie gilt derzeit als die gehaltvollste Frucht, die es gibt. Sie enthält 18 verschiedene Aminosäuren, die Vitamine A, B1, B2, C und E sowie über 21 verschiedene Mineralien und Spurenelemente. Außerdem enthält sie eine Reihe von beta-Carotinoiden, unter anderem auch hochkonzentriert Lutein und Zeaxanthin, die beiden wichtigsten Vitamine für die Versorgung der Netzhaut. Man kann die Beeren aus biologisch kontrolliertem Anbau in getrockneter Form bekommen oder als Direktsaft (Bezugsquelle siehe Anhang).

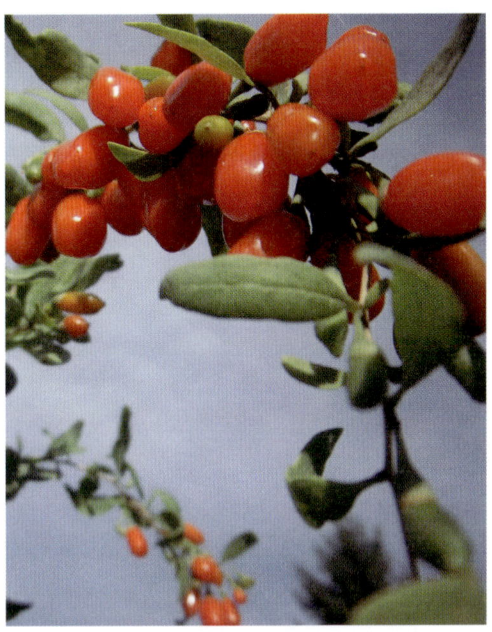

Von den getrockneten Beeren sollte man täglich etwa eine Hand voll essen. Sie schmecken angenehm süß, fast wie Rosinen. In einigen Pflanzenläden kann man auch Bocksdornpflanzen bekommen. Sie wachsen auch in unseren Breiten sehr gut. Es sind klassische Hangpflanzen, denn sie entwickeln lange Zweige und können drei bis vier Meter groß werden. Sie haben eine wunderschöne, feine lila Blüte, allerdings dauert es drei bis vier Jahre, bis die ersten Früchte geerntet werden können.

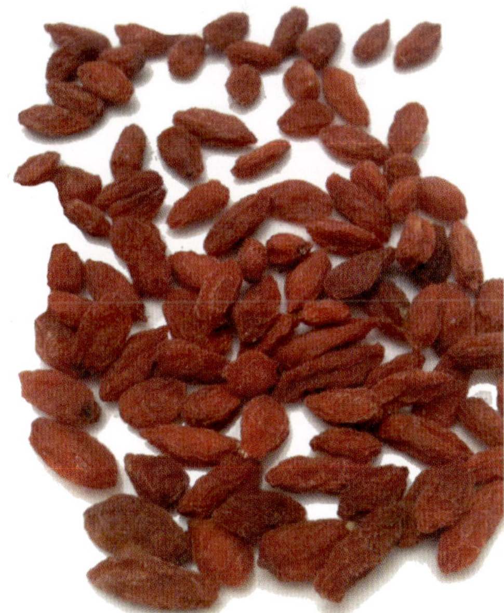

4.5 Magnetfeld-Therapie

Bei der Magnetfeld-Therapie erzeugt ein Gerät pulsierende elektromagnetische Felder, die über bestimmte Apparaturen auf den Patienten übertragen werden. Man hat wissenschaftlich nachgewiesen, dass Magnetfelder, die eine ideale Dosierung haben, sich positiv auf physiologische, energetische und metabolische Prozesse im Körper auswirken können. Insbesondere in der Raumfahrt wurden Forschungen auf diesem Gebiet forciert.

Die Wirkungen optimierter Magnetfelder werden wie folgt beschrieben:

Gegen Entzündungen	antiphlogistisch
Beruhigend und schlaffördernd	sedativ
Erweiternd für Blutgefäße, durchblutungfördernd	vasodilatorisch
Schmerzstillend	analgetisch
Gegen Nervenreißen	antineuralgisch
Virustötend	viruzid
Sauerstoffanreicherung im Gewebe und Zellen	Erhöhung des pO_2

Die Schulmedizin beschäftigt sich trotz dieser Erkenntnisse bis heute nur zögernd mit diesem Verfahren. In der Praxis werden in der Regel sehr hohe Feldstärken (bis zu 10 Millitesla) eingesetzt, die gleichzeitig nur mit sehr einfachen magnetischen Signalen (Sinuswellen) arbeiten. In der Wissenschaft gelten diese Geräte bereits als veraltet.
Man weiß, dass sehr niedrige Magnetfelder mit hohem Wechsel des Magnetfeldes einerseits schonender für den Organismus sind und andererseits schnellere und vor allem anhaltendere positive Ergebnisse zeigen. Insbesondere der Einsatz von Geräten mit einer hohen Variabilität unterschiedlicher Frequenzen und Amplituden ist den natürlichen Vorgängen in Zellen, Geweben und Organen des Menschen ideal nachempfunden. Solche Geräte sind in der Lage, körpereigene elektrische Signale und Rhythmen quasi zu imitieren.

Bei einer Magnetfeld-Therapie werden im Körper Ströme angeregt, wie sie ein gesunder Organismus normalerweise von selbst produziert (Herz, Hirn, Knorpel, Nerven). Ist ein Körper erkrankt, verändern sich diese Körperströme. Durch den Einsatz des Magnetfeldes beginnt sich der Körper durch Resonanzphänomene wieder mit der „gesunden" Schwingung auseinanderzusetzen – wodurch kranke Organe und Organsysteme zur Heilung stimuliert werden – ein Schwingungsprinzip, wie man es auch aus der Homöopathie kennt.

Magnetfeld-Therapie ist kein neues Verfahren. Es gibt Erfahrungen auf diesem Gebiet seit über 100 Jahren. Die Fachliteratur berichtet über zahlreiche positive physiologische Wirkungen:

- Das Herz pumpt kräftiger und fördert mehr Blut.
- Die Durchblutung an allen Blutgefäßen verbessert sich und der Blutfluss wird beschleunigt.
- Die Viskosität des Blutes wird normalisiert, die Verklebung im Blut (Geldrollenbildung) aufgehoben, dies hat einen Antithrombose-Effekt.
- Degenerative Augenleiden (Makuladegeneration) bessern sich.
- Die Atmung vertieft sich. Über die Lungen gelangt mehr Sauerstoff ins Blut und an die Zellen.
- Der Zellstoffwechsel wird verbessert, Stoffwechselendprodukte in den Zellen werden schneller entsorgt.
- Pathologisch gesteigerter oder verringerter Zellstoffwechsel normalisiert sich wieder.
- Der Körper bildet mehr Proteine (Enzyme, RNS, DNS, Antikörper, Struktureiweiße).
- Die Zellregeneration normalisiert sich, Knorpel und Knochen werden wieder aufgebaut.
- Die Regeneration von Nervenzellen (Axonwachstum) wird um ½ mm pro Tag beschleunigt.
- Das Immunsystem wird stimuliert.
- Insulin wird vermehrt ausgeschüttet – der Blutzuckerspiegel beginnt sich dadurch zu senken.
- Spätschäden durch Diabetes werden gebessert (Augenschäden, Nervenkribbeln, Nierenstörungen).
- Die Lysozym-Aktivierung ist um 100 % erhöht (Lysozym zerstört Bakterienzellwände).
- Prostaglandine und Kollagen werden vermehrt gebildet.
- Medikamente zeigen eine intensivere Wirkung und müssen möglicherweise neu eingestellt werden.
- Allergische Hautreaktionen werden reduziert.
- Chronische Schmerzen werden gelindert.
- u.v.m.

Die möglichen Indikationen für den Einsatz von Magnetfeld sind so zahlreich, dass sie mittlerweile ganze Bücher füllen. Gerade bei degenerativen Augenerkrankungen, wie zum Beispiel der Makuladegeneration, hat sich gezeigt, dass mit Magnetfeld-Therapie die Erkrankungen aufgehalten und in manchen Fällen sogar Verbesserungen der Befunde erzielt werden können. Untersucht wurden auch Patienten mit Offenwinkel-Glaukom, Optikusatrophie, Gefäßerkrankungen am Auge, allgemeiner Netzhautdegeneration, Hämatomen und Ödemen im Auge. In fast allen Fällen zeigte sich eine positive regulierende Reaktion.

Setzte man die Magnetfeld-Therapie bei Glaukom ein, so konnte man beobachten, dass sie offensichtlich in der Lage ist, die Funktionen des vegetativen Nervensystems sowie die allgemeine Durchblutung zu verbessern. Man geht davon aus, dass sich das Magnetfeld stimulierend auf den Nervenwachstumsfaktor NGF auswirkt, der den Krankheitsverlauf beim grünen Star positiv beeinflussen kann. Bei einer regelmäßigen Behandlung über 3 bis 6 Monate konnte bei Patienten mit Glaukom beobachtet werden, dass sich die Gesichtsfeldausfälle teilweise verbesserten. Außerdem wurde beobachtet, dass sich der Augeninnendruck unter Beibehaltung der klassischen medikamentösen Therapie um 5 bis 8 mm Hg verringerte – selbstverständlich muss auch beim Einsatz der Magnetfeld-Therapie die vom Augenarzt verschriebene Tropfenapplikation unbedingt beibehalten bzw. medizinisch kontrolliert werden.

Einige Augenpatienten leiden auch unter einem zu niedrigen Blutdruck, bei dem der systolische Wert meistens unter 100 mm Hg liegt. Diese Patienten haben häufig kalte Hände und kalte Füße sowie erhöhte Cholesterin- oder Blutfettwerte. Sie erleben oft morgens Schwankungen der Sehschärfe, manchmal auch Gesichtsfeldeinschränkungen sowie Schwindel oder Müdigkeit. Diese spezielle Form von Gesichtsfeldausfällen und Schwankungen der Sehschärfe können ebenfalls mithilfe von Magnetfeld-Therapie positiv beeinflusst werden.

Auch bei Retinitis pigmentosa hat man Versuche mit Magnetfeld-Therapie gemacht. In einer Ministudie mit vier Patienten kam es bei zwei zu einer Verbesserung des Sehvermögens (Erweiterung des eingeengten Gesichtsfeldes, Verbesserung und Stabilisierung der Sehschärfe). Bei den anderen beiden Patienten konnte man keine Verbesserung feststellen. Man geht davon aus, dass der Erfolg einer Magnetfeld-Behandlung bei dieser Erkrankung stark davon abhängt, in welchem Stadium der Erkrankung sich der Patient zu Beginn der Behandlung befindet. Je weiter fortgeschritten die Erkrankung ist, desto schwieriger scheint es zu sein, mit Magnetfeld-Therapie eine Besserung erzielen zu können.

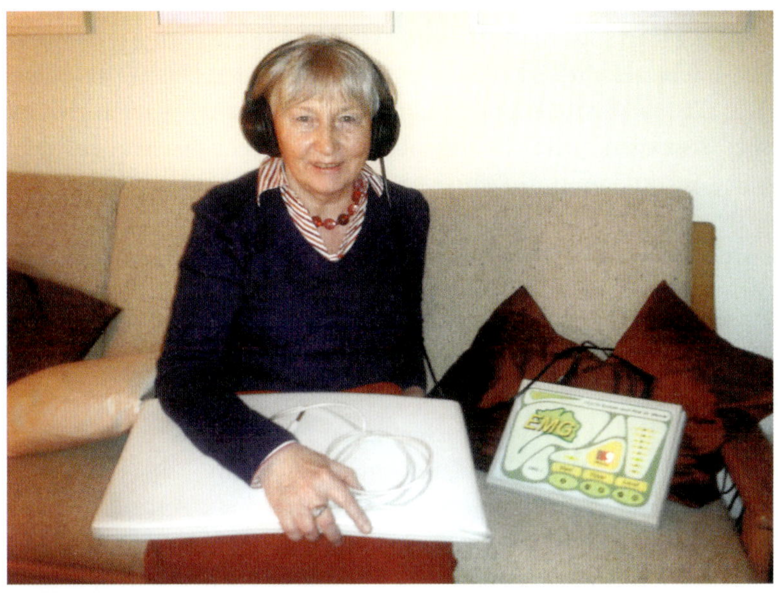

Abb. 19: Magnetfeld-Therapie mit speziellem Augenprogramm.

Insbesondere bei der Makuladegeneration scheint das Magnetfeld durch seine allgemein durchblutungsfördernde Wirkung intensive Verbesserungen auszulösen. Dies gilt sowohl für die feuchte als auch für die trockene Form der Makuladegeneration. Interessanterweise wurden bei mehreren Patienten mit Makuladegeneration zwar morphologisch keine Verbesserungen am Augenhintergrund nachgewiesen, aber in 60 % der untersuchten Fälle gab es nach 6 bis 9 Monaten Therapie einen plötzlichen Visusanstieg um eine Stufe. Da diese Patienten sich parallel keiner weiteren Behandlung unterzogen, liegt der Rückschluss nahe, dass die Magnetfeld-Therapie die Verbesserung verursachte. Bei der feuchten Variante der Makuladegeneration wurden nach dem Einsatz der Magnetfeld-Therapie Rückbildungen von Blutungen am Augenhintergrund beobachtet, was unmittelbar zur Verbesserung der zentralen Sehschärfe führte. Ähnliche Beobachtungen machte man im Übrigen auch bei der diabetischen Retinopathie.

Die verschiedenen Versuche, Augenleiden mit Magnetfeld zu behandeln, haben gezeigt, dass es wichtig ist, diese Therapie regelmäßig – am besten mehrfach täglich – anzuwenden. Daher kann es angebracht sein, sich zu überlegen, privat in ein solches Gerät zu investieren, um sich selbst damit mehrmals täglich zu behandeln. Dies kann eine Familienentscheidung sein, denn ein solches Gerät kann bei so vielen verschiedenen Indikationen angewendet werden, dass es vielleicht mehr als eine Person im Haushalt, in der Familie oder Nachbarschaft gibt, die aus einem solchen Gerät Nutzen ziehen kann. Geeignete Heimgeräte gibt es schon zu Preisen um die 1000 €. Die Patienteninformationsstelle kann auf Wunsch Empfehlungen für geeignete Geräte geben – nicht alle handelsüblichen Magnetfelder sind zur Behandlung von Augenleiden geeignet. Idealerweise gibt es in diesen Geräten eingebaute Augenprogramme mit Magnetfeldern, deren Schwingungsfrequenzen sich optimal an das optische System anpassen. Die Schwingungen der Magnetfelder werden teilweise von Matten oder auch Geräten, die wie Kopfhörer aussehen, auf den Organismus übertragen.

Eine positive Wirkung der Magnetfeld-Therapie wurde bei folgenden Augenerkrankungen beobachtet:

- Trockene Makuladegeneration
- Feuchte Makuladegeneration
- Glaukom
- Arterien-, Venenthrombosen
- Retinitis pigmentosa
- Diabetische Retinopathie
- Optikusatrophie
- Sehnerventzündung
- Uveitis
- Makulaödem
- Epiretinale Gliose
- Herpes zoster am Auge

4.6 Dien-Cham-Akupressur

Die Dien-Cham-Akupunktur stammt aus Vietnam und ist ein Verfahren, das man auch in Form von Akupressur durchführen kann. *Dien* ist das vietnamesische Wort für Gesicht und *Cham* für Akupunktur. Genau genommen handelt es sich bei dem Verfahren um eine Reflexzonentherapie im Gesicht. Aus der Sicht der Akupunktur handelt es sich dabei um ein Akupunktur-Mikrosystem, da sich alle Punkte, mit denen der Körper behandelt werden kann, im Gesicht befinden. Nach genauerem Studium dieses Verfahrens kann ich heute sagen, dass es sich bei Dien Cham um ein besonders gut erforschtes ECIWO-System im Gesicht handelt.

Da dieses Verfahren nicht zwingend mit Akupunkturnadeln durchgeführt werden muss, sondern im Gegenteil ausgesprochen gut als Akupressur angewandt werden kann, ist es ein geeignetes Mittel zur Selbstbehandlung. In diesem Kapitel werden eine Reihe von Punkten und Punktkombinationen vorgestellt, mit denen man sich selbst behandeln kann.

Es gibt verschiedene Möglichkeiten, die Akupunkturpunkte zu stimulieren. Was klassisch mit einer Akupunkturnadel geschehen würde, kann auch mithilfe eines geeigneten Taststiftes (dies kann auch einfach ein Kugelschreiber sein) erfolgen. Der Vietnamese Bùi Quóc Châu, der dieses Akupunktursystem entwickelt hat, hat eine ganze Reihe unterschiedlicher Stimulationsinstrumente geschaffen, mit denen die von ihm gefundenen Organareale oder Vitalitätspunkte gereizt werden können.

Châu erkannte bei seiner Forschungsarbeit zunächst, dass es im Gesicht bestimmte Bereiche gibt, die mit gewissen Körperarealen korrespondieren. So fand er eine Yin- und eine Yang-Figur im Gesicht. Dieser Zeichnung kann man entnehmen, dass die Projektionszone der Augen auf der Stirn zu finden ist. Später fand er auch eine weitere Projektionszone an der Seite des Kopfes, wo im Bereich der Schläfen ein weiteres Projektionsareal für das Auge liegt.

In der Praxis zeigt sich, dass alle Punkte, die symptomatisch sind, vom Patienten auch als etwas schmerzhaft empfunden werden, wenn man sie zum Beispiel mit einem Finger oder irgendeinem Instrument berührt, wie zum Beispiel einem Kugelschreiber, einem Roller oder einem Pflaumenblütenhammer (Näheres siehe Abschnitt „Stimulierung von Akupunkturarealen"). Châu bezeichnete diese empfindsamen Stellen als lebendige Punkte.

Neben umfangreichen Arealen, die Châu im Laufe der Jahre definieren konnte, fand er auch über 800 Einzelpunkte im Gesicht, die er Vitalpunkte nannte. Bei der Selbstbehandlung mit dem Dien-Cham-Verfahren gibt es also zwei Möglichkeiten: zum einen die Behandlung bestimmter Areale mit geeigneten Instrumenten und zum anderen die Behandlung einzelner Akupunkturpunkte.

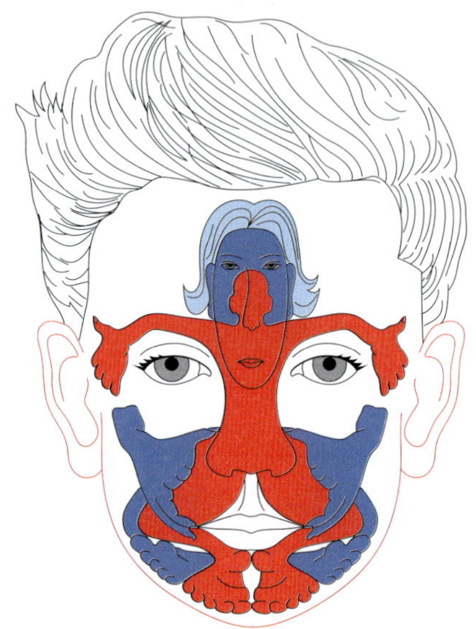

Abb. 20: Reflektion der äußeren Kopfform auf dem Gesicht

Erste Projektionszone im Gesicht:

- Der Kopf befindet sich im Zentrum der Stirn – die Augen in der Mitte der Kopfprojektionszone (in der Mitte der Stirn, auf der Verlängerungslinie der obersten Nasenwurzel).
- Die Wirbelsäule beginnt an der Nasenwurzel (Halswirbelsäule) und endet an der Nasenspitze (Steißbein).
- Becken und Gesäß befinden sich im Bereich der Nasenlöcher.
- Die oberen Extremitäten verlaufen entlang der Linie der Augenbrauen, die Hände liegen auf den Schläfen.
- Die Oberschenkel verlaufen entlang der beiden Nasolabialfalten.
- Die Unterschenkel verlaufen vom äußeren Mundwinkel um den Mund herum, wobei sich die Fersen in der Mitte des unteren Mundrandes treffen.
- Die Füße beginnen mit den Fersen am unteren Rand der Mundmitte und verlaufen bis zum Kinn – dabei kommen die großen Zehen auf der Kinnmitte zu liegen.

Zweite Projektionszone der inneren Organe im Gesicht:

Alle inneren Organe befinden sich bei dieser Projektionszone zwischen den Augenbrauen und den Kinnladen. Ihre Lage ist dabei so, wie sie auch natürlich im Körper vorliegt. Bei der Behandlung von Augenleiden sind hier insbesondere die Leber und auch die Nieren wichtige Areale.

- Die Projektion des Herzens befindet sich auf der gesamten Nase, wobei das Herz selbst auf dem unteren Ende der Nase zu finden ist. In diesem Bereich befindet sich auch die Lungenarterie.
- Die Lungen selbst bilden ein großes Areal beginnend bei den Augenbrauen über die Augen bis zu den Wangenknochen.
- Auf der rechten Seite des Gesichtes unterhalb der Wangenknochen (entsprechend der Lage im Körper) befindet sich die Leber.
- Im gleichen Bereich liegt auch die Gallenblase (am unteren Rand des Areals).
- Auf der linken Wangenseite unterhalb des Wangenknochens befindet sich der Magen.
- Unterhalb der Magenzone links vom Nasenloch findet man die Milz.
- Direkt unterhalb der Nase befinden sich teilweise der Magen, die Bauchspeicheldrüse, der Dickdarm und die Eierstöcke.
- Der Darmbereich erstreckt sich von oberhalb der Lippen über den Mund bis hinunter zum Kinn. Dabei kommen Dick- und Dünndarm so zu liegen, wie sie auch im Körper vorzufinden sind. Der Dünndarm befindet sich insbesondere rundherum um die Lippen.
- Gebärmutter, Eierstöcke, Harnblase und Mastdarm befinden sich oberhalb des Kinns.
- Nieren und Nebennieren liegen seitlich des Mundes.

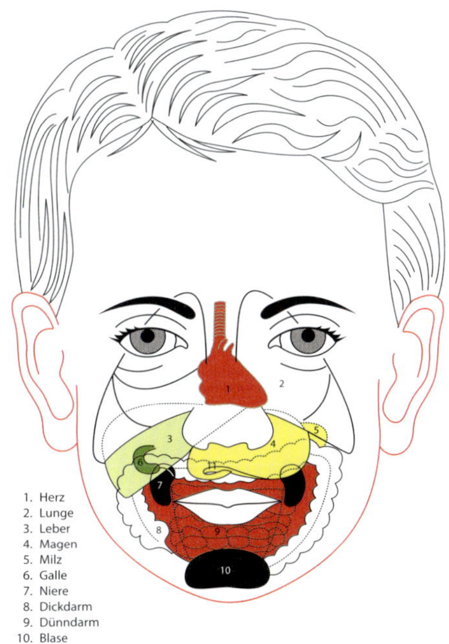

Abb. 21: Reflektion der inneren Organe auf dem Gesicht

Projektion des Gesichts und der Gliedmaßen

Entlang der Stirn fand Châu eine Projektionszone für die Großhirnrinde. Diese Projektionszone liegt seitlich und oben entlang des Schädels. Châu orientierte sich bei der Festlegung dieser Projektionszone an dem Neurochirurgen Wilder Graves Penfield, der in den zwanziger Jahren des 20. Jahrhunderts die Großhirnrinde des Menschen mit seinen Funktionen in einer bestimmten Homunkulusform zeichnete. Diese Projektionszone gibt es sowohl auf der rechten als auch auf der linken Seite des Gesichtes, wobei sich auf der rechten Seite die rechte Körperhälfte und auf der linken die linke abbildet.

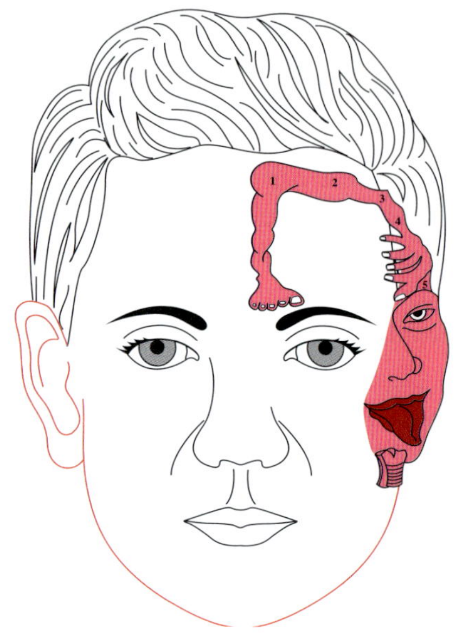

Abb. 22

- Die Füße befinden sich in einem Areal zwischen der Mitte der Nasenwurzel und dem Beginn der Augenbrauen.
- Von der Nasenwurzel bis zum Haaransatz senkrecht nach oben befinden sich Unterschenkel, Knie und Oberschenkel – das Gesäß liegt am Haaransatz in der Mitte der Stirn.
- Unterkörper, Brust, Rücken und Schultern liegen entlang der Haaransatzlinie bis zum äußeren Rand der Stirn.
- Schulter und obere Extremität mit Hand und Fingern erstrecken sich entlang des weiteren Haaransatzes bis hinunter zur Schläfe – wobei der Daumen auf der Schläfe zu liegen kommt und der kleine Finger auf der Mittellinie der Stirn.
- Gesicht und Kopf bilden sich auf und vor dem Ohr ab.
- Der Hals liegt unterhalb des Ohrs unter den Haaren.
- Das Auge liegt auf einer Verbindungslinie zwischen dem oberen Teil des Ohrs und dem Gesicht auf Höhe des äußeren Augenbrauenendes.
- Die Nase ist an der oberen Verbindungslinie zwischen Ohrläppchen und Gesicht, auf Höhe des oberen Teils des Nasenflügels, abgebildet.

- Im gleichen Areal liegt auch die Zunge, jedoch auf Höhe des mittleren Teils des Nasenflügels.
- Im Bereich unterhalb des Ohrläppchens, zwischen Ohrläppchen und Kiefer, findet man Luftröhre, Speiseröhre, Kehlkopf und Hals.

Stimulierung von Akupunktur-arealen

Je nachdem, was man bei sich behandeln möchte, überlegt man sich zuerst, wo genau die Areale liegen, die man behandeln möchte. Um diese Bereiche zu stimulieren gibt es verschiedene Techniken. Dafür sind die folgenden Instrumente verfügbar.

- Die Finger: Der große Vorteil ist, dass Ihnen dieses Instrument immer zur Verfügung steht. Bei der Massage von Arealen können Sie zum einen mit dem Gelenk des abgebogenen Daumens behandeln oder aber mit Zeige-, Mittel- oder Ringfinger (oder mehreren Fingern gleichzeitig).
- Kugelschreiber: Idealerweise sucht man sich einen Kugelschreiber, der „ausgedient“ hat – also nicht mehr schreibt. Das abgerundete Ende des Kugelschreibers eignet sich besonders gut für die Gesichtsreflexzonen-Massage.
- Roller: Hier gibt es Roller aus Metall oder Wasserbüffelhorn. Roller aus Metall wirken kühlend, die aus Büffelhorn wärmend.
- Nagelroller: Sie eignen sich insbesondere bei Lähmungserscheinungen
- Kugel oder Stift aus Wasserbüffelhorn: Hiermit kann in der Aura zugeordneter Areale teilweise hocheffektiv behandelt werden – man nennt diese Technik Windhauchtechnik.
- Pflaumenblütenhämmerchen: Mit diesem besonderen Hämmerchen kann man sowohl einzelne Punkte als auch Areale durch leichte, hämmernde Bewegungen stimulieren.

Wie werden diese Instrumente benutzt?

Vor Beginn der Selbstbehandlung, sollte man zunächst sicherstellen, dass man in einer festen Position sitzt oder einen festen Stand hat. Idealerweise sollten Sie Ihre Hand abstützen, damit sie nicht in falsche Bereiche abgleiten können.

- Finger: Wenn man sich mit den Fingern selbst behandelt, können die Behandlungsbereiche mit diesen gerieben, gekniffen oder auch geklopft werden.
- Kugelschreiber: Halten Sie den Kugelschreiber fest in der Hand und gleiten Sie mit leichtem Druck mit dem abgerundeten Ende des Stiftes über Ihre Behandlungsbereiche hinweg. Der Druck

sollte dabei nicht zu stark sein, jedoch ein leichtes Gefühl von Massage auslösen – es kann sein, dass einzelne Punkte etwas mehr wehtun, hier muss man selbst herausfinden, welcher Druck geeignet ist. Auf keinen Fall sollte die Stimulierung zu kräftig und zu lange erfolgen. Man kann mit dem Kugelschreiber auch auf einer bestimmten Stelle stehen bleiben und den Stift einfach drehen und dabei die Haut etwas mitziehen. Insbesondere bei der Behandlung von einzelnen Punkten wird diese Technik empfohlen. In der Regel beginnt sich die Haut nach einiger Zeit (1 bis 2 Minuten) etwas zu röten.

- Roller: Halten Sie den Roller fest in der Hand und gleiten Sie mit ihm über die zu behandelnden Bereiche. Dabei sollte der Roller nur einen leichten Druck auf die Haut ausüben. Bereits nach wenigen Bewegungen zeigen sich in der Regel erste Hautrötungen. Es genügt in der Regel eine Behandlungszeit zwischen 30 Sekunden und 1 Minute.
- Nagelroller: Dieser besondere Roller wird vor allem in Körperbereichen angewandt, die gelähmt sind. Hier gleitet man mit dem Roller über die tauben Körperbereiche, um diese zu stimulieren. Dabei sollte der auf die Haut ausgeübte Druck nicht allzu groß sein. Nicht immer kommt es bei der Behandlung zur Rötung der Haut, es ist aber wichtig, die Behandlungsdauer nicht zu übertreiben – 1 bis 2 Minuten sind in der Regel ausreichend.
- Kugel oder Stift aus Wasserbüffelhorn: Alle möglichen Instrumente aus Wasserbüffelhorn haben die Eigenschaft, gut Energie durchzuleiten. Sowohl mit einer Kugel als auch mit einem Stift aus diesem Material arbeitet man mit der sogenannten Windhauchtechnik. Dabei wird das Instrument lediglich oberhalb des zu behandelnden Areals bewegt, ohne dass die Haut berührt wird. Es handelt sich um eine Art Auramassage, bei der man sich zunächst kaum vorstel-

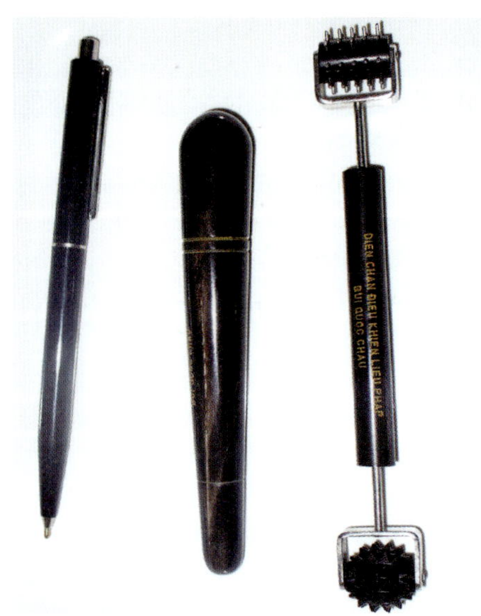

Abb. 23: Stimulierungsgeräte für die Dien Cham Akupressur.

len kann, dass sie eine Wirkung hat. In der Praxis hat sich jedoch gezeigt, dass gerade dieses Verfahren oft eine sehr viel intensivere Wirkung hat als eine direkte Massage mit Berührung.

- Pflaumenblütenhämmerchen: Dieses Hämmerchen hat am Ende einige wenige kleine Stiftchen. Die zu behandelnden Bereiche im Gesicht werden damit behämmert. Dabei muss man sehr darauf achten, dass diese Bewegung nur sehr sanft vollzogen wird, damit die Haut nicht verletzt wird.

Vitalpunkte in der Dien Cham Akupunktur

Der Vietnamese Bùi Quốc Châu definierte im Rahmen seiner Forschungsarbeit bis heute fast 1000 verschiedene Punkte im Gesicht und am Kopf. Entsprechend seiner Entdeckungen wurden die Punkte der Reihe nach einfach durchnummeriert. So existiert heute eine Art Karte des Gesichtes, in der sämtliche Punkte verzeichnet sind. Nicht alle Punkte sind für die Behandlung von Augenleiden relevant. Die wichtigsten sollen hier mit ihrer Lage, ihrem Anwendungsbereich und ihrer Wirkung kurz dargestellt werden, so wie sie Châu beschreibt.

Dabei ist es wichtig zu wissen, dass nicht alle angegebenen Punkte unmittelbar mit der Behandlung von Augenproblemen zu tun haben. Das liegt daran, dass ein Augenleiden meistens in Zusammenhang mit verschiedenen anderen Problemen im Körper entsteht. So kann es beispielsweise sein, dass Verspannungen im Nackenbereich die Durchblutung des optischen Systems stören, weshalb Punkte, die in diesem Bereich entspannend wirken, zur Behandlung der Augen sinnvoll sind. Ähnliches gilt auch für Punkte, die mit zu hohem oder zu niedrigem Blutdruck zu tun haben. Hier müssen Sie selbst herausfinden, zu welcher Patientengruppe Sie gehören, um die richtige Punktekombination für sich zu finden.

Die von Bùi Quốc Châu empfohlenen Behandlungsschemata sind von ihm persönlich in jahrelanger Arbeit zusammengestellt und erprobt worden. Ich konnte mich von der intensiven Wirkung dieses Verfahrens persönlich überzeugen.

Punkt 0

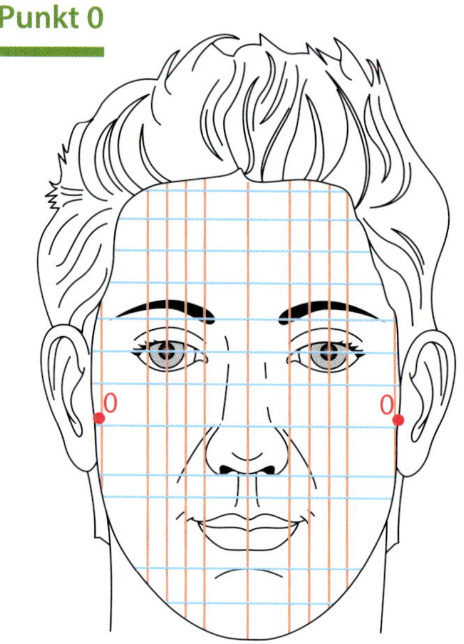

Anwendung: Augen (Sehstörungen), Müdigkeit, Abgeschlagenheit, Erkältung, zu hoher oder zu niedriger Blutdruck, schwache Venen, schwache Libido, vorzeitiger Samenerguss, Lendenschmerz, Hautausschlag, Hand- und Fußschweiß, starkes Herzklopfen, Hals-, Nasen-, Ohrenerkrankungen, Nikotinmissbrauch, Verdauungsbeschwerden, häufiges Wasserlassen, Ischias, Lähmung, Magenschmerzen, Verbrennungen, medikamentöser Schock

Wirkung: Regulierung von Nervosität, Regulierung des Herzrhythmus, Regulierung des Blutdrucks, Schmerzreduktion, Verbesserung der Verdauung, Verringerung von Schweißausbrüchen und anderen Sekreten, blutstillend, Straffung des Uterus, erwärmt und belebt, verstärkt das Lustempfinden, verstärkt die Abwehrkräfte. Dieser Punkt betrifft insbesondere den Nierenbereich (wirkt stärkend) sowie Rücken, Hand, Fuß und alle Geschlechtsorgane.

Die Verbindung mit der Niere findet sich insbesondere bei Augenerkrankungen, die mit dem Wasserhaushalt im Auge zu tun haben (zum Beispiel Glaukom bzw. grüner Star).

Viele Behandlungen werden mit diesem Punkt beendet, denn er eignet sich insbesondere bei Menschen, die sich in einem eher erschöpften bzw. geschwächten Allgemeinzustand befinden. Dieser Punkt wirkt generell regulierend auf alle Funktionen und ist sogar in der Lage, irrtümlich falsches Vorgehen wieder zu korrigieren. Sollten Sie nach einer Behandlung einmal eine auffallend starke organische Reaktion verspüren, so können Sie dies durch Stimulierung dieses Punktes wieder regulieren.

Punkt 3

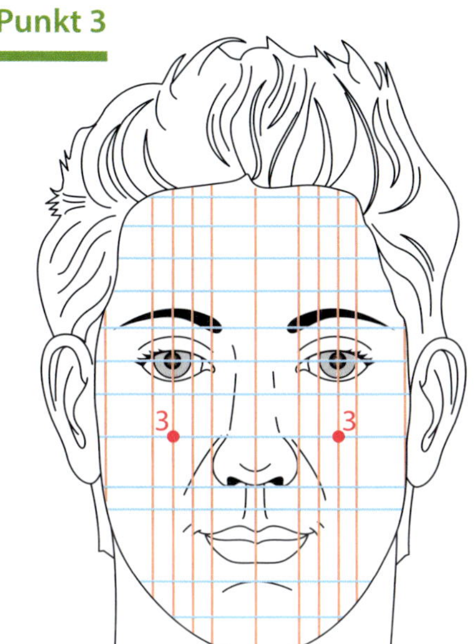

Anwendung: Augenbrennen, gerötete Augen, Sehschwäche, Bluthochdruck, Kopfschmerzen, Probleme mit Nase und Nebenhöhlen, Schlaflosigkeit, Muskelkrämpfe, Harnwegsblockaden, Hautprobleme

Wirkung: entspannend, blutdrucksenkend, verteilt die Energie, schmerzlindernd, harntreibend, bessert Herzbeschwerden

Dieser Punkt sollte bei niedrigem Blutdruck nicht stimuliert werden.

Punkt 6

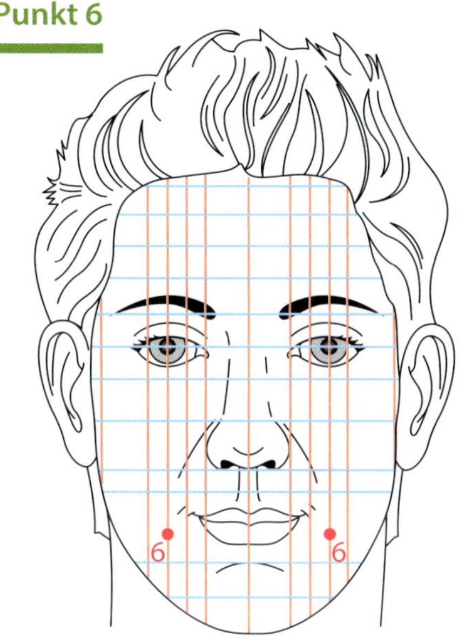

Anwendung: schlechtes Sehvermögen, niedriger Blutdruck, allgemeine Erschöpfung, Wadenkrämpfe

Wirkung: hebt den Blutdruck an, verbessert das Sehvermögen, stärkt das Herz, wirkt anregend auf den Organismus, reduziert Schmerzen an den Waden, stoppt Blutungen

Dieser Punkt kann sowohl allein als auch zusammen mit Punkt 85 stimuliert werden. Geeignet sind streichende Bewegungen in Richtung Kinnmittelpunkt.

Punkt 7

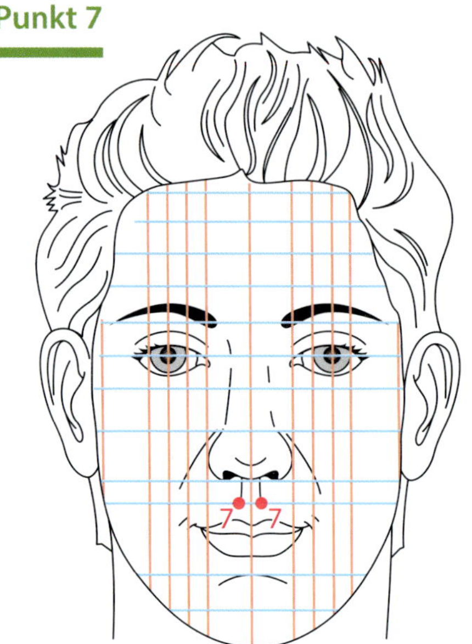

Anwendung: Bluthochdruck, Sehstörungen, Probleme im Bereich der Halswirbelsäule, Nackenblockaden, KISS-Syndrom (Kopfgelenk-induzierte Symmetriestörung), Entzündungen im Kiefer- und Mundbereich, Herzrhythmusstörungen

Wirkung: Blutdruck senkend, entspannend, schmerzlindernd im Bereich der Halswirbelsäule, reguliert den Herzrhythmus, sorgt für besseren Energiefluss

Bei zu niedrigem Blutdruck sollte dieser Punkt nicht stimuliert werden.

Punkt 8

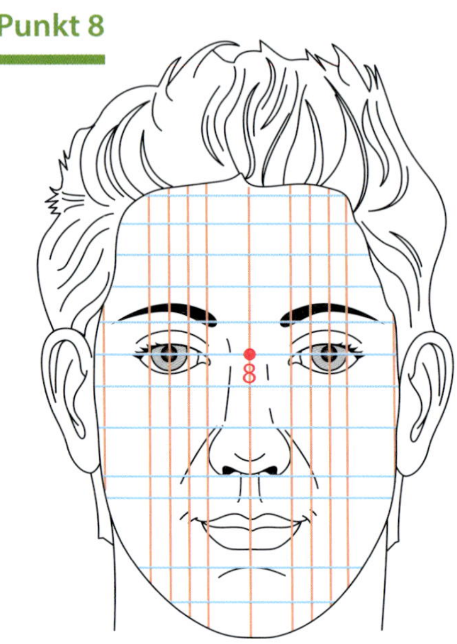

Anwendung: Entzündungen, Diabetes, Allergien, Probleme an den Genitalien, Verdauungsbeschwerden, beim Wasserlassen, Luftentwicklung im Dickdarm, Kropf

Wirkung: verbessert die allgemeinen Abwehrkräfte und die Blutzirkulation, entzündungshemmend, entgiftend, schmerzlindernd, befreit Energieströme

Diese Punkte können mithilfe eines Kugelschreibers oder Rollers sowohl einzeln stimuliert werden als auch in Verbindung miteinander. Insgesamt eignet sich der gesamte Bereich zwischen Oberlippe und unterem Nasenende zur Behandlung der angegebenen Indikationen.

Punkt 14

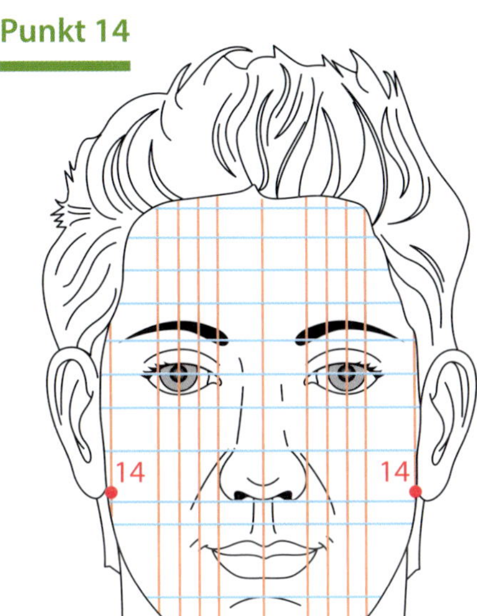

Anwendung: Vergrößerung der Schilddrüse, Schlaflosigkeit, niedriger Blutdruck, Erkältung, Fieber, Malaria, Magenschmerzen, Weißfluss, Hals- und Ohrenentzündung, Husten, Zahn-, Kiefer- und Gesichtsentzündungen, Verdauungsprobleme, Kopfschmerzen, Schluckbeschwerden

Wirkung: nervenberuhigend, schmerzreduzierend, Absenken der Körpertemperatur, entzündungshemmend, verdauungsfördernd, Anregung des Speichelflusses, Vermehrung der roten Blutkörperchen. Vor allem Letzteres spielt bei der Verbesserung der Durchblutung an den Augen eine wichtige Rolle.

Punkt 15

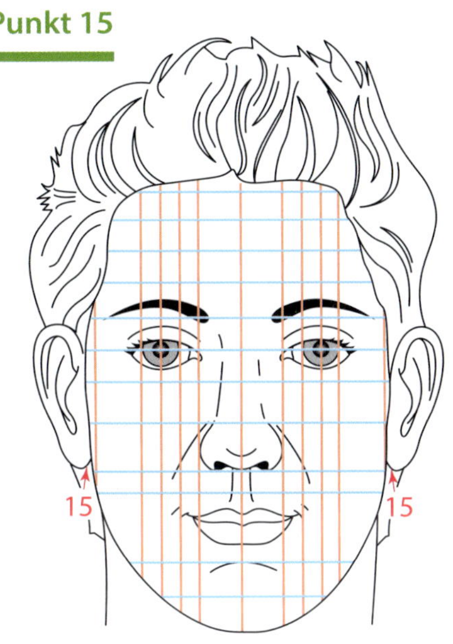

Anwendung: Gesichtslähmung, Zahnschmerzen, Kieferschmerzen, Kopfschmerzen, Grippe, Fieber, Bluthochdruck und Schweißausbruch, Ohrenbeschwerden (Entzündung, Taubheit), Schlaflosigkeit, Kältegefühl an der Wirbelsäule, mangelnde Durchblutung des Gehirns

Wirkung: Senkung des Blutdrucks, Absenkung der Körpertemperatur, entzündungshemmend, schmerzlindernd, verminderter Ausfluss von Sekreten, nervenberuhigend, Verbesserung der Gehirndurchblutung

Achtung: Diesen Punkt bei niedrigem Blutdruck bitte nicht verwenden.

Punkt 16

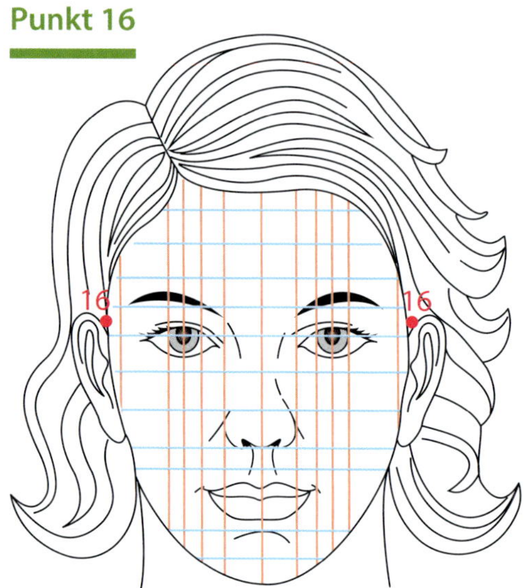

Anwendung: Bindehautentzündung, Überanstrengung der Augen, Kopfschmerzen, Schlaflosigkeit, Fieber, Bluthochdruck, Zahnschmerzen, Erkältung (laufende Nase), Hand- und Fußschweiß, Verspannungen im Bereich von Hals, Nacken und Schultern, innere und äußere Blutungen

Wirkung: Beruhigung bei Augenschmerzen, reguliert übermäßigen Tränenfluss, senkt den Druck im Auge, lindert Schmerzen in den Augenhöhlen, muskelentspannend, nervenberuhigend, verminderter Ausfluss von Sekreten, Senkung des Blutdrucks, entzündungshemmend, Stillung innerer und äußerer Blutungen, Stabilisierung der Körpertemperatur

Punkt 17

Anwendung: Infektionen, Durchfälle und Entzündungen des Darms, Erkältung, gynäkologische Probleme, Rheumatismus, Arthritis, Neuralgie, Allergie, Nierenschwäche, niedriger Blutdruck, Stress

Wirkung: die Nierenfunktion anregend, blutdruckregulierend, antiallergisch, antibakteriell, entzündungshemmend, schmerzlindernd bei akuten Schmerzen, muskelentspannend

Punkt 19

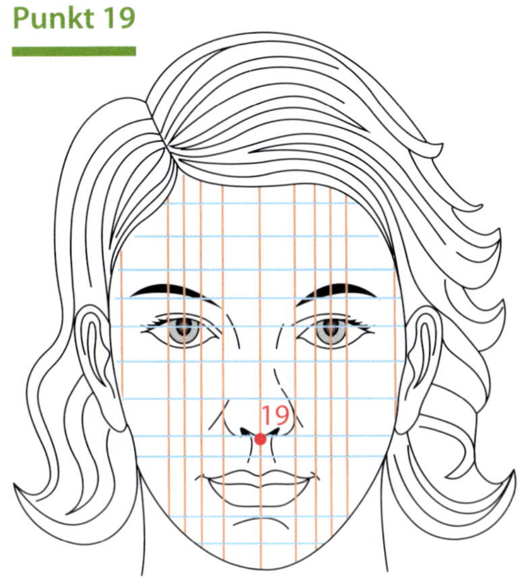

Anwendung: Ohnmacht, Herzprobleme, allergische Schockreaktion, zur Wiederbelebung, Atemprobleme bei akutem Asthmaanfall, Energiemangel, Depression, Schmerzen und Probleme im Magen-Darm-Trakt, Entbindungsprobleme, Drogenentzug

Wirkung: regt die Herztätigkeit an, löst Adrenalin aus, wirkt wiederbelebend, erleichtert die Atmung, steigert die Energie und den Chi-Fluss, wirkt anregend auf den Magen-Darm-Trakt, stoppt Erbrechen, löst Kontraktionen der Gebärmutter aus (hilfreich bei Entbindungen)

Punkt 20

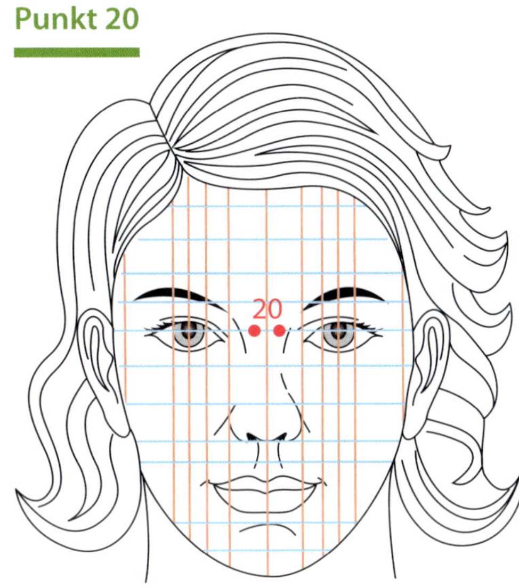

Anwendung: Augenermüdung, Augenschmerzen, Kopfschmerzen, Durchblutung des Gehirns, Mineralstoffmangel, Osteoporose, Knochenbrüche, Halsschmerzen

Wirkung: lindert Augenbeschwerden, verbessert die Aufnahme von Mineralstoffen, verbessert die Durchblutung im Gehirn, Anregung der Nebenschilddrüsen, lindert Halsschmerzen, generell entspannend, Auflösung von Verspannungen im Halsbereich

Punkt 26

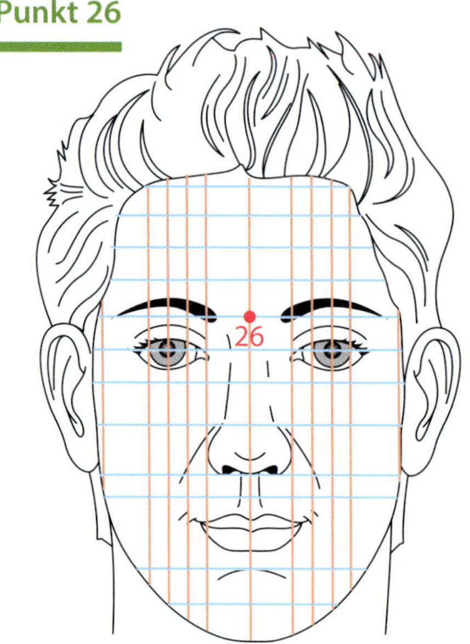

Anwendung: Gedächtnisschwäche, Schlaflosigkeit, Depression, Epilepsie, Parkinson-Krankheit, Kopfschmerzen, Schluckauf, Verbrennungen, Tetanie, Bluthochdruck, Herzrasen, Fieber, Schnupfen, Schwindel, Schwierigkeiten beim Wasserlassen, Ekzeme, Juckreiz, Alkoholvergiftung, Übelkeit, Asthma, Anästhesiepunkt

Wirkung: lindert Schmerzen, entspannend, antiseptisch, lindert Juckreiz, reguliert den Herzrhythmus, senkt deutlich den Blutdruck, senkt die Körpertemperatur, krampflösend, harntreibend, entgiftend

Man bezeichnet diesen Punkt auch als „drittes Auge“, denn er wirkt beruhigend auf den Geist, regt ihn jedoch gleichzeitig an und sorgt für seelisches Gleichgewicht. Dieser Punkt sollte nicht zu intensiv stimuliert werden. Bei der Behandlung von Schmerzen und Fieber wirkt dieser Punkt ähnlich wie Aspirin.

Achtung: Diesen Punkt bei niedrigem Blutdruck nicht stimulieren!

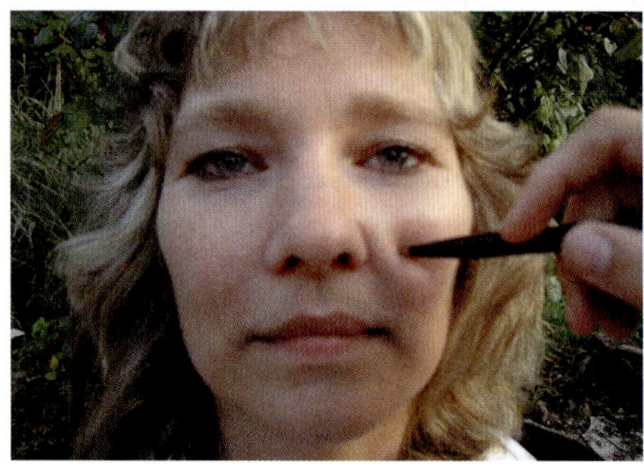

Abb. 24: Aktivierung des Punktes 37 mit einem Kugelschreiber.

Punkt 34

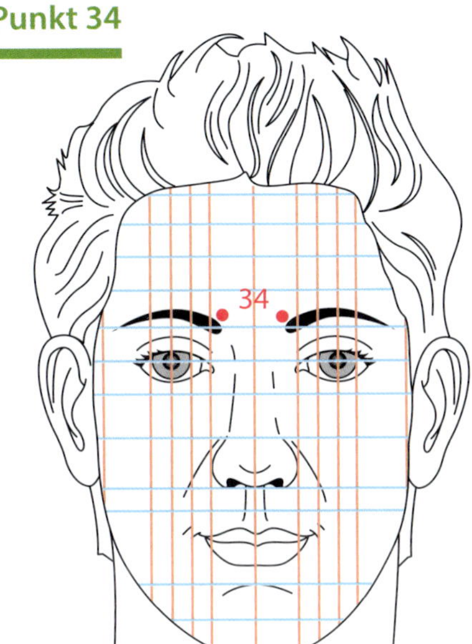

Anwendung: Sehschwierigkeiten, Schlaflosigkeit, Depression, Herzprobleme, Sehnervschwäche, Kopfschmerzen, Magenschmerzen, Gastritis, Zahnschmerzen, Krämpfe, Erbrechen, Schluckauf, Nervenschwäche, starkes Herzklopfen, Herzrhythmusstörungen, Schmerzen an Fußsohle und Zehen, müde Schultern

Wirkung: verbessert die Leistung des Sehnervs, verbessert die Sehkraft, nervenberuhigend, schmerzlindernd, muskelentspannend, reguliert den Herzrhythmus, belebt die Sehkraft

Punkt 37

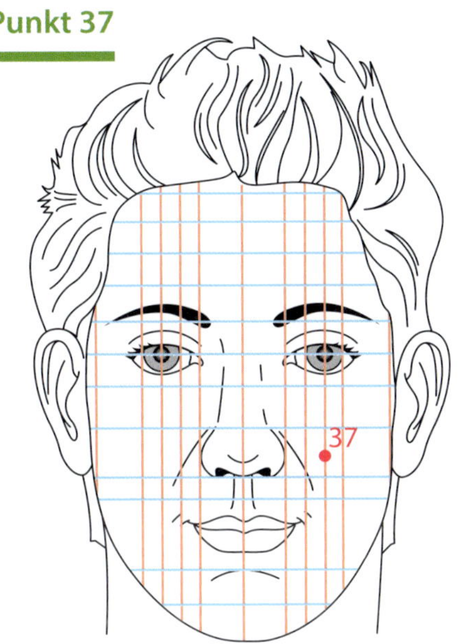

Anwendung: Milzprobleme, Gesichtslähmung, Neuralgie, Anämie, starke Menstruation, innere Blutungen (Magen), Taubheitsgefühle und Kribbeln an den Extremitäten, körperliche und psychische Erschöpfung, Verdauungsprobleme, Bettnässen, Inkontinenz, Ödembildung, Atemwegsbeschwerden

Wirkung: stärkt das Immunsystem, regt die Blutzirkulation an, regt den Energiefluss an, verdauungsfördernd, schmerzlindernd im Milzbereich, schleimlösend, reguliert Harnwegsprobleme

Der Punkt wird gern senkrecht stimuliert, wobei man mit dem Kugelschreiber Bewegungen von schräg nach oben bis schräg nach innen ausführen sollte.

Punkt 38

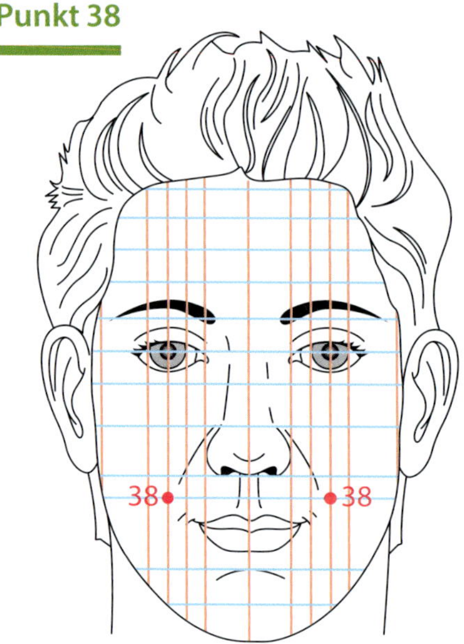

Anwendung: Hautentzündungen, Ohren-, Mund-, Zahnfleisch- und Nebenhöhlenentzündungen, Verstopfung, Schmerzen am Oberschenkel, im Lendenbereich, an den Rippen, Knien oder Mittelfingern, Fieber

Wirkung: entzündungshemmend, entgiftend, Verdauung anregend, schmerzlindernd am Oberschenkel, im Lendenbereich, an den Rippen, Knien oder Mittelfingern, unterstützend bei der Behandlung von Infektionen

Die Punkte sollten besonders kräftig stimuliert werden.

Punkt 50

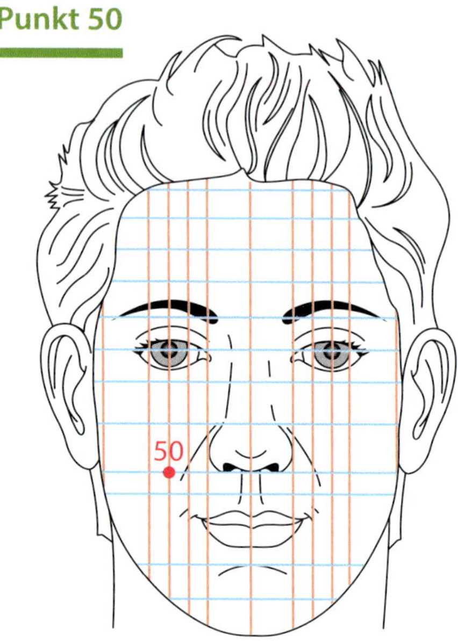

Anwendung: Sehprobleme, Leberprobleme, Gesichtslähmungen, Verstopfungen, Schlaflosigkeit, Epilepsie, Kopfschmerzen, niedriger Blutdruck, Allergie, Rheuma, Ekzeme, Verdauungsstörungen, Probleme der Gallenblase, Gallensteine, zu hohes Cholesterin

Wirkung: regt die Immunabwehr an, wirkt entspannend auf das Nervensystem, senkt den Cholesterinspiegel, senkt den Blutdruck und reguliert die Blutzirkulation, reguliert Muskelkontraktionen, vermehrt die Energie, entzündungshemmend, entgiftend, reguliert die Schweißproduktion, verdauungsfördernd, lindert Schmerzen an Leber und Galle.

Dieser Punkt existiert nur auf der rechten Seite des Gesichtes. Bei Bluthochdruck sollte er nicht stimuliert werden.

Punkt 51

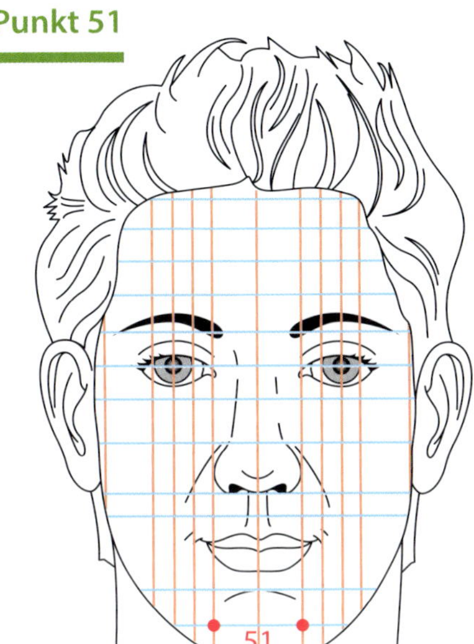

Anwendung: Glaukom, Bluthochdruck, Kopfschmerzen durch Bluthochdruck, Schlaflosigkeit, Schmerzen an den Extremitäten, Taubheit, Kribbeln oder Schmerzen an den Füßen, an der Fußsohle oder an den Zehen, Asthma, Husten, Zahnschmerzen

Wirkung: senkt den Augeninnendruck, senkt den Blutdruck, senkt die Körpertemperatur, entspannend, schmerzlindernd, reguliert den Fluss von Blut und Energie

Dieser Punkt ist ausgesprochen wirksam bei der Behandlung eines zu hohen Augeninnendrucks. Bei zu niedrigem Blutdruck sollte er allerdings nicht stimuliert werden.

Punkt 60

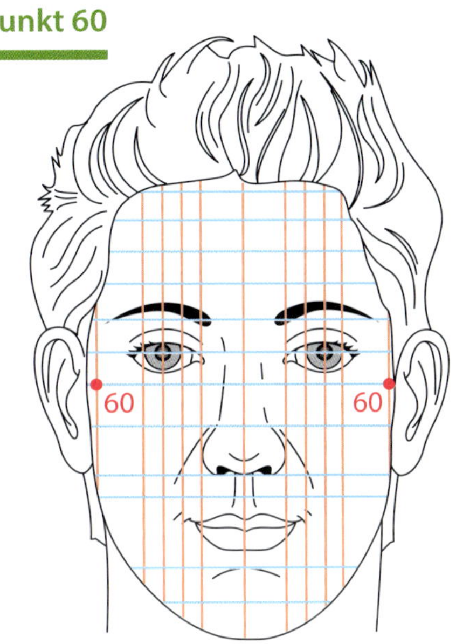

Anwendung: Gedächtnisschwäche, Sehprobleme, Angst, Gesichtsneuralgie, Kopfschmerzen im Stirnbereich, Schmerzen nach Knochenfrakturen, Arthrose, Bronchitis, Nikotinabhängigkeit, Atembeschwerden, Asthma, Zittern, Parkinson-Krankheit, Erschöpfung, Herzprobleme, Entzündungen, Arthritis, Blasenentzündung, Kreislaufprobleme

Wirkung: schmerzlindernd, verbessert das Sehen, senkt die Körpertemperatur, reguliert das Schwitzen, unterstützt beim Nikotinentzug, befreit die Lungen und die Atmung, reguliert die Zusammensetzung des Blutes, reguliert den Herzrhythmus, stärkt das Herz, entspannend, entzündungshemmend, stärkt den Organismus, reguliert das Chi

Bei Augenleiden wird dieser Punkt gern zusammen mit dem Punkt 130 verwendet.

Punkt 61

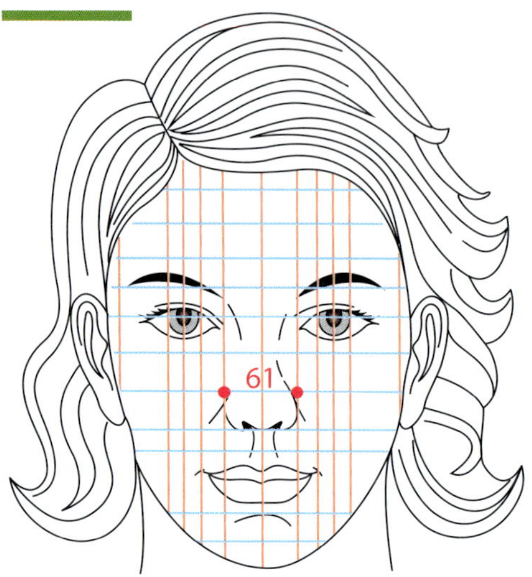

Anwendung: trockene Augen, Kopfschmerzen, Magenschmerzen, Herzrhythmusstörungen, Bluthochdruck, Hautprobleme, gynäkologische Probleme, Entzündungen im Mundraum, Asthma, Ischiasbeschwerden, Kropf, Erkältung

Wirkung: regt den Tränenfluss an, regt die Endorphin-Bildung an, schmerzlindernd, wärmend, reguliert den Herzrhythmus, blutdrucksenkend, muskelentspannend, entzündungshemmend, entgiftend, befreit blockierte Energie

Bei einer kräftigen Massage (trotz einer gewissen Schmerzempfindlichkeit) kann es unmittelbar zu einer stärkeren Tränenproduktion kommen. Bei Patienten mit trockenen Augen kann dieser Punkt mehrfach täglich stimuliert werden.

Punkt 65

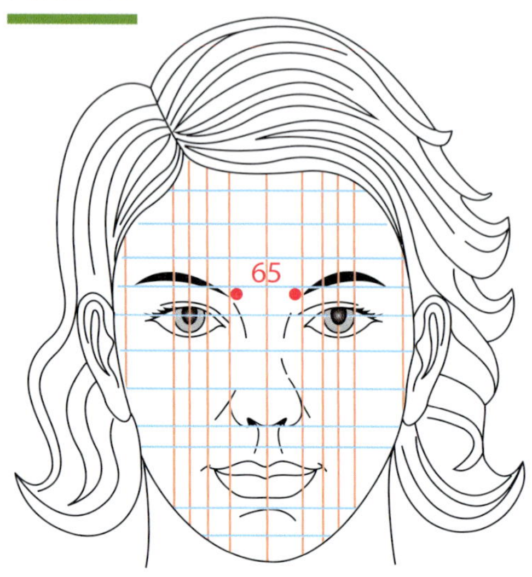

Anwendung: schwere Augenlider, Augenprobleme, Gedächtnisverlust, Kopfschmerzen, Schwindel, menstruationsbedingte Migräne, steifer Hals oder steife Schultern, Hals-, Nasen-, Ohrenerkrankungen, Schmerzen im Kiefergelenk, Schmerzen entlang der Meridianlinie der Harnblase, Inkontinenz

Wirkung: entspannend, lindert Kopfschmerzen (vor allem im Bereich der Augenbrauen), verbessert die Sehkraft, Schmerzlinderung in Hals, Nacken, Schultern, Schmerzlinderung im Hals-, Nasen-, Ohren- und Augenbereich (Augenbrauen), Verbesserung der Gehirndurchblutung, lindert Probleme der Harnblase

Punkt 73

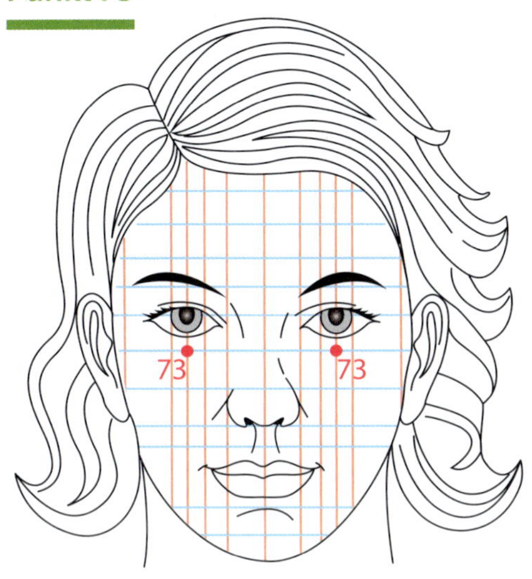

Anwendung: Schmerzen in den Augenhöhlen, Augenschwäche, Erschöpfung des Herzens, Erkrankungen der Brust, Schlaflosigkeit, trockener Husten, Nierenschmerzen, Prostataprobleme, Schmerzen in den Eierstöcken, Probleme beim Wasserlassen, Schulter- und Armschmerzen, Nierensteine, unregelmäßige Menstruation

Wirkung: entspannend, lindert Augenreizungen, bessert Entzündungen der Brust und regt den Milchfluss an, generell kräftigend, fördert die Blutzirkulation, wärmt, setzt Energie frei

Punkt 74

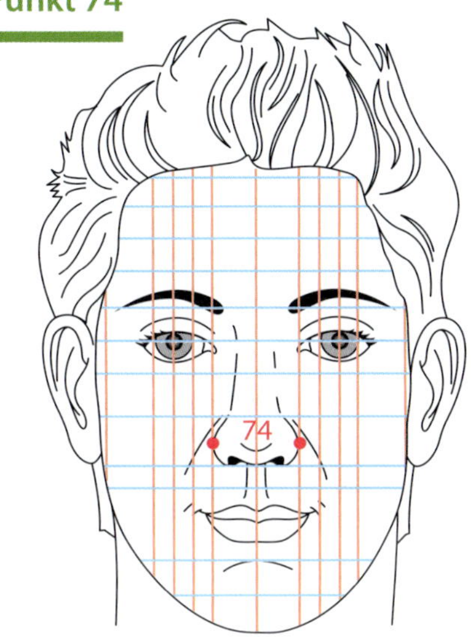

Anwendung: Verdauungsbeschwerden, Leberprobleme, Gastritis, Lähmungen an den Beinen, Schmerzen im Leistenbereich oder am Ischias, Ohrgeräusche, Tinnitus, Taubheit

Wirkung: schmerzlindernd, Verbesserung der Leberfunktion, kräftigt das Venensystem, verbessert die Muskelkontraktion an den Beinen

Eine mittlere Stimulationsintensität durch Massage mit einem Kugelschreiber ist ausreichend.

Punkt 85

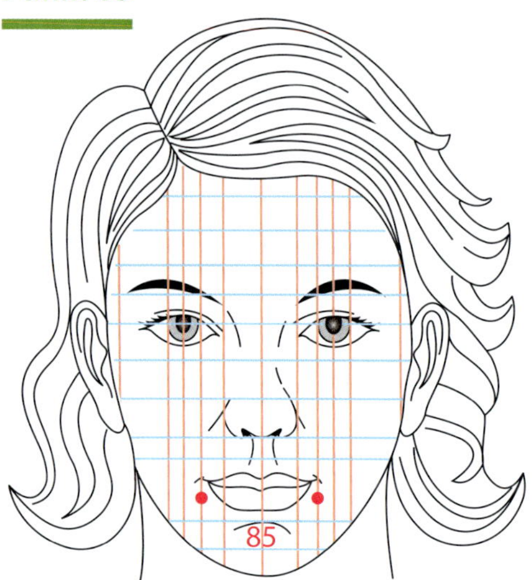

Anwendung: Bluthochdruck, Nierensteine, Ödembildung, zu hohes Cholesterin, Alkohol- oder Drogenabhängigkeit, Vergiftungen, Asthma, Blasenentzündung, Cellulitis, Hitzewallungen

Wirkung: blutdrucksenkend, harntreibend, entwässernd, entgiftend, senkt den Cholesterinspiegel, schmerzlindernd, fiebersenkend, allgemein erfrischend

Punkt 87

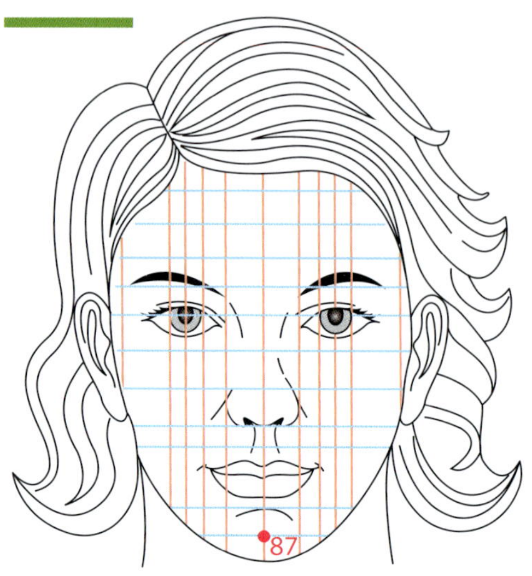

Anwendung: KISS-Syndrom, Probleme mit der Halswirbelsäule, Schädeltrauma, reguliert den Herzrhythmus, Sonnenstich, Ödembildung, Lungenprobleme, Asthma, Neigung zu Krämpfen, Probleme mit der Menstruation, Menopause, Gebärmutter- bzw. Prostataprobleme, Impotenz, Frigidität, Inkontinenz, Bettnässen

Wirkung: entspannend für die Halswirbelsäule, schmerzlindernd im Kopf-Nacken-Bereich, harntreibend, krampflösend, löst Kontraktionen an Gebärmutter und Blase auf, entgiftend, befreit die Atmung.

Stimuliert man diesen Punkt mit einer senkrecht nach unten gerichteten Streichbewegung, hat er zusätzlich die Funktion, den Augeninnendruck zu senken. Dieser Punkt sollte keinesfalls bei schwangeren Frauen oder kurz vor der Entbindung stimuliert werden.

Punkt 97

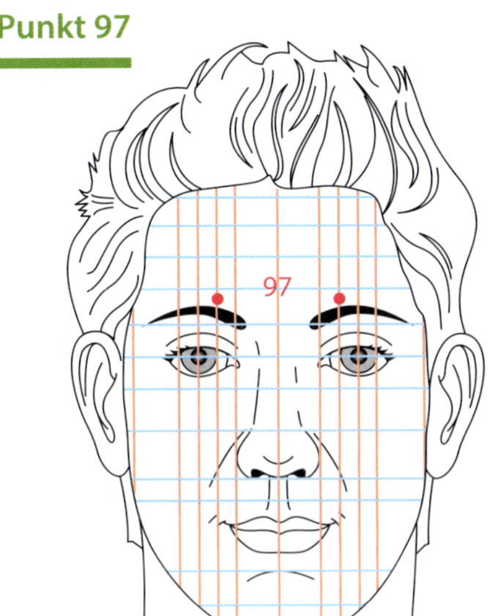

Anwendung: schlechtes Sehen, Tennisarm, Schmerzen an Armen, Schultern, Schulterblättern und unteren Gliedmaßen, Lähmungen der Arme, Nebenhöhlenentzündung, verstopfte Nase, Verstopfung, Bruch oder Verstauchung der großen Zehe

Wirkung: steigert die Sehschärfe und Sehkraft, schmerzlindernd, fördert die Darmtätigkeit

Dieser Punkt wird oft zusammen mit den Punkten 65, 34 und 98 angewandt. Dabei streicht man mit einem Instrument entlang der Augenbrauenlinie.

Punkt 98

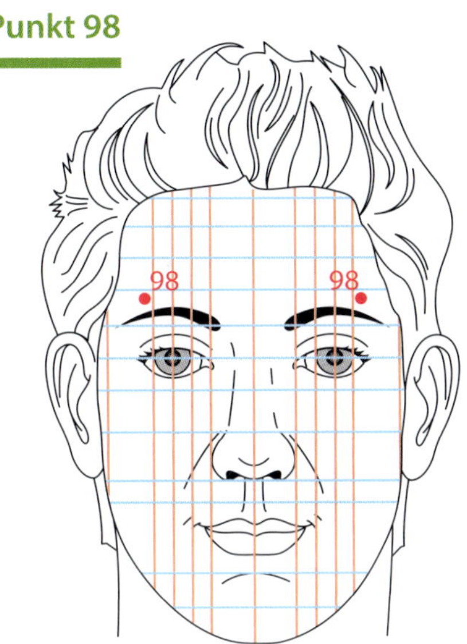

Anwendung: Sehprobleme, Tennisarm, Schlaflosigkeit, Verstopfung, Schmerzen in Armen und Rücken

Wirkung: verbessert die Sehkraft, schmerzlindernd an Armen und Rücken, fördert die Darmtätigkeit

Dieser Punkt lässt sich besonders gut mit waagerechten und nach außen gerichteten Streichbewegungen stimulieren.

Punkt 100

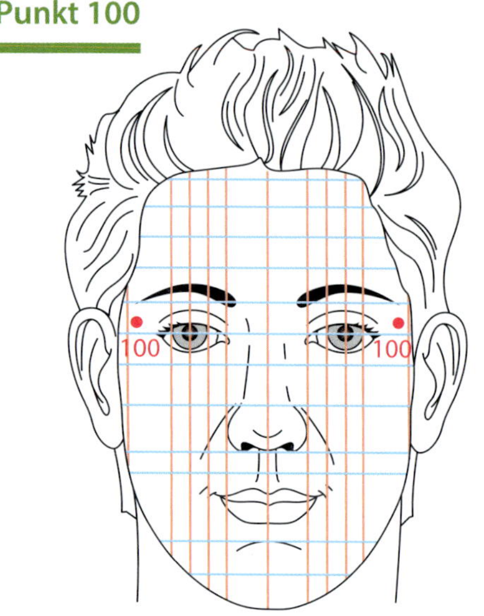

Anwendung: Augenmigräne (Sehstörungen mit Kopfschmerzen), Schmerzen oder Probleme der Augen, Schwindel, Gesichtslähmung, halbseitige Lähmung (im Gesicht), Herzschwäche, Fieber, Schlaflosigkeit, Schiefhals, Schmerzen im Halswirbel- und Hinterkopfbereich, Schmerzen im Handgelenk, Knochenbrüche, Verstopfung, Arthrose, Knieschmerzen, Kropf, Basedow-Krankheit

Wirkung: lindert Augenschmerzen, entspannt das Nervensystem, lindert Schmerzzustände an Schläfen, Halswirbeln und Handgelenken, reguliert den Blutdruck, herzstärkend, reguliert den Herzrhythmus, fiebersenkend, lässt Energie auf der entsprechenden Gesichtsseite fließen

Dieser Punkt sollte mit einer leicht reibenden Bewegung in Richtung des Punktes 130 aktiviert werden. Dieser Punkt wirkt besonders gut zusammen mit den Punkten 180 und 130.

Punkt 103

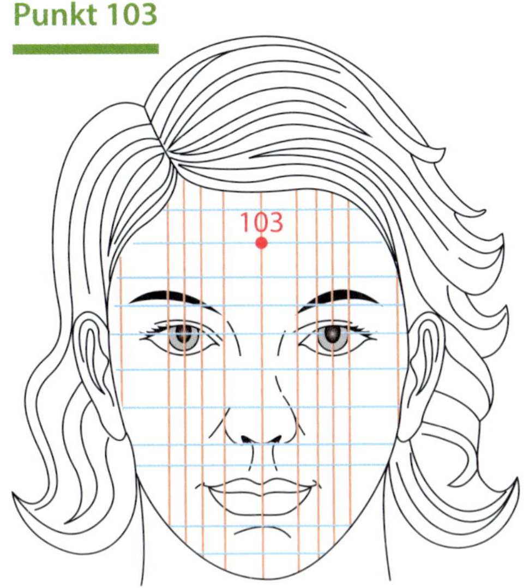

Anwendung: Nachlassen der Sehkraft, Schädeltrauma, Depression, Erschöpfungszustand, Nervenschwäche, Epilepsie, Schmerzen im Scheitelbereich, Gedächtnisverlust, Schmerzen in der Wirbelsäule, Hämorrhoiden, Gebärmuttersenkung, Gehirnerschütterung, Zigarettenentzug (Raucherentwöhnung)

Wirkung: verbessert das Sehvermögen, wirkt entspannend und kräftigend, stärkt Gedächtnis, Konzentration und Kreativität, reguliert das Blutbild, nervenberuhigend, Schmerzlinderung im Scheitelpunkt, Schmerzlinderung an der Wirbelsäule, erweckt den Geist, kräftigt den Allgemeinzustand, reguliert das Chi

Dieser Punkt kann sowohl mithilfe eines Kugelschreibers mit einer Streichbewegung von oben nach unten aktiviert werden als auch durch Klopfen mit den Fingerspitzen.

Punkt 106

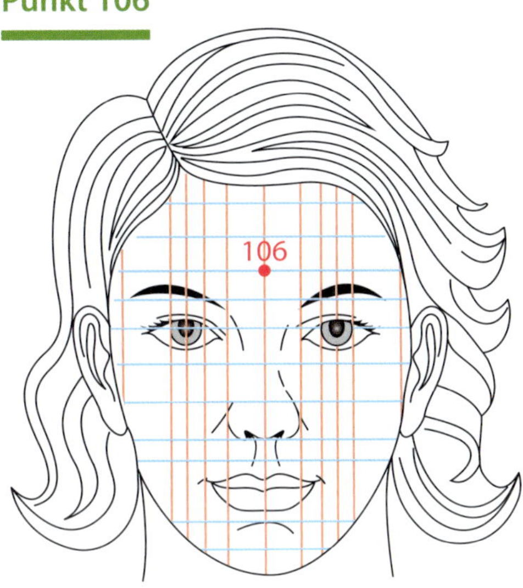

Anwendung: Sehprobleme, Herzprobleme, Schlaflosigkeit, Schmerzen im Halswirbel- und Stirnbereich, Zahnschmerzen, Schwitzen, verstopfte Nase, Kropf, Angst

Wirkung: verbessert das Sehvermögen, entspannend und kräftigend, lindert Kiefer- und Zahnschmerzen, lindert Schmerzen im Halswirbelbereich, reguliert den Herzrhythmus, reguliert die Schweißproduktion, befreit die Nase

Auf diesen Punkt kann man mit den Fingerspitzen klopfen oder mit einem Kugelschreiber eine streichende Bewegung von oben nach unten darüber ausführen.

Punkt 124

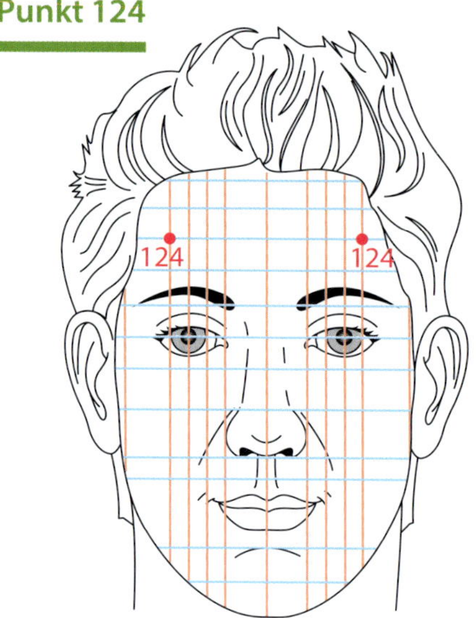

Anwendung: Gallen- und Milzprobleme, Schmerzen im Lenden- und Kreuzwirbelbereich, Gedächtnisverlust, Kopfschmerzen, Zahnschmerzen, physische Ermüdung und Schwächezustand, Hautprobleme

Wirkung: allgemein beruhigend auf das Nervensystem, schmerzlindernd, kräftigend, reguliert das Chi

Der Punkt wird am besten stimuliert, indem man 2 bis 3 cm breit waagrecht darüber streicht.

Punkt 130

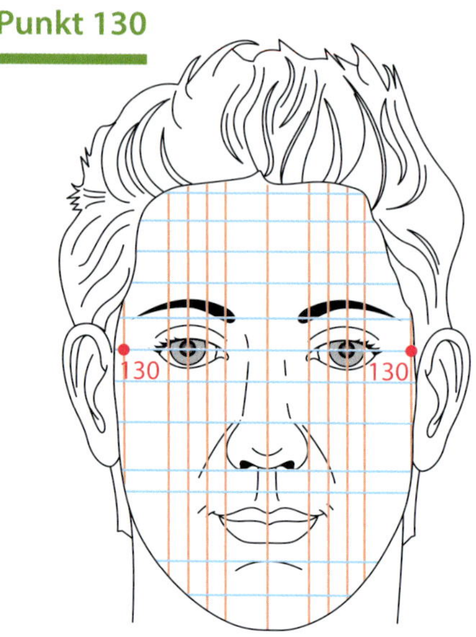

Anwendung: Augenprobleme, Ohrenentzündung, Ohrenschmerzen, Schmerzen an Armen, Händen und Fingern, Kopfschmerzen, Migräne, Schmerzen an den Schläfen, Schmerzen an den Füßen

Wirkung: bessert Entzündungen an den Augen, Ohren, Armen, Händen und Fingern, zieht die Iris zusammen und erhält generell das Sehvermögen.

Dieser Punkt zählt zu den wichtigsten Punkten bei Augenproblemen. Außerdem wirkt er besonders gut bei Migräne. Idealerweise massiert man diesen Punkt mithilfe eines Kugelschreibers senkrecht. Er wird häufig zusammen mit Punkt 60 angewandt.

Punkt 156

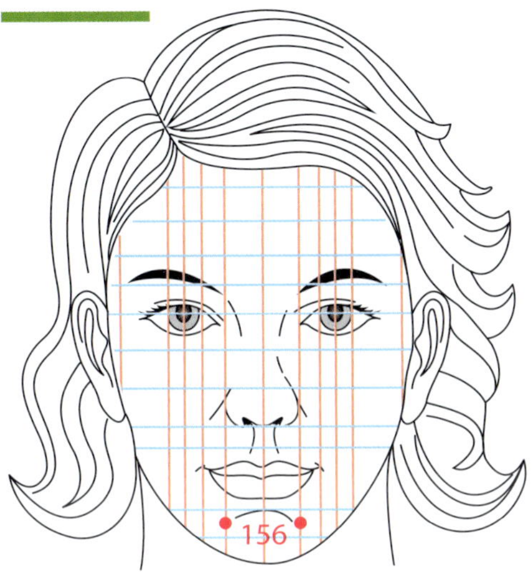

Anwendung: Schmerzen an den Augenbrauen, Gesichtslähmung, unregelmäßiger Blutdruck (sowohl Hochdruck als auch zu niedriger Druck), Herzrhythmusstörungen, Schmerzen an den Beinen, der Halswirbelsäule und dem Becken, Verstopfung, Erkrankungen der Eierstöcke und der Prostata, Impotenz, Frigidität

Wirkung: schmerzlindernd, blutdruckregulierend, reguliert den Hormonhaushalt, schmerzlindernd an Beinen, Halswirbelsäule und Becken, bessert Beschwerden der Eierstöcke und der Prostata, verbessert das Immunsystem

Punkte

177 (Ringfinger, Augen)
185 (Zeigefinger, Augen)
191 (kleiner Finger, Augen, Ellbogen, Herz)
195 (Mittelfinger, Augen)

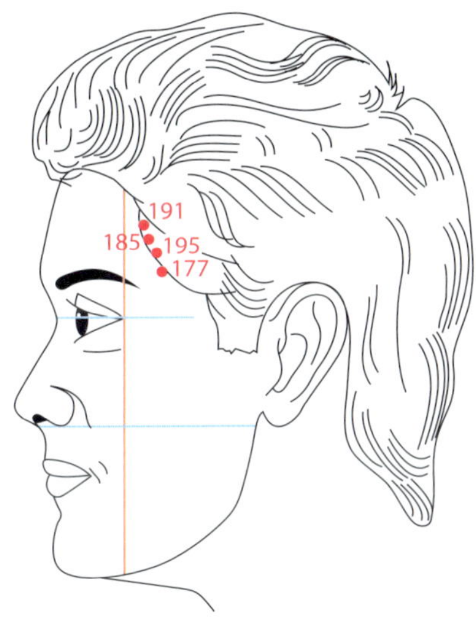

Anwendung: Augenprobleme, Probleme mit den Fingern

Wirkung: Diese Punkte liegen alle sehr dicht beieinander an der Schläfe und werden deshalb hier zusammengefasst. Sie alle lindern Augenschmerzen und erhöhen die Sehkraft. Man stimuliert sie gemeinsam durch eine senkrechte Streichbewegung. Häufig wird auch der Punkt 100 bei dieser Behandlung mit einbezogen.

Punkt 180

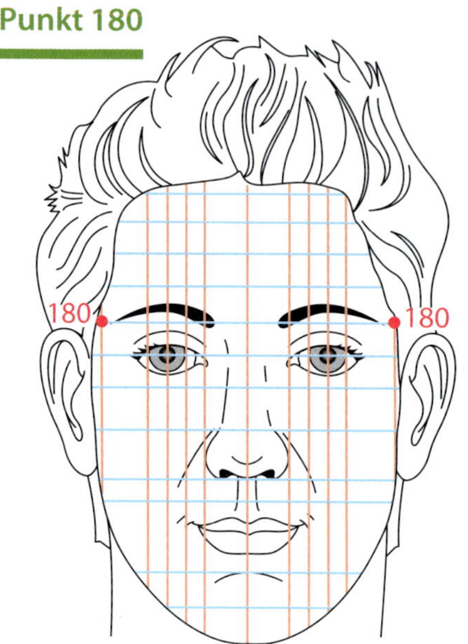

Anwendung: Entzündungen der Augen, Bindehautentzündung, Bluthochdruck, grippale Infekte, Entzündungen im Mund- und Rachenraum, Bronchitis, Kopfschmerzen an den Schläfen und Schmerzen im Bereich des Solarplexus

Wirkung: entzündungshemmend, blutdrucksenkend, fiebersenkend, löst Schwitzen aus, schmerzlindernd an den Schläfen, entspannend für den Solarplexus

Punkt 197

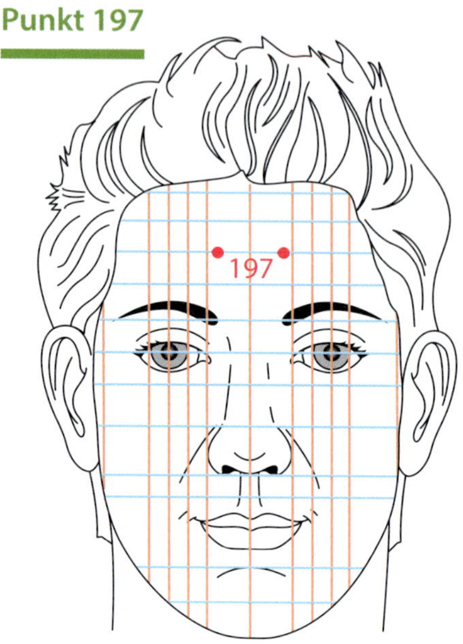

Anwendung: Augenmigräne, schlechtes Sehen, Knieprobleme, Kniearthrose, Probleme der Bänder, Hepatitis, Vergiftung

Wirkung: Besserung der Augenmigräne und Verbesserung des Sehvermögens, schmerzlindernd bei Kniebeschwerden und Kniearthrose, entgiftend

Dieser Punkt sollte senkrecht stimuliert werden.

Punkt 233

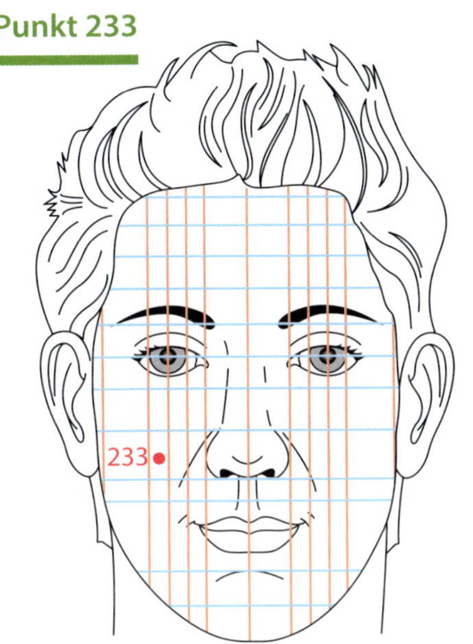

Anwendung: Leberprobleme, Hepatitis, Leberstauung, träge Gallenblase, Gallensteine, Alkoholismus, Drogensucht, Hämorrhoiden, Blähungen, zu hoher Cholesterinspiegel, übermäßiges Schwitzen, Kreislaufprobleme, Lendenschmerzen

Wirkung: entgiftend, wärmend, entwässernd, senkt den Cholesterinspiegel, regt Abwehrkräfte an, lindert Schmerzen von Leber und Galle, reguliert die Schweißproduktion, reguliert die Blutzirkulation

Da die Leber in der chinesischen Medizin mit dem Auge verbunden ist, ist es immer sinnvoll, die Leber mitzubehandeln. Die Wirkung dieses Punktes kann mithilfe der Punkte 41 und 50 verstärkt werden. Man spricht hier von einem Leber-Dreieck (Achtung, dieses befindet sich ausschließlich auf der rechten Seite des Gesichtes, nicht auf der linken).

Punkt 300

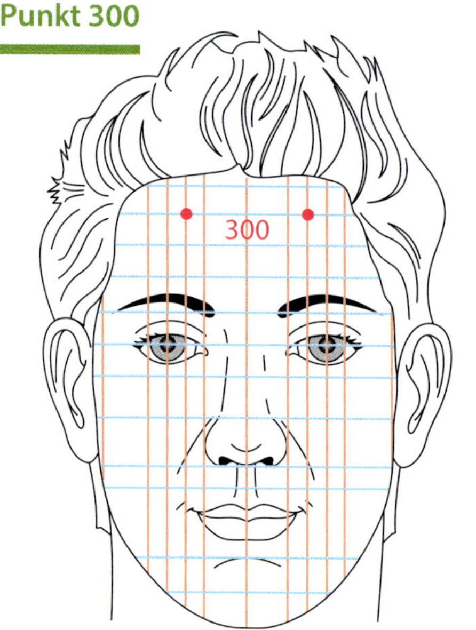

Anwendung: Nierenprobleme, Lendenschmerzen, Neuralgie, häufiges Wasserlassen in der Nacht, körperliche Ermüdung, geschwächte Libido, Nikotinabhängigkeit

Wirkung: kräftigt die Nieren, erweckt sexuelle Energie, verbessert die Erektion, lindert Nierenschmerzen und Lendenschmerzen sowie Schmerzen am Zeigefinger

Insbesondere bei Augenproblemen, die aus chinesischer Sicht mit der Niere verbunden sind (zum Beispiel in manchen Fällen von grünem Star), kann es Sinn machen, diesen Punkt zu stimulieren. Er sollte waagrecht mit dem Kugelschreiber oder einem abgebogenen Gelenk des Zeigefingers massiert werden.

Um die Auswahl der Punkte bei der Selbstbehandlung von Augenleiden zu erleichtern, geben wir im Anschluss einige hilfreiche „Behandlungsrezepturen" an. Zu Beginn finden Sie jeweils die Punkte (als Ziffern), die zu behandeln sind. Dabei ist zu beachten, dass die Reihenfolge der Punkte so eingehalten werden soll, wie sie hier angegeben ist. Dabei werden die Punkte, die auf beiden Seiten des Gesichtes existieren, nacheinander stimuliert. Bitte achten Sie darauf, dass es Punkte gibt, die nur auf einer Seite des Gesichtes existieren.

Ermüdete Augen

73, 3, 34, 103, 130, 0

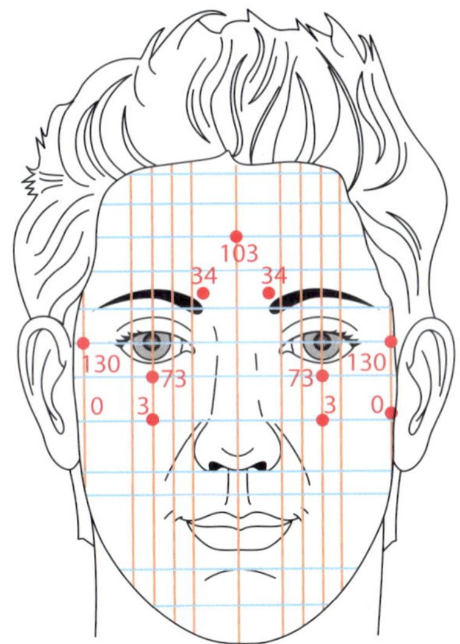

Diese Punktekombination ist insbesondere geeignet für Augen, die zum Beispiel durch langes Arbeiten vor Bildschirmen stark angestrengt sind. Bei ermüdeten Augen kommt es häufig zu einer Art von dumpfem Schmerz am Augenhintergrund. Das Scharfstellen des Sehfeldes funktioniert nicht mehr so schnell, die Augen fühlen sich gereizt an, ohne dass eine Entzündung am Auge vorliegt. Die Ursachen hierfür können vielseitig sein: schlichte Überanstrengung, Schlafmangel, generelle Überlastung oder auch schlechte Beleuchtung im Arbeitsraum.

Die angegebenen Punkte sollten massiert werden, wenn Sie das Gefühl haben, dass die Augen zu ermüden beginnen. Gleichzeitig sollten Sie versuchen, die Ursachen für die Augenermüdung abzustellen.

Erhöhter Augendruck (Glaukom bzw. grüner Star)

16, 51, 0

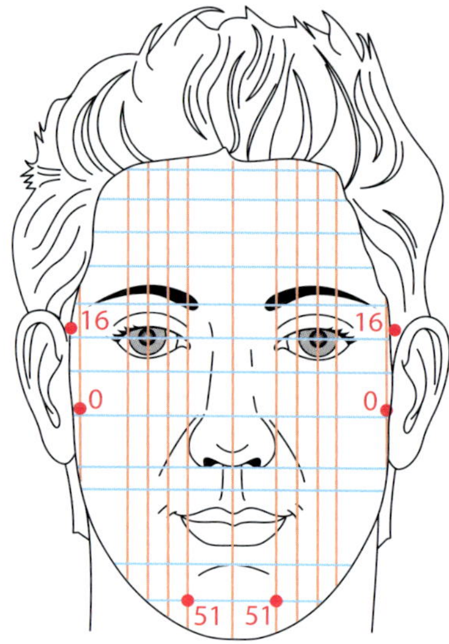

Die Behandlung des Glaukoms bedarf auf jeden Fall einer schulmedizinischen Kontrolle sowie, wenn vom Arzt verschrieben, der Behandlung mit Augentropfen, die den Augeninnendruck senken sollen. Begleitend dazu können Sie mit diesen Punkten den erhöhten Augendruck behandeln. Die Behandlung ist bestenfalls ergänzend.

Bindehautentzündung

73, 180, 130, 100, 16, 51, 50, 38, 17, 7, 0

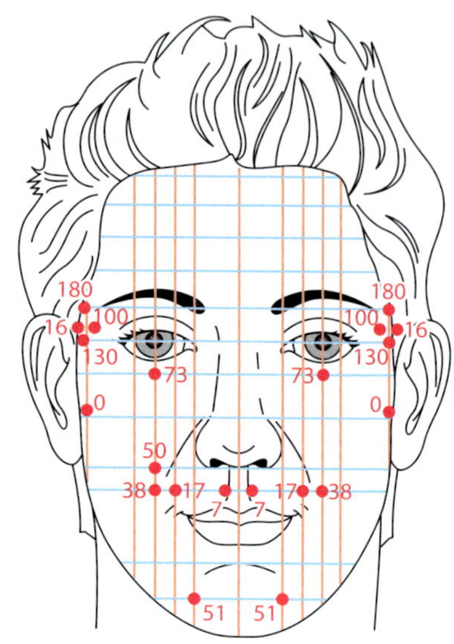

Bindehautentzündungen können unterschiedliche Ursachen haben. Es kann sich um Allergien, aber auch um bakterielle oder virale Ursachen handeln. In der Regel sind diese Entzündungen schmerzhaft und die Augen stark gerötet sowie übermäßig feucht.

Die Punkte sollten oft und möglichst lange stimuliert werden – achten Sie außerdem darauf, die entzündeten Augen nicht übermäßig zu reiben.

Zu niedriger Blutdruck

50, 19, 103, 0

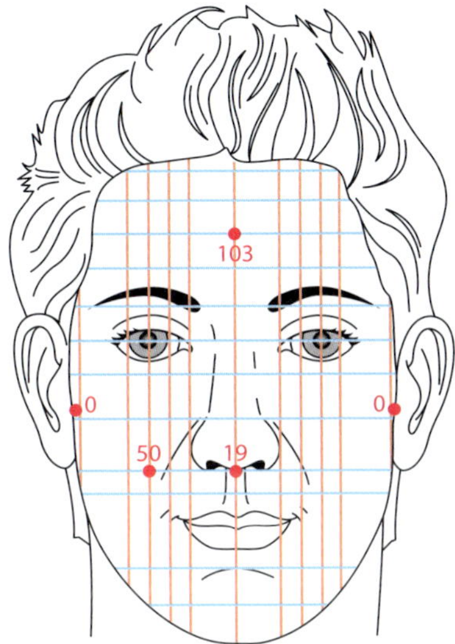

Ein zu niedriger Blutdruck kann unter Umständen Ursache von Sehstörungen sein, daher geben wir hier einen Behandlungsansatz weiter. Insbesondere dann, wenn Sie das Gefühl haben, dass Ihnen schwarz vor Augen wird, sollten Sie sich sofort hinlegen und die angegebenen Punkte stimulieren. Bitte achten Sie darauf, dass der Punkt 0 als letzter behandelt wird, denn er hat eine generell regulierende Wirkung.

Bluthochdruck

15, 61, 8, 26, 106, 3, 0

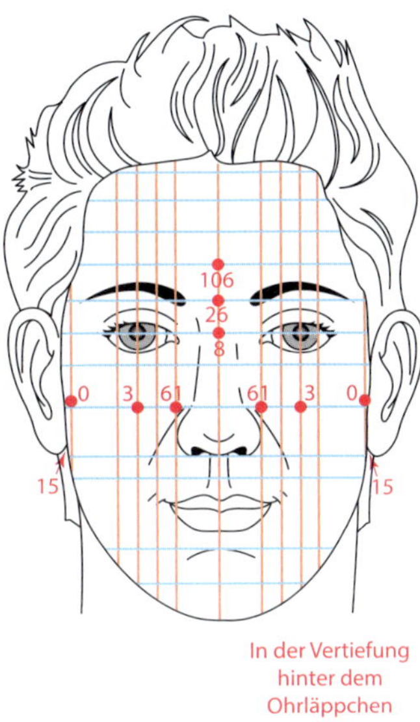

Die meisten degenerativen Augenleiden haben mit einem zu hohen Blutdruck zu tun, der auch auf fehlerhafter Ernährung beruhen kann. Daher geben wir hier ebenfalls einen Behandlungsansatz weiter. Der wichtigste Punkt bei dieser Behandlung ist Punkt 8, der blutdrucksenkend wirkt. Dieser Punkt kann auch als Notfallpunkt fungieren, wenn man das Gefühl hat, dass der Blutdruck ansteigt oder sich der Herzschlag beschleunigt. Auch hier muss der Punkt 0 als letzter stimuliert werden, denn er wirkt regulierend.

Durchblutung

7, 37, 50, 60, 73, 74, 156, 0

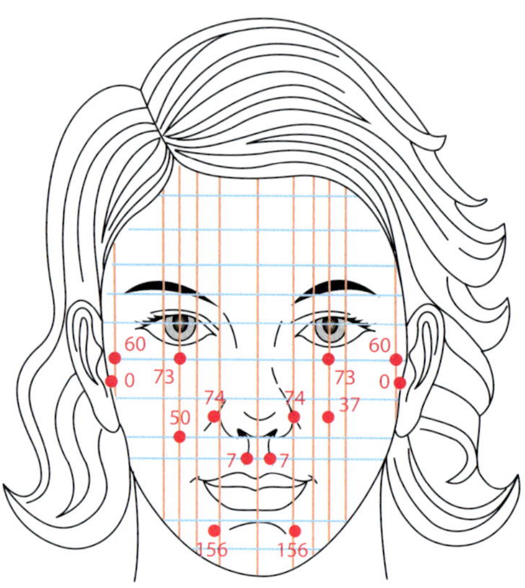

Insbesondere bei allen degenerativen Augenleiden haben die Patienten in der Regel Durchblutungsstörungen, daher geben wir hier ebenfalls einen Behandlungsansatz weiter. Auch hier ist zu beachten, dass der Punkt 0 als Regulierungspunkt am Schluss angewandt wird – in diesem Fall wirkt er besonders entspannend für die Venen.

Durchblutung des Gehirns

106, 65, 60, 8, 16, 0

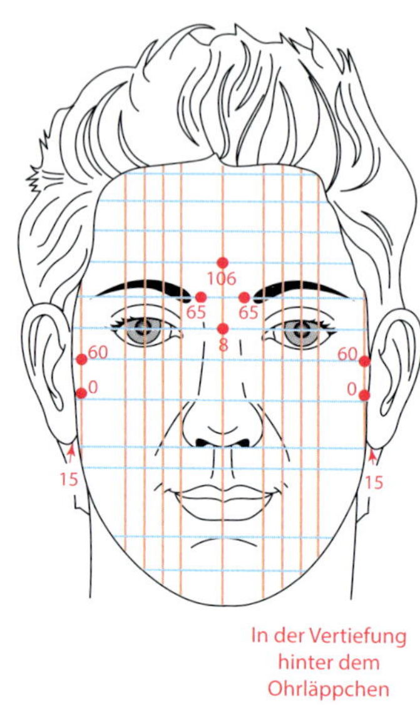

Das Auge und seine Funktion stehen biologisch gesehen in engster Verbindung mit dem Gehirn. Daher ist eine gute Durchblutung des Gehirns eine wichtige Voraussetzung für ein gutes Sehvermögen. Insbesondere der Punkt 15 sollte kräftig stimuliert werden, da er eine sofortige bessere Durchblutung des Gehirns zur Folge hat.

Entgiftung

26, 3, 85, 87, 0
oder 7, 19, 26, 38, 50, 61, 85, 124, 87, 0

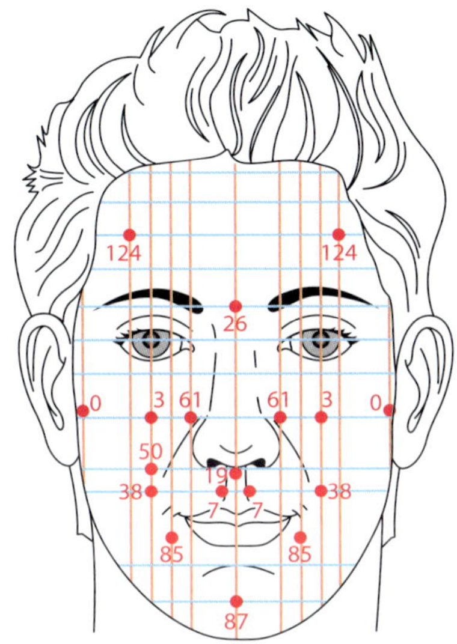

Da die meisten Augenleiden aus chinesischer Sicht mit der Leber verbunden sind, ist bei der Behandlung degenerativer Augenleiden eine generelle Entgiftung des Körpers grundlegend für eine Besserung der Augenleiden.

Es ist empfehlenswert, diese Entgiftungsbehandlung an mehreren Tagen im Monat regelmäßig durchzuführen, um somit eine Art Entgiftungskur einzuleiten.

Entzündungshemmende Punkte

26, 3, 50, 17, 38, 14, 16, 61, 60, 0

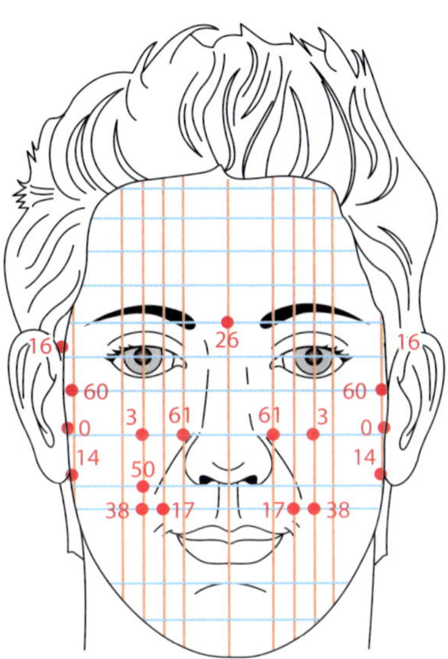

Immer wieder gibt es die verschiedensten Entzündungsprozesse an oder in den Augen. Diese Erkrankungen gehören auf jeden Fall in eine schulmedizinische Behandlung, können jedoch unterstützend durch Stimulierung dieser Punkte behandelt werden. Dies gilt sowohl für Entzündungen im als auch am Auge. Bei der Stimulierung der Punkte sollte man darauf achten, dass diese immer nur wenige Minuten dauert, sonst wird die Wirkung überschritten. Die Gesamtdauer der Behandlung sollte man von der Besserung des Entzündungsprozesses abhängig machen.

Leber

50, 103, 233, 197, 0

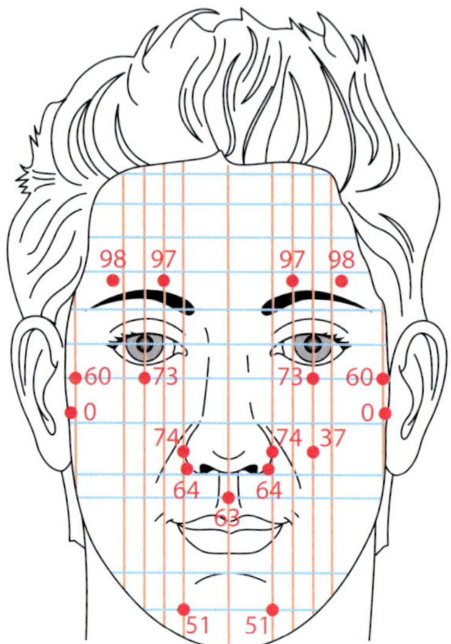

Da in der chinesischen Medizin das Auge mit der Leber in Verbindung steht, kann es auch angezeigt sein, die Leber direkt zu behandeln. Diese Punktekombination verbessert generell die Leberfunktion. Wenn Sie die Leber behandeln, empfiehlt es sich, auch auf eine entsprechende Ernährungsänderung zu achten, wie sie im Kapitel über Ernährung angegeben wird, um der Leber bei der Entgiftung zu helfen. Insbesondere Alkohol, Rauchen oder auch Drogen sind bei einer Leberbehandlung kontraindiziert.

Sehstörungen

3, 6, 8, 16, 34, 50, 97, 98, 130, 0
oder 60, 177, 185, 191, 195, 197, 0

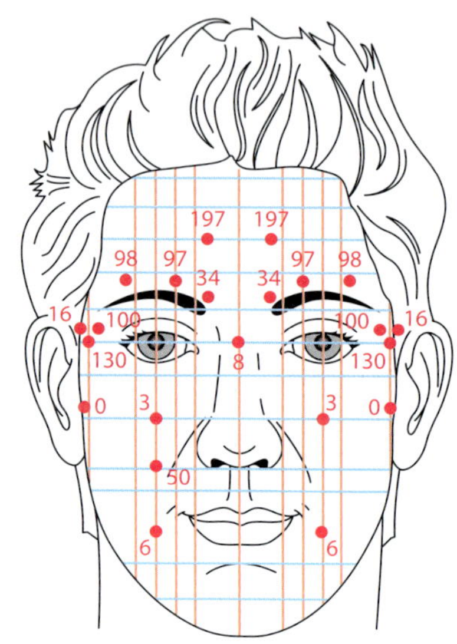

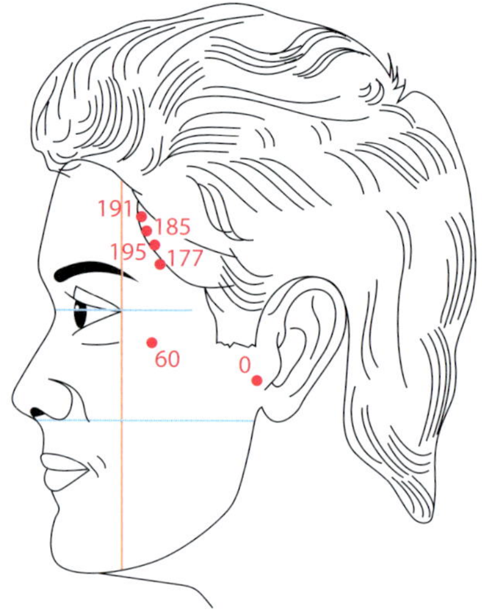

Zur generellen Behandlung von Sehstörungen gibt es zwei verschiedene Punktekombinationen. Am besten probieren Sie selbst aus, welche der Punkte, die Sie stimulieren, am empfindlichsten sind. Das sind die für Sie am besten geeigneten Behandlungspunkte. Auf diese Weise können Sie ein eigenes Behandlungsprogramm für sich entwickeln. Besonders empfehlenswert ist es, das Umfeld der Augen immer entlang der Augenhöhle zu stimulieren. Diese Punkte haben auch gute Auswirkungen bei Kurzsichtigkeit, Astigmatismus oder Weitsichtigkeit. Je regelmäßiger Sie behandeln, desto schneller können Sie Ergebnisse erhalten. Bitte beachten Sie, dass Sie Ihre Behandlung immer mit dem regulierenden Punkt 0 beenden.

Augenschmerzen

130, 100, 0

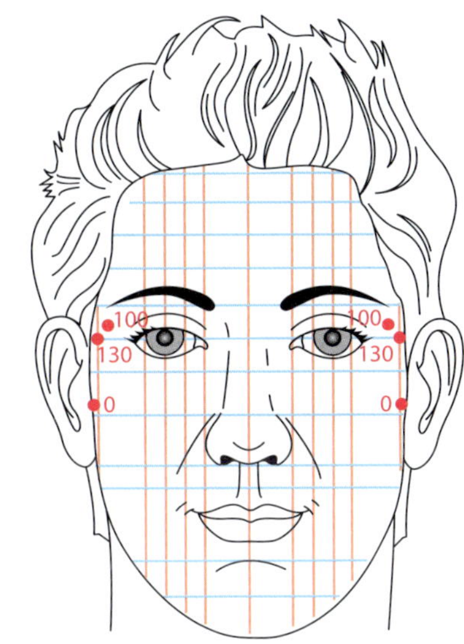

Grundsätzlich muss bei Augenschmerzen medizinisch abgeklärt werden, was die Ursachen für die Beschwerden sind. Begleitend kann man Augenschmerzen jedoch gut mit diesen drei Punkten behandeln.

Wirbelsäule

Senkrechte Linie von der Nasenspitze über den Nasenrücken und die ganze Stirn bis hinauf zum Haaransatz

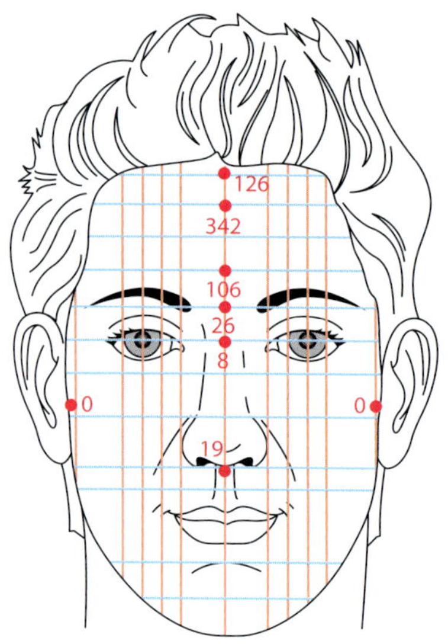

In diesem Areal befindet sich die gesamte Wirbelsäule. Die Behandlung der Wirbelsäule ist für viele Augenpatienten wichtig. So entspringt die Blutversorgung für das optische System zwischen dem dritten und vierten Halswirbel. Ist die Wirbelsäule an dieser Stelle blockiert, kann dies Auswirkungen auf die Augen haben. Daher ist die Behandlung der Wirbelsäule ein wesentlicher Bestandteil der Behandlung von Augenleiden. Hat jemand Schwierigkeiten an der Halswirbelsäule, hat er in der Regel auch Probleme im Lendenwirbelbereich, da dies aus Statikgründen eine normale Reaktion des Körpers ist. Daher empfehlen wir grundsätzlich, die gesamte Wirbelsäule zu behandeln. Geeignet hierfür sind die Metallroller, mit denen man die oben genannte Linie senkrecht auf und ab fahren kann. In der Regel zeigt sich bereits nach kürzester Zeit eine intensive Rötung dieses Bereiches, der auf diese Weise optimal stimuliert werden kann.

Für die Halswirbelsäule sind insbesondere die Punkte 8, 26 und 106 zuständig.

4.7 Sehtraining

Eine Vielzahl von Augenleiden lässt sich heute durch Verordnung geeigneter Gläser regulieren. Die Brechungsfehler im Auge, die für die Fehlsichtigkeit verantwortlich gemacht werden, werden so ausgeglichen und die Mehrzahl der Patienten ist damit zufrieden. Aber ist das wirklich ein Heilungsprozess? Beseitigen die Brillengläser auch die Ursachen der Fehlsichtigkeit? Erhält das Auge durch die geschliffenen Gläser seine normale Funktionsfähigkeit wieder zurück? Sicher nicht. Brillengläser behandeln die Symptome, nicht die Ursachen. Wer über einen längeren Zeitraum eine Brille trägt, kann oft beobachten, dass sich die Augen mit der Zeit eher verschlechtern.

Vielleicht ist aber außer Brillengläsern sonst noch etwas möglich, um einer Sehverschlechterung entgegenzuwirken?
Denn gäbe es nur Brillen und keinen Ansatz zur Selbstheilung, wären die Augen ein Sonderfall im Körper. Unter entsprechend günstigen Bedingungen können sich nämlich alle anderen Organe in irgendeiner Form regenerieren.

Aber welches sind die Selbstheilungskräfte des Auges? Wo muss man ansetzen, um sie zu aktivieren? 1920 veröffentlichte der amerikanische Arzt William H. Bates ein Buch mit dem Titel „The cure of imperfect eyesight by treatment without glasses“ (Die Heilung von Sehproblemen durch eine Behandlung ohne Brillengläser). Bates ging von der These aus, dass schlechtes Sehvermögen durch Verspannungen der äußeren Augenmuskeln und starres Sehen („Starren“) entsteht. Sein Augentraining bestand darin, dem Patienten wieder „gesunde Sehgewohnheiten“ anzutrainieren. Dazu empfahl er sechs verschiedene Augenübungen:

1. *Zentrales Sehen:* Bei dieser Übung achtet man darauf, den Blick schweifen zu lassen und sich nicht auf einen bestimmten Punkt zu konzentrieren, den man „anstarrt". Trotz der Augenbewegung versucht man, das gesamte Gesichtsfeld wahrzunehmen.
2. *Palmieren:* Hier legt man bei geschlossenen Augen die Handflächen über die Augen, um so einen Entspannungseffekt zu erzielen.
3. *Schwingen und Schweifen:* Bei dieser Übung betrachtet man zunächst einen Buchstaben, von diesem ausgehend einen zweiten und so weiter. Durch diese Übung soll erreicht werden, dass man schließlich beide Buchstaben klarer sieht. Während man mit den Augen die Buchstaben von rechts nach links betrachtet, sollte man gleichzeitig den Körper von links nach rechts bewegen. Dabei entsteht die optische Illusion, dass die Buchstaben an dem Betrachter vorbei in entgegengesetzte Richtung wandern. Ziel dieser Übung ist es, die Beweglichkeit aller Augenbewegungen und auch des Geistes zu verbessern.
4. *Gedächtnis und Einbildungskraft:* Bates war der Ansicht, dass Einbildungskraft, Gedächtnis und Sehvermögen eng miteinander verbunden sind. Er postulierte: Wenn man sich einen Buchstaben vollständig vorstellt, dann sieht man ihn auch vollständig.
5. *In die Sonne sehen:* Bates empfahl seinen Augenpatienten, bei geschlossenen Augen in die Sonne zu sehen und sozusagen ein Sonnenbad zu nehmen.
6. *Reduktion des Brillentragens:* Bates war der Ansicht, dass das Brillentragen zu Schwindel und Kopfschmerz führt, das Gesichtsfeld verkleinert und die Sehfähigkeit vermindert. Er empfahl daher, so oft wie möglich keine Brille zu tragen.

Aldous Huxley, bekannter Buchautor des vergangenen Jahrhunderts, hat der Bates-Methode ein ganzes Werk gewidmet: In „The Art of Seeing" (Die Kunst des Sehens, Piper-Verlag) beschreibt er ganz spannend, wie er selbst mithilfe der Bates-Methode seine Augen verbessern konnte.

Bates folgten viele andere Augentrainer, die mit den verschiedensten Übungen versuchten, Augenleiden zu bessern. Insbesondere richtete sich das Augentraining gegen Kurz-, Weit- und Alterssichtigkeit.

Manche Augenärzte haben Augentraining als nutzlos bewertet. Und sicher haben sie Recht, wenn sie einzelne Theorien und Ansichten von Bates kritisieren. Dennoch lassen sich die Erfolge des Augentrainings nicht wegdiskutieren: Durch Augentraining lässt sich das Sehen verbessern. Zwar nicht bei jedem Patienten im gleichen Maße und auch nicht von heute auf morgen, aber der Nutzen ist nicht zu übersehen.

Manche Augenärzte vermuten schon länger, dass unsere technischen Möglichkeiten, das Auge zu untersuchen, die subjektiven Eindrücke des Patienten nicht exakt widerspiegeln. Bei einigen Patienten, die subjektiv eine Sehverbesserung bemerken, ist schulmedizinisch nichts nachzuweisen. Andererseits werden objektive Verbesserungen am Auge nachgewiesen, die der Patient nicht bemerkt.

Mithilfe des Sehtrainings werden aber nicht nur minimale Sehverbesserungen erzielt. Es kann durchaus vorkommen, dass Patienten zu Behandlungsbeginn nicht einmal den größten Buchstaben auf der Sehtafel erkennen können und nach zwei Wochen Behandlung wieder Zeitung lesen.

Das Gehirn spielt beim Sehvorgang eine ganz entscheidende Rolle. Jede Sekunde erreicht das Auge etwa 10 Millionen Bits an Information – davon nimmt es lediglich 60 Bit auf, die dann im Gehirn verarbeitet werden, wie die Wissenschaftler Grehn und Leydecker 1995 herausfanden. Bereits auf der Netzhaut wird die Lichtinformation also auf ihre Relevanz hin selektiert. Die Außenwelt wird nicht als ungeordnetes Mosaik von Reizen wahrgenommen, sondern vorgeordnet und zu erkennbaren Gestalten geformt, die sich durch Prägnanz, Transponierfähigkeit und Konstanz in Form und Farbe auszeichnen. Man weiß heute sicher, dass das Sehvermögen wie auch der Geruchs- und Hörsinn nicht auf einer rein physikalisch-chemischen Basis funktioniert, sondern in Verbindung mit Erwartungshaltungen, Erinnerungen und anderen Faktoren steht, welche das Gehirn beisteuert.

Es ist durchaus denkbar, dass das Gehirn in der Lage ist, ein unscharfes oder ungewohntes Bild zu „korrigieren". Es gibt dazu spektakuläre Versuche mit sogenannten Umkehrbrillen. Wer eine solche Brille aufsetzt, für den steht zunächst alles auf dem Kopf. Nach etwa 14 Tagen allerdings hat das Gehirn „umgeschaltet" und sieht alles wieder richtig herum. Setzt man dann die Umkehrbrille ab, steht wieder alles auf dem Kopf. Nach weiteren 14 Tagen hat das Gehirn erneut umgestellt.

Auch von anderen Sinnen ist dieses Phänomen bekannt. So hören manche Menschen nach einer gewissen Zeit einen laut tickenden Wecker nicht mehr, der denjenigen den Schlaf raubt, die nicht daran gewöhnt sind. Wer das Ticken kennt, wacht dagegen genau in dem Moment auf, wenn der Wecker stehenbleibt und das Ticken aufhört. Diese Anpassungsfähigkeit unserer Sinnesorgane ist normal und hat seine berechtigte Funktion.

Allein vor diesem Hintergrund erscheint es durchaus möglich, dass das Augentraining Selbstheilungskräfte des Auges anregen und somit eine naturheilkundliche Augenbehandlung hervorragend unterstützen kann – auch wenn die wissenschaftliche Erkenntnislage noch dünn ist.

Manche aufgeschlossenen Augenärzte sind sogar der Meinung, dass das Sehtraining das Gehirn dazu bringen kann, sich auf veränderte Situationen an der Makula (zum Beispiel bei Makuladegeneration) einzustellen. Man hat festgestellt, dass der Mensch nicht immer die gesamte Fläche der Makula zum Sehen benutzt. Einen Hinweis darauf gab die Beobachtung, dass bei Sehtests bessere Ergebnisse erzielt werden, wenn die Patienten zusätzlich mit dem Finger auf die zu entziffernde Sehtafel zeigten. Der Sehvorgang wird dadurch „körperlich" unterstützt. Die Vermutung ist, dass man durch geeignete Übungen lernen kann, die Sehleistung zu verbessern, indem man auf andere, noch gesunde Bereiche der Makula ausweicht. Dann würden beispielsweise 40 % zentrales Sehvermögen ausreichen, um bis zu 100 % zu sehen. Diese Theorie ist jedoch noch nicht wissenschaftlich geprüft. Bei der Makulaschulung lernt der Patient, verbliebene funktionelle Restinseln der Makula kontrolliert zu nutzen.

Spezialliteratur über Augentraining

Wer sich mit Augentraining befassen möchte, kann sich in der Buchhandlung mit ausreichend Spezialliteratur zu diesem Thema eindecken. Bekannte Autoren sind Janet Goodrich, Lisette Scholl, Robert Kaplan oder Uschi Ostermeier-Sitkowski. Hier findet man neben einer ganzen Reihe von Sehübungen zu den verschiedensten Augenerkrankungen auch Adressen von ausgebildeten Sehtrainern, die Einzel- oder Gruppenbehandlungen anbieten.

Eine Sehübung aus Asien, das sogenannte Augen-Tai-Chi, möchte ich an dieser Stelle denjenigen als Übung empfehlen, die jetzt sofort damit anfangen möchten. Zunächst empfehle ich Ihnen, die Augen wie oben beschrieben zu palmieren und anschließend diese einfache Übung auszuführen:

Augen-Tai-Chi
Die eigene Hand etwa 30 bis 40 cm vor die Augen halten und betrachten.
Dann langsam – sehr langsam – die Hand von oben nach unten (vertikal) und wieder zurück bewegen.
Diese Bewegung 3-mal wiederholen und dabei immer weiter auf die eigene Hand sehen.

Dann bewegen Sie die Hand von rechts nach links und zurück (horizontal).
3-mal wiederholen.
Dann in die beiden diagonalen Richtungen.
3-mal wiederholen.
Zum Schluss machen Sie eine große Kreisbewegung im Uhrzeigersinn (3-mal) und eine im Gegenuhrzeigersinn (3-mal).
Versuchen Sie dabei ruhig und regelmäßig zu atmen.
Machen Sie diese Übung je einmal morgens, mittags und abends. Diese Augenübung führt zu einer besseren Beweglichkeit der Augenmuskeln und entspannt das Sehen.

Eine interessante Variante des Sehtrainings ist die sogenannte Rasterbrille. Dabei handelt es sich um eine Kunststoffbrille, bei der auf beiden Seiten ein undurchsichtiger schwarzer Kunststoff eingearbeitet ist, der in regelmäßigen Abständen Löcher besitzt. Man kann diese Brille anstatt der sonst üblichen Korrekturgläser tragen, um die Augen zu trainieren. Natürlich setzt man sie zum Autofahren oder bei anderen Tätigkeiten, bei denen es um das Reaktionsvermögen geht, wieder ab. Die Rasterbrille ist eine reine Trainingsbrille. Das Wirkprinzip ist ganz einfach: Man versucht, den Lichteinfall bei sonnenheller Umgebung zu reduzieren und die Kontrastwirkung zu erhöhen. Normalerweise bildet sich bei einem gesunden Auge das einfallende Licht auf dem Kopf stehend auf der Netzhaut ab. Je nachdem, ob jemand weit- oder kurzsichtig ist, trifft das scharfe Bild nicht direkt auf die Netzhaut, sondern davor oder dahinter. Wenn man geschliffene Gläser benutzt, wird das Licht entsprechend am Glas gebrochen und optimiert auf die Netzhaut gelenkt.

Bei einer Rasterbrille funktioniert das anders. Dort wird das einströmende Licht bereits an den kleinen Löchern der Brille vor dem Auge gebündelt und so ausgerichtet, dass auf der Netzhaut ein fast scharfes Bild entsteht – ohne dass sich die Augen dabei anstrengen müssen. Um ein ganz scharfes Bild zu bekommen, wird das Gehirn durch die Brille angeregt, die Augenmuskulatur für die restliche Fokussierung zu gebrauchen.

Unser Sehsinn ist so konzipiert, dass er ständig zwischen scharfem, fokussierten Sehen und einem Gesamtbild wechseln will. Durch die Lochbrille wird das verhindert, da sie nur Teilbilder zulässt. Möchte man trotz Lochbild ein Gesamtbild erhalten, müssen sich die Augen schneller bewegen um die Empfangsgeschwindigkeit der Detailbilder zu erhöhen.

Im Gegensatz zur Lochbrille fördern geschliffene Gläser eher ein starres Sehverhalten. Die so erreichte starre Mittelstellung der Augen kann langfristig die Sehverschlechterung fördern. Die Rasterbrille dagegen begünstigt die Eigenaktivität der Augen durch einen dauerhaften Wechsel von fixierendem und schweifendem Blick.

Eine Rasterbrille kann man im Internet finden. Man sollte sie als gelegentliche Alternative zur optischen Brille beim Spazierengehen, Lesen, Fernsehen oder als Sonnenbrille nutzen. Bei starker Sonneneinstrahlung „filtert" die Rasterbrille etwa 70 % des intensiven Lichteinfalls weg und lässt bei den verbleibenden 30 % auch die gesunden, im Sonnenlicht enthaltenden UV-Anteile durch. Diese sind wichtig für die Augen, weil sie den Organismus anregen, Vitamine zu bilden und die Abwehrkraft zu stärken.

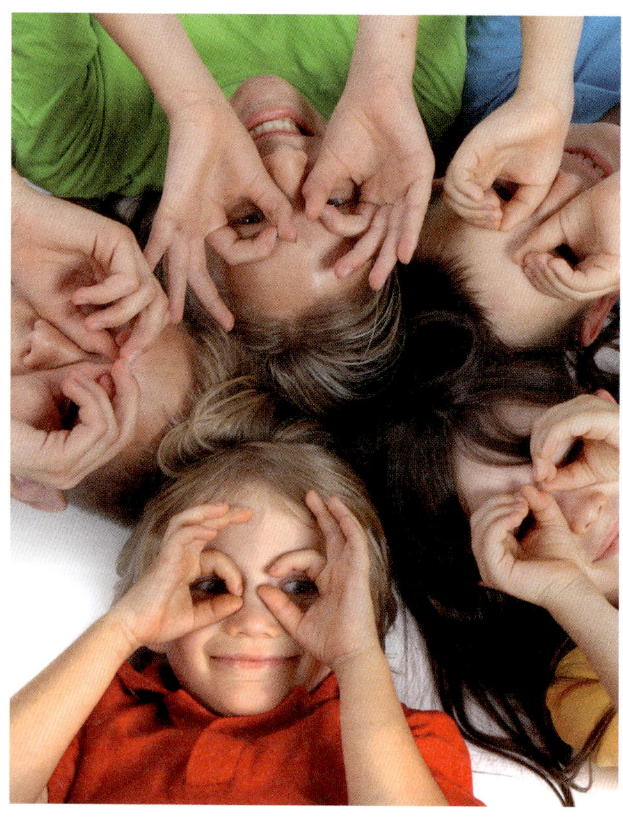

4.8 Psychische Faktoren

Beim Einfluss der Psyche auf Augenerkrankungen muss man zwei wesentliche Dinge unterscheiden: zum einen Erkrankungen, die rein psychisch bedingt sind, bei denen keinerlei Schädigungen des Auges oder des Gehirns festgestellt werden können, und zum anderen psychische Faktoren, die das Entstehen von tatsächlichen Augenleiden mit verursachen können. Einer der bekanntesten Vertreter dieser zweiten Ansicht ist heute Rüdiger Dahlke, der mit seinen Bestsellern „Krankheit als Weg“ und „Schicksal als Chance“ die Menschen aufrütteln möchte, ihre Erkrankungen nicht nur als gottgegebenes Schicksal hinzunehmen, sondern als eine Art von Stoppschild aufzufassen, mit dem eine Lernaufgabe im Leben verbunden ist.

Der Sehvorgang kann in drei Teile eingeteilt werden: das Wahrnehmen, das Auswählen und das Erkennen. Dabei spielt gerade der zweite Teil, das Auswählen dessen, was man sehen möchte, für die Psyche eine große Rolle. Wir alle kennen Formulierungen aus unserem Sprachgebrauch wie „ich kann es nicht mehr sehen“, „vor etwas die Augen verschließen“, „ich kann nicht hinschauen“, „einer Sache ins Auge schauen“, „einsichtig sein“ und viele mehr. Formulierungen wie diese, wenn sie innerlich – auch unbewusst – immer wieder wiederholt und durch ein entsprechendes Verhalten noch bestärkt werden, können die Entstehung von Augenleiden fördern, denn unser Körper reagiert mehr auf unsere inneren „Befehle“, als wir es manchmal wahrhaben wollen.

Auffällig ist beispielsweise, dass die Kurzsichtigkeit, im Gegensatz zur Weitsichtigkeit, eher in der Jugend auftritt. In der Jugend fehlt aufgrund der Unerfahrenheit der Überblick oder eine gewisse Weitsicht. Dagegen neigen ältere Menschen dazu, sich an ganz nah zurückliegende Ereignisse schlechter zu erinnern als an weit zurückliegende, die oft mit großer Präzision beschrieben werden.

Kurzsichtigkeit bedeutet starke Subjektivität. Man kann über seinen eigenen Tellerrand nicht hinaussehen, fühlt sich bei Angriffen ständig persönlich betroffen und bezieht alles auf sich selbst, bei gleichzeitiger Weigerung, sich selbst erkennen zu wollen. Wer kurzsichtig wird, sieht nur noch in der Nähe gut, weil er genau da genauer hinsehen sollte. Der Kurzsichtige wird über die Erkrankung aufgefordert, in die Selbsterkenntnis zu kommen. Der Weitsichtige dagegen hat seine Weitsicht nur auf der körperlichen Ebene realisiert und ist aufgefordert, Weisheit und Weitsicht in seinem Leben zu entwickeln.

Eine Bindehautentzündung zeigt – wie alle entzündlichen Prozesse im Körper – einen inneren Konflikt an. Die schmerzenden Augen erfahren nur durch Schließen Besserung. Man neigt also dazu, seine Augen vor einem Konflikt zu verschließen.

Beim grauen Star trübt sich die Linse und damit auch der Blick. Alles ist grau in grau und man kann die Dinge nicht mehr so scharf sehen. Das unscharfe Sehen bedeutet, dass alles Verletzende seine Gefährlichkeit verliert und die trübe Linse eine letztlich beruhigende Distanzierung von der Umwelt bewirkt. Wie Schuppen vor den Augen fungiert der graue Star als Mechanismus, um das, was man nicht mehr sehen will, nicht mehr so genau betrachten zu müssen.

Beim Patienten mit grünem Star ist nicht nur der Druck im Auge erhöht, sondern es entsteht auch ein innerer Druck. Glaukompatienten trauen sich oft nicht, ihrer Umgebung zu sagen, was sie eigentlich selbst wollen. Sie passen sich an, wollen sich zwanghaft mit allen Menschen vertragen. Dadurch baut sich innerlich ein psychischer Druck auf, der aber kein Ventil findet. „Dem ist aber eine Laus über die Leber gelaufen", sagt man oft spaßeshalber bei Menschen, die ihre Aggressionen zeigen. Die Leber, die in der chinesischen Medizin auch mit den Emotionen Ärger und Wut verbunden wird, steht eng mit dem Glaukom in Verbindung. Unterdrückte Aggressionen bauen den inneren Druck auf, der dann im Auge als Druckerhöhung manifestiert werden kann.

Auf diese Weise lassen sich viele psychische Entsprechungen bestimmten Krankheitsbildern zuordnen. Nicht jedes dieser Psychogramme passt genau auf jeden Patienten. Manchmal findet man bei genau-

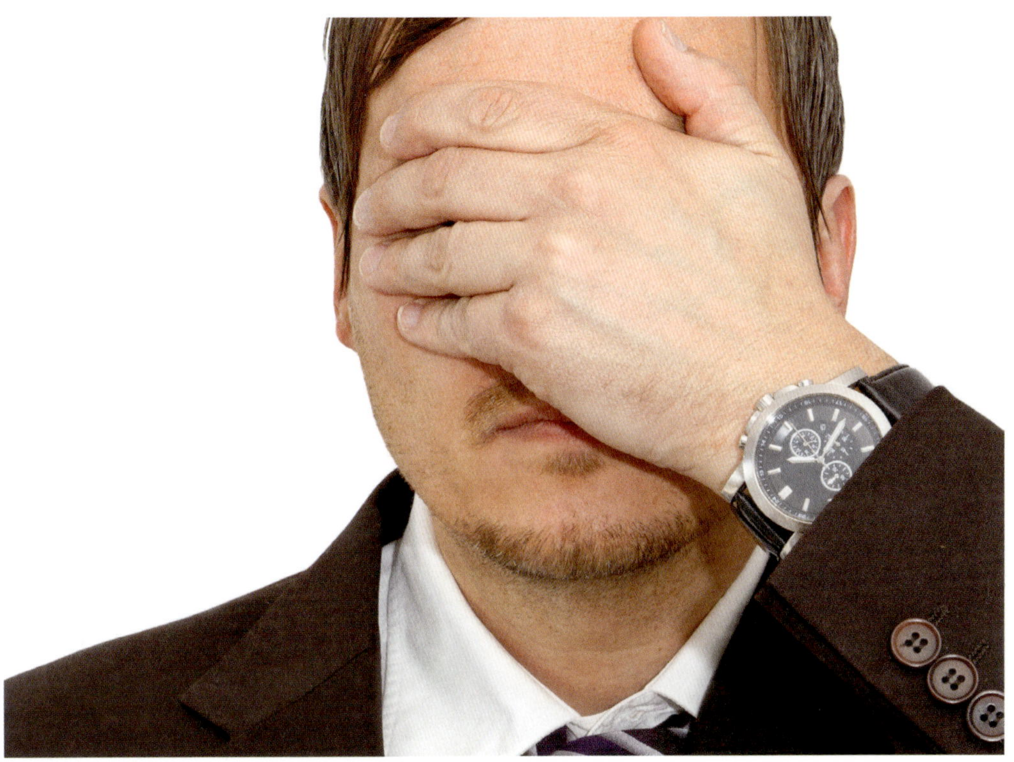

erem Hinschauen nur ein winziges Körnchen Wahrheit in den Denkansätzen, das aber bereits Anreiz genug sein sollte, das Augenproblem nicht nur von der rein körperlichen Behandlungsseite her anzugehen.

Leider sind die wenigsten Ärzte und Heilpraktiker in solchen seelisch begleitenden Therapien ausgebildet oder können aus Zeitgründen die psychischen Elemente bei der Behandlung nicht berücksichtigen.

Wer sich mit der psychischen Seite seiner Erkrankung auseinandersetzen möchte, der kann zunächst versuchen, geeignete Literatur darüber im Buchhandel zu finden.

Besonders empfehlenswert und gut zu lesen ist das bereits erwähnte Buch von Aldous Huxley „Die Kunst des Sehens. Was wir für unsere Augen tun können“ (Piper-Verlag). Der kanadische Autor Robert Kaplan hat über die Zusammenhänge von Augen und Seele ebenfalls interessante Werke verfasst.

Es besteht aber auch die Möglichkeit, sich auf die Suche nach einem geeigneten Therapeuten zu machen. Ein guter Tipp in dieser Hinsicht sind ausgebildete Sehtrainer. Viele von ihnen haben sich auch mit den seelischen Aspekten von Augenleiden befasst und können bei einer entsprechenden Behandlung gut begleiten.

Eine weitere Empfehlung ist Autogenes Training. Hierbei wird man auf eine sanfte Weise in Entspannungszustände geführt, die den Umgang mit den Problemen des täglichen Lebens erleichtern können. Diese spezielle Form der Meditation bewirkt, dass das Gehirn mit einer niedrigeren Frequenz zu schwingen beginnt, was sich durch Resonanzphänomene auf den gesamten Organismus überträgt. Man hat gemessen, dass eine Hirnfrequenz von 7,8 Hz eine optimale Entspannung ermöglicht. Interessanterweise ist dies auch genau die Frequenz, die sich an der Aorta in Herznähe beim Pulsieren des Blutes durch das Gefäß ergibt. Der Wissenschaftler Itzak Bentov fand in Untersuchungen heraus, dass der ganze Körper auf diese sogenannte „stehende Welle“, die an der Aorta entsteht, durch Resonanz reagiert. Die Frequenz von 7,8 Hz führt im gesamten Organismus zu einer Entspannung, wobei der Mensch das Gefühl für Raum und Zeit verliert und auch keine Angst empfindet. Dies wirkt äußerst heilsam.

Beim Meditieren und beim Autogenen Training wird genau der Zustand erreicht, der es vielen Menschen ermöglicht, sich angstfrei mit ihrer Lebenssituation auseinanderzusetzen.

Mit etwas Übung kann man später auch zu Hause allein in stille Meditation gehen. Dabei kann es sinnvoll sein, sich im Inneren gedanklich mit den Augen und dem Sehen zu beschäftigen. Man kann sich das Auge physisch vorstellen, wie es optimal funktioniert – es wird wunderbar durchblutet, alle Ablagerungen werden wieder abgetragen, das Kammerwasser durchfließt die Linse und den Glaskörper und nimmt alle Trübungen hinweg, die dann wieder aus dem Auge hinaus in den Gesamtorganismus zurückfließen und das Auge in vollständiger Klarheit zurücklassen.

Ich erinnere mich an einen jungen Patienten in meiner Praxis, der beim Spielen durch einen Unfall einen Pfeil ins Auge bekam. Er musste anschließend sofort operiert werden. Nach drei Tagen konnte er mit dem verletzten Auge nur noch hell und dunkel unterscheiden und das Auge war schwarz gefärbt. Wir begannen, ihn in unserer Praxis mit Akupunktur zu behandeln. Gleichzeitig erzählte ihm ein Mitarbeiter die Geschichte, wie er im Bauch seiner Mutter entstanden ist. Er erzählte ihm, dass er früher so groß wie eine Erbse war und dass diese Erbse die gesamten Informationen darüber enthielt, wie er als erwachsener Mensch einmal aussehen würde. Diese Erbse wusste damals schon, welche Haarfarbe er haben würde, wie seine Hände und Füße aussehen würden, welche Form seine Nase erhalten, wie sein Gesicht einmal werden würde und natürlich auch, wie sein Auge gebaut sein müsse, um damit sehen zu können. Er riet dem Jungen schließlich, sich täglich mit seiner „Erbse" darüber zu unterhalten, dass sie ja schließlich wisse, wie so ein Auge richtig gebaut sein muss, damit er wieder richtig sehen kann, und er solle sie bitten, ihr Wissen so zu aktivieren, dass sich das Auge wieder entsprechend repariert. Bereits nach drei Tagen konnte der Junge wieder alle Farben sehen und der behandelnde Augenarzt war erstaunt, wie schnell sich die Heilung an seinem Auge vollzog. Auf eine weitere Operation, die der Augenarzt bereits eingeplant hatte, konnte schließlich verzichtet werden.

Die Mutter berichtete uns hinterher, dass der Junge sich wirklich täglich mit seiner

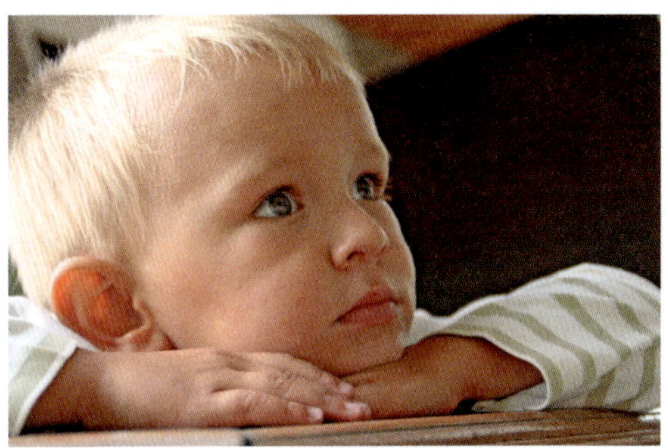

„Erbse" auseinandergesetzt und sich fleißig mit ihr darüber unterhalten hatte, was zu tun sei, um das Auge wieder zu reparieren. Inwieweit dieser meditative Aspekt direkt an der Heilung beteiligt war, ist schwer nachzuvollziehen. Dennoch gibt der Fall dieses Jungen vielleicht eine Idee davon, wie man sich in einer Meditation bildlich mit der eigenen Erkrankung kreativ auseinandersetzen kann. Ich persönlich bin überzeugt davon, dass solche Formen von Visualisierungen bei jedem Heilungsprozess energetisch hilfreich sein dürften.

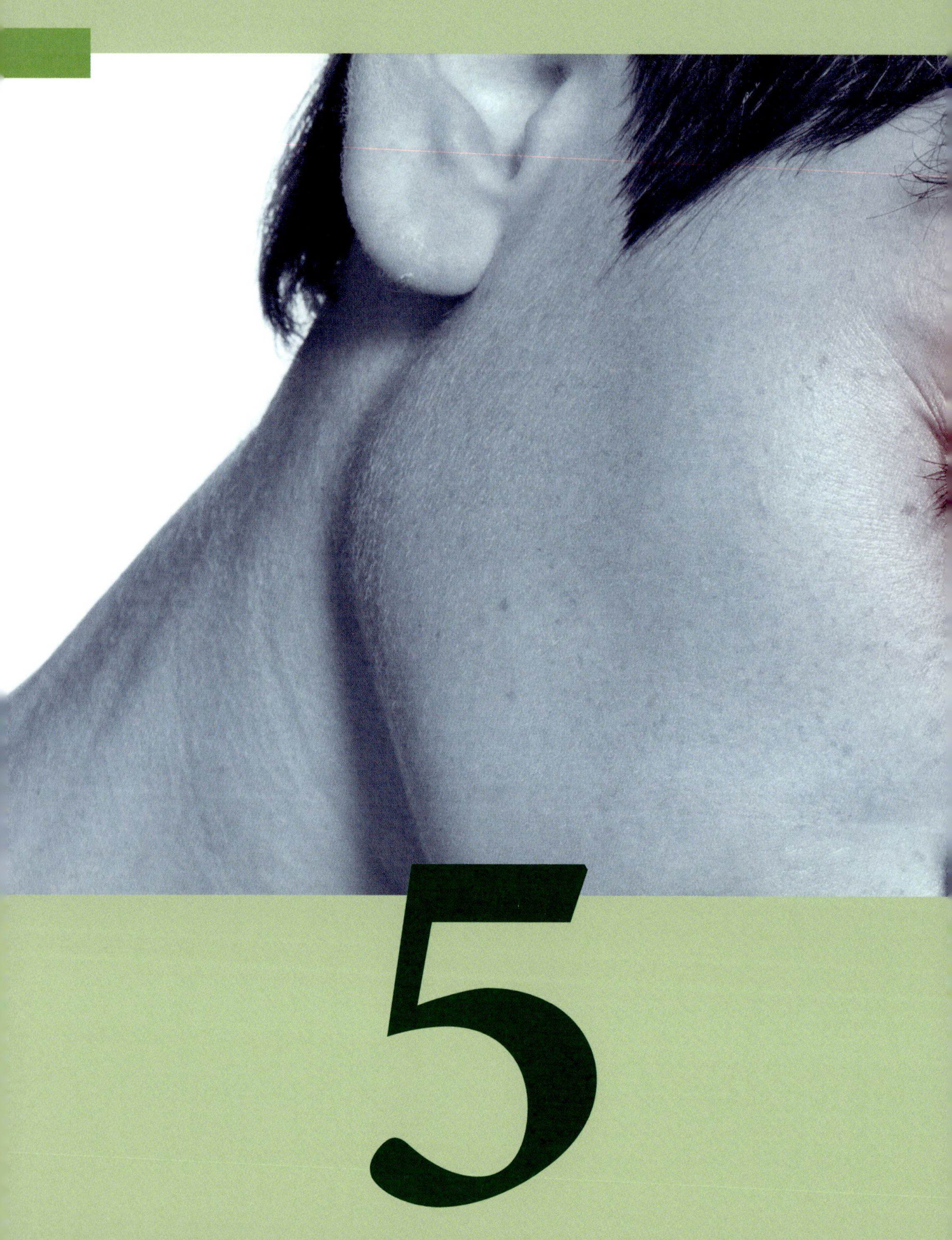

5

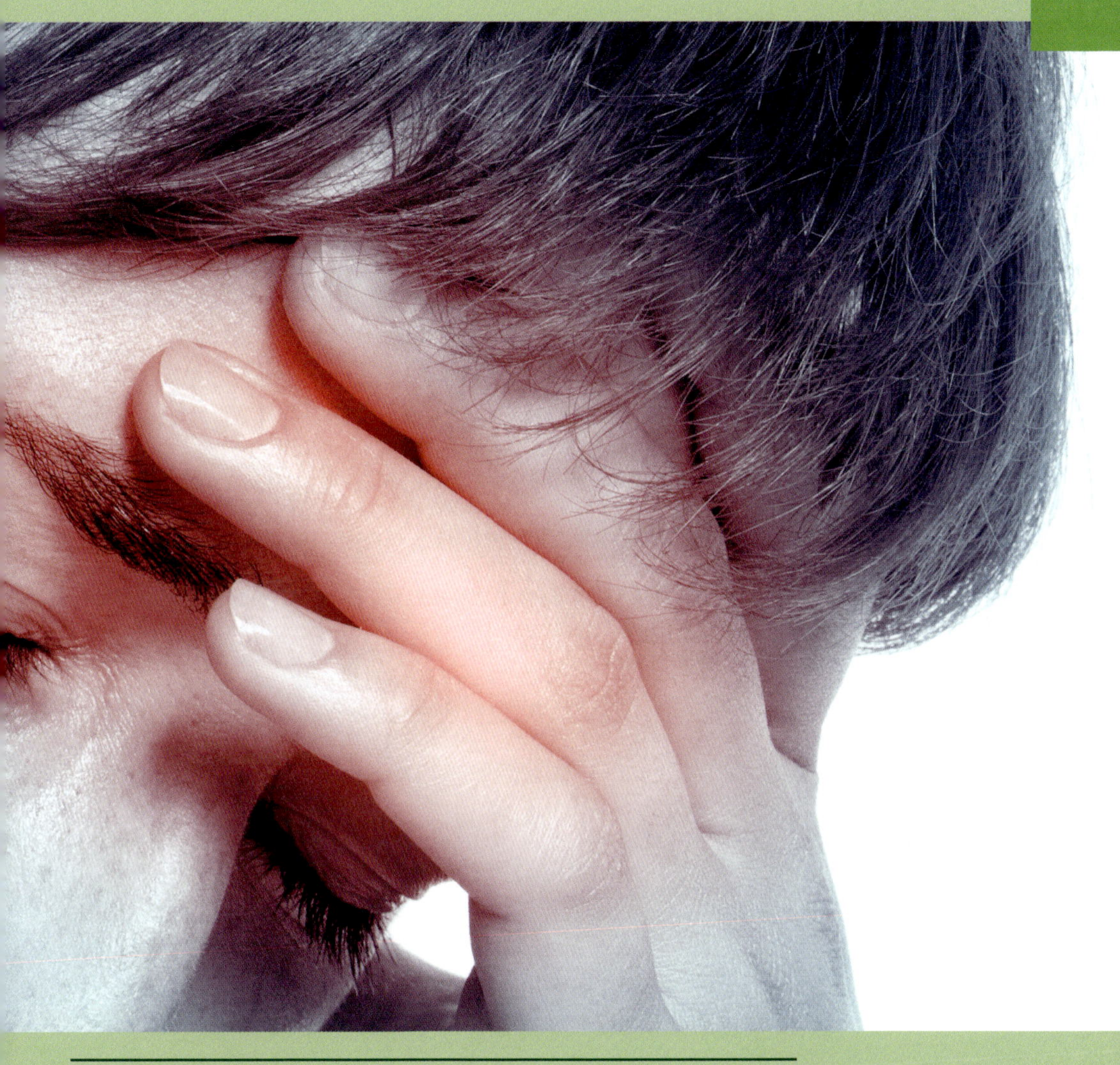

Wie man Augenleiden verhindert – Präventivmaßnahmen

5. Wie man Augenleiden verhindert – Präventivmaßnahmen

Menschen, deren Augen erkranken, haben es oft nicht leicht. Der Verlust des Sehsinnes geht zwangsläufig mit einem hohen Verlust an Lebensqualität einher. Wer nicht mehr lesen kann, vielleicht andere Leute nicht mehr erkennen kann, Schwierigkeiten mit dem Fokussieren bekommt, kann an vielen Dingen des täglichen Lebens nicht mehr teilnehmen. Man kann nicht mehr fernsehen und sich in seinem Umfeld nicht mehr sicher bewegen. Immer mehr ist man auf die Hilfe anderer Menschen angewiesen, was viele Menschen nicht wahrhaben wollen und daher zu allem Elend ihre Erkrankung auch noch zu verheimlichen versuchen.

Was kann man tun, um zu verhindern, dass man im Alter mit Augenleiden konfrontiert ist? Dazu muss man erkennen, dass die meisten degenerativen Augenleiden, wie in vorangehenden Kapiteln bereits erläutert wurde, mit der Ernährung zu tun haben. Was heute im Allgemeinen als ausgewogene Ernährung gilt, ist nicht immer gut für die Erhaltung des Augenlichts. Insbesondere Milchprodukte werden zu den Hauptverursachern von Augenleiden im Alter gezählt. Ähnliches gilt offenbar auch für Mehlprodukte.

Wer sein Augenlicht lange genießen möchte, sollte insbesondere auf diese beiden Gruppen von Nahrungsmitteln weitgehend verzichten und sich viel mit Obst und Gemüse, Fisch und nur gelegentlich Fleisch und wenig Alkohol ernähren.

Generell muss man heute sagen, dass die Nahrungsmittel, die wir zu uns nehmen, aus verschiedenen Gründen immer weniger Nährstoffe enthalten. Daher erkennen immer mehr Menschen, dass es durchaus sinnvoll sein kann, fehlende Nährstoffe durch Nahrungsergänzungsmittel zu ersetzen. In meiner Praxis hat sich gezeigt, dass Menschen, die regelmäßig Nahrungsergänzungsmittel zu sich genommen haben, besonders schnell auf eine Akupunkturbehandlung reagieren. Es ist quasi so, als hätte der Organismus auf diese Weise genügend „Sprit“, um schnell reagieren zu können.

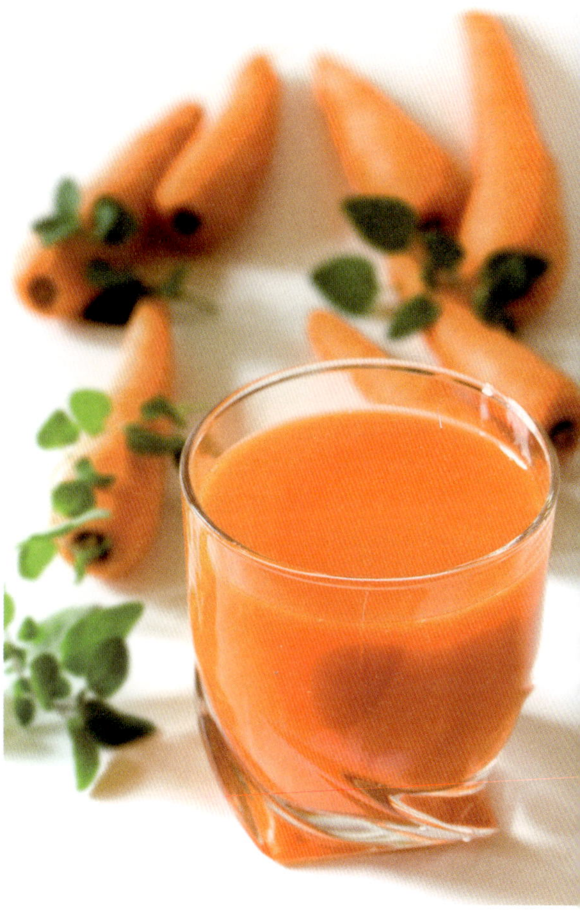

Ein anderer Aspekt, der vielfältige Chancen zur Vorbeugung bietet, ist sicherlich unser täglicher Umgang mit dem Sehen an sich. Generell neigen wir dazu, mit den Augen mehr zu starren als zu blicken. Wer nimmt sich schon Zeit, jeden Tag für längere Zeit seine Augen über die Landschaft schweifen zu lassen und sie so etwas zu entspannen? Viel eher ist es so, dass wir viel lesen, fernsehen, am Computer arbeiten oder anderweitig unsere Augen anstrengen. Jeder weiß, dass der Körper immer wieder Erholung braucht. Dies gilt auch für die Augen. Wenn man sich die Augen lange erhalten möchte, ist es daher ratsam, ihnen immer wieder Erholungsphasen anzubieten. Vielleicht ist es außerdem empfehlenswert, einmal in der Woche ein kleines Sehtraining zu absolvieren oder ab und zu eine Rasterbrille aufzusetzen.

Unabhängig davon sollte man natürlich generell für eine geeignete Beleuchtung in Innenräumen sorgen. Die Ansicht, dass zu wenig Licht den Augen schadet, ist zwar heute überholt. Dennoch scheint der Einsatz von Leuchtröhren und Glühbirnen mit Tageslichtspektren dazu zu führen, dass sich der gesamte Organismus besser fühlt und auch belastete Augen weniger gestresst werden. Wenn jemand bereits ein Augenleiden hat, ist es durchaus überlegenswert, solche Speziallampen zum Beispiel in einer Leselampe oder in Räumen, in denen man sich die meiste Zeit aufhält, zu installieren. Im Handel findet man diese Speziallampen häufig unter dem Fachbegriff True-light-Lampen.

Aus psychologischer Sicht geht es bei der Pflege des Augenlichts wohl darum, seine Augen nicht von Problemen abzuwenden, sondern diese genau zu betrachten und beachten zu wollen, sowohl eine gewisse Weitsicht für die Zukunft zu entwickeln als auch den Wunsch zu haben, das, was im direkten Umfeld geschieht, in Liebe wahrzunehmen und zu akzeptieren. Wer in seinem Leben Stress und Druck erfährt, sollte lernen, damit entspannter umzugehen und auch mithilfe seiner Familie oder näheren Umgebung in manchen Situationen Lösungen zu finden, die psychischen Druck erleichtern oder auflösen können.

Wie bei allen Erkrankungen gilt auch für Augenleiden, dass es sich meist um ein seelisches Alarmprogramm des Organismus handelt, der den Menschen auffordert, genauer hinzuschauen, wo etwas mit der inneren Haltung nicht stimmt. Insofern gilt es auch, Dankbarkeit zu entwickeln, wenn uns Erkrankungen zeigen, wo wir in unserem Leben noch umdenken und dazulernen dürfen.

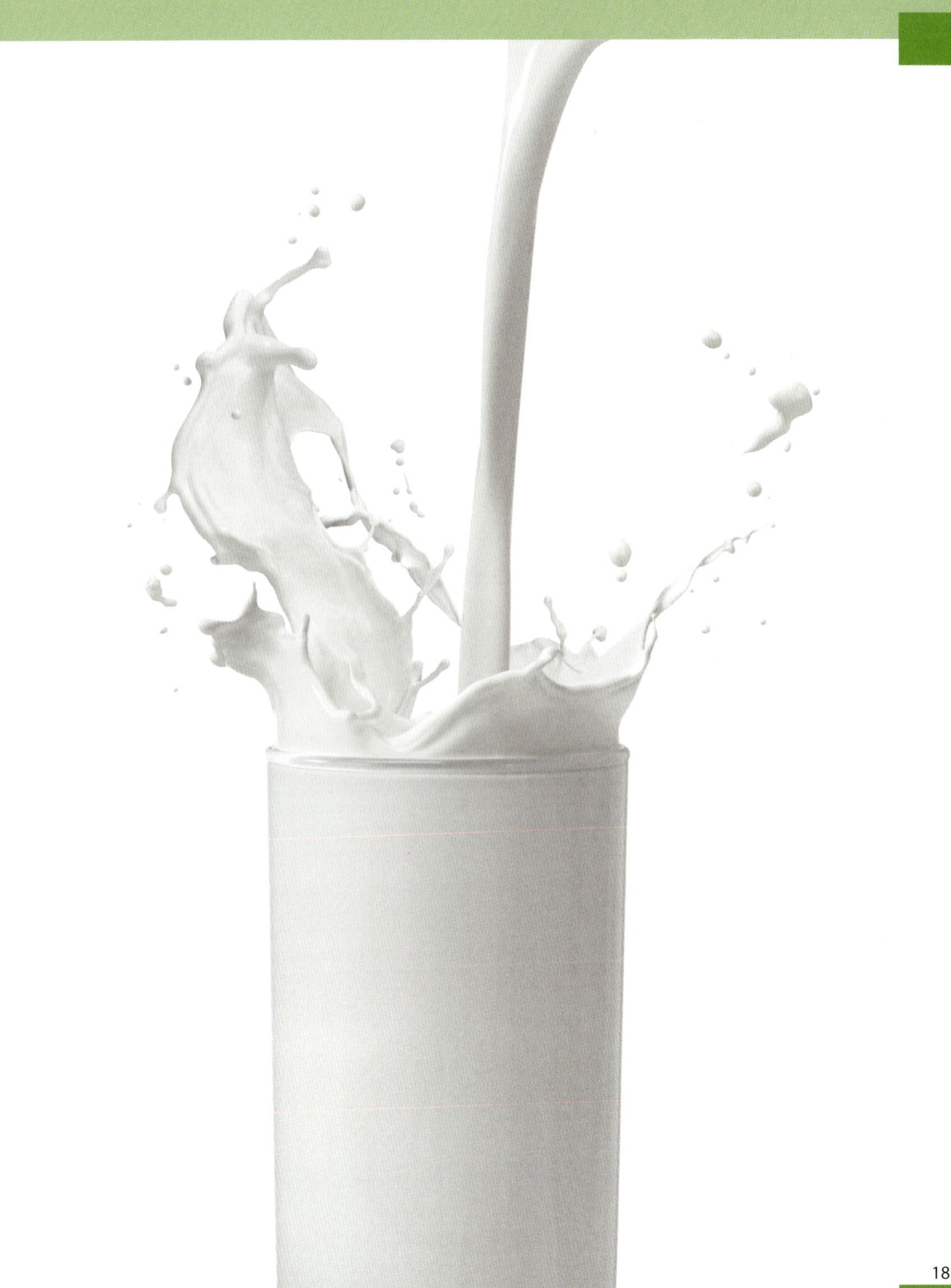

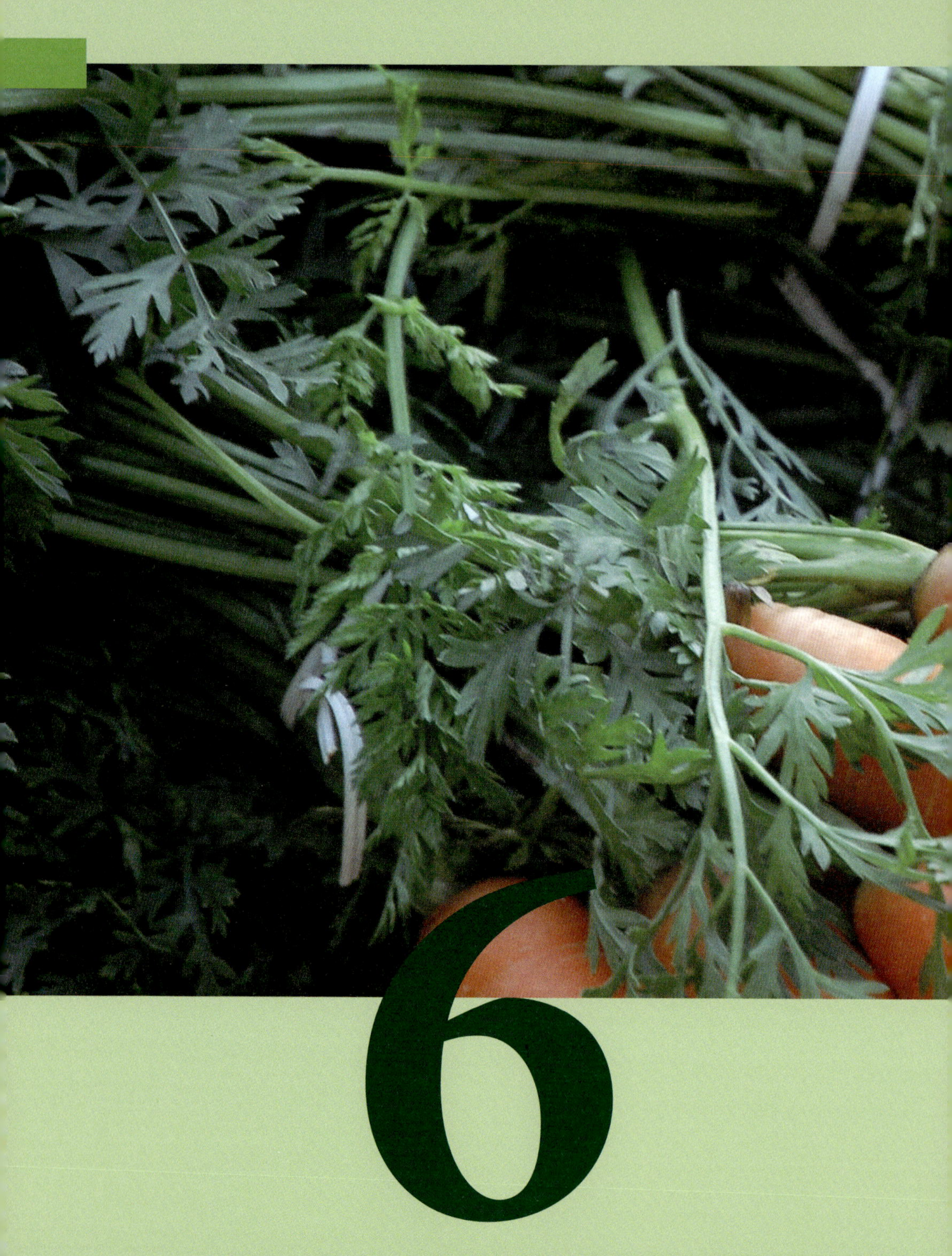

6

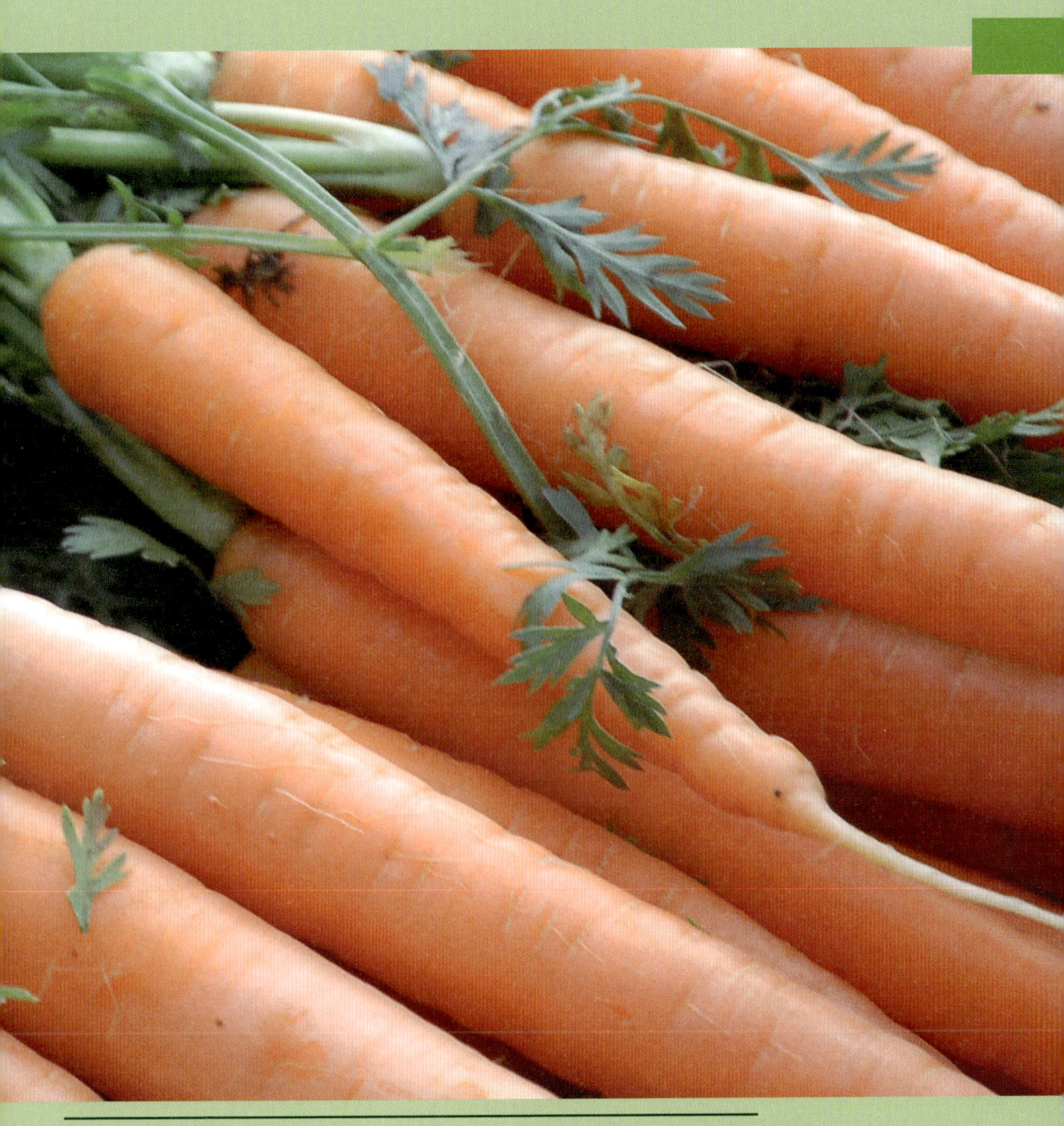

Augenleiden und ihre Behandlungsmöglichkeiten

6. Augenleiden und ihre Behandlungsmöglichkeiten

6.1 Makuladegeneration

Die altersbedingte Makuladegeneration (AMD) gehört zu den am meisten verbreiteten Augenleiden. Sie ist die häufigste Erblindungsursache und damit der häufigste Grund für die Beantragung von Blindengeld in den westlichen Industrieländern. Neue Statistiken zeigen alarmierende Zahlen: So leiden in der Gruppe der 65-75-Jährigen 28 % unter einer Makuladegeneration, in der Gruppe der 75-85-Jährigen sind es bereits 35 %. In Deutschland gibt es ca. 3 Millionen Erkrankte und jährlich kommen 300.000 dazu.

Die Bezeichnung *Volkskrankheit* ist daher gerechtfertigt. Und dennoch haben nur etwa 5 % der Deutschen jemals von dieser Erkrankung gehört, so die Ergebnisse einer Umfrage der AMD Alliance International. Vor allem die Betroffenen selbst haben meist keine Ahnung, was genau am Auge vor sich geht, und verstehen daher auch den Verlauf ihrer Erkrankung nicht.

Die Gefahr, an einer Makuladegeneration zu erkranken, beginnt etwa mit dem 50. Lebensjahr und steigt mit zunehmendem Alter. Dies bedeutet jedoch nicht, dass man nicht auch schon in jüngeren Jahren erkranken kann.

Die Makuladegeneration wird schulmedizinisch in die Gruppe der degenerativen Netzhauterkrankungen eingeordnet. Das erste Symptom besteht meist in verzerrtem Sehen. Im fortgeschritteneren Stadium bildet sich ein undurchsichtiger, diffuser Fleck im Zentrum des Sehens bzw. in der Bildmitte. Dieser Fleck dehnt sich schließlich weiter aus, so dass die Patienten in der Mitte nichts mehr sehen können, sondern nur noch peripher bzw. am Rand, um den Fleck herum.

Mit fortschreitender Erkrankung ist zunächst der Verlust der Lesefähigkeit und später auch der Fahrtüchtigkeit verbunden. Die Betroffenen können sich nicht mehr im Spiegel betrachten und nicht mehr fernsehen, manchmal gelingt beides noch mit zur Seite geneigtem Kopf. Vor allem können sie keine Gesichter mehr erkennen, was ihnen häufig zu Unrecht als Unfreundlichkeit ausgelegt wird.

Die Makula, der gelbe Fleck, ist das Zentrum des schärfsten Sehens und hat nur eine Fläche von ca. 1,5 mm^2. In diesem gelben Fleck stehen die Sehrezeptoren am dichtesten. Bei fortschreitender Makuladegeneration werden in erster Linie die Zapfen-Rezeptoren zerstört, die für das Farbensehen und die Sehschärfe zuständig sind. Das bedeutet, dass die Sehfähigkeit bei Nacht und in der Dämmerung noch weitgehend bestehen bleiben können, während das Farbsehvermögen und die Sehschärfe bereits stark beeinträchtigt sind.

6.1.1 Ursachen, Entstehung, Formen, Symptome und Diagnostik

Die Ursachen der Makuladegeneration liegen in der Regel im sogenannten „schlechten Blut". Mit dieser umgangssprachlichen Umschreibung möchte man ausdrücken, dass das Blut mit zunehmendem Alter nicht mehr so gut durch die Arterien und Venen fließen kann. Teilweise sind die Blutbahnen mit Ablagerungen verstopft, aber auch die Transportbewegung innerhalb der Blutbahnen hat nicht mehr die Intensität wie in jungen Jahren.

Durch die Einnahme von Medikamenten im Laufe des Lebens, durch die toxische Belastung, zum Beispiel durch Umwelteinflüsse, durch schlechte oder unausgeglichene Ernährung oder auch durch Rauchen wird das Blut in seiner Konsistenz verändert: Es wird „dickflüssig". Daher stammen auch die umgangssprachlichen Beschreibungen der Makuladegeneration wie „Netzhautverkalkung" oder „Durchblutungsstörungen am Augenhintergrund". Heute weiß man, dass einer der Hauptgründe in einer ungünstigen Ernährung besteht mit zu viel Milchprodukten aus Kuhmilch und Mehlprodukten, die Gluten enthalten. Sowohl Kuhmilcheiweiß als auch Gluten verursachen eine Verklebung der roten Blutkörperchen, die dabei ihre Flexibilität verlieren und nicht mehr gut durch die Haargefäße fließen können. Die Folge ist eine „Verdickung" des Blutes, die zunächst bei vielen Menschen zu einer Blutdruckerhöhung führt, welche dann medikamentös bekämpft wird. Eine Folge dieser Medikamenteneinnahme kann darin bestehen, dass der Körper mit einer Mangeldurchblutung reagiert.

Wird das Blut immer dickflüssiger, beginnen sich die Gefäße hinter der Retina aufzuwerfen, mit dem Ergebnis, dass die Netzhaut nicht mehr flach anliegt. Die Folge davon ist verzerrtes Sehen. Im weiteren Verlauf kommt es zu einer Fehlfunktion des sogenannten Pigmentepithels, einer Hautschicht unter der Netzhaut, welche die Sinneszellen ernährt. Am Augenhintergrund beginnen sich sogenannte Drusen zu bilden, das sind Ablagerungen unter dem Pigmentepithel. Diese Drusen führen im weiteren Verlauf der Erkrankung zur Verdünnung und Zerstörung der Sinneszellschichten der Retina und einer Beeinträchtigung der benachbarten Sehrezeptoren. Die Krankheit schreitet langsam voran.

Nicht alle Drusen am Augenhintergrund haben jedoch zwingend mit einer Makuladegeneration zu tun. In der Regel ist es normal, dass sich in höherem Alter dort Drusen bilden. Sie unterscheiden sich jedoch ganz wesentlich durch ihr Aussehen und ihre Beschaffenheit. Eine genaue Unterscheidung und Bewertung kann nur ein Augenarzt vornehmen. Wichtig ist die Unterscheidung in harte oder weiche Drusen. Weiche Drusen haben weniger klar definierte Ränder, sind in der Regel größer als harte und sehen gelblich-grau aus, wie ein Tintenfleck auf einem Papiertuch.

Man unterscheidet im Wesentlichen zwei Formen der Makuladegeneration, die trockene und die feuchte. Die trockene Makuladegeneration ist eigentlich ein Sammelbegriff für eine Reihe von Symptomen, im Wesentlichen für das Vorhandensein von harten bzw. kalzifizierenden Drusen und Pigmentunregelmäßigkeiten am Augenhintergrund. 85 % aller AMD-Patienten leiden an dieser Form der Makuladegeneration, die einen weniger schweren Verlauf hat als die feuchte Form.

Kalzifizierende Drusen sind Einschlüsse, in denen sich Kalk ablagert. Der Augenarzt sieht in seiner Spaltlampe am Augenhintergrund bereits im Frühstadium kleine, scharf begrenzte, gelbliche Herde in der Nähe des gelben Flecks. In der Spaltlampe wirken die Drusen klein, rund und flach, oft tauchen sie in kleinen Gruppen auf. Im Laufe der Zeit werden es immer mehr. Harte Drusen gehen meist mit einer fortschreitenden Degeneration der Sinneszellschichten der Retina einher. Die Sehschärfe nimmt dabei kontinuierlich ab, weitere Symptome für den Patienten entstehen aber nicht.

Rund 10 bis 15 % aller AMD-Patienten leiden unter der feuchten Form der Makuladegeneration. Aus einer trockenen Makuladegeneration kann sich unter Umständen eine feuchte Form entwickeln; dies geschieht bei etwa 10 bis 15 % der betreffenden Patienten. Die feuchte Form verläuft in der Regel wesentlich dramatischer als die trockene. Sowohl aus vorhandenen (harten) Drusen als auch aus Veränderungen der Sinneszellschichten entstehen weiche Drusen, die aus sogenannten Neutralfetten bestehen. Bei dieser feuchten Form bildet sich im Verlauf eine Flüssigkeitsansammlung (Exsudation) unter dem Sinneszellenkomplex, der zur Abhebung der Netzhaut führt. Hat die feuchte Makuladegeneration dieses Stadium erreicht, kann es zu einem drastischen Verlust des Sehvermögens innerhalb kürzester Zeit kommen.

Es gibt noch weitere Formen der Makuladegeneration, deren Beschreibung hier zu weit führen würde, zumal die Behandlungsansätze sich nicht wesentlich unterscheiden. Eine Ausnahme soll die juvenile Makuladegeneration bilden.

Juvenile Makuladegeneration

Eine juvenile Makuladegeneration tritt bei Kindern oder Jugendlichen auf. In der Regel führt sie zu einem sehr schnellen Sehverlust. Im ersten Stadium nehmen die Betroffenen einen Fleck in der Mitte des Gesichtsfeldes wahr und die Sehschärfe nimmt ab. Dazu kommen eine Blendempfindlichkeit, veränderte Farbwahrnehmungen sowie Gesichtsfeldausfälle auch im peripheren Bereich des Sehens. Die wichtigsten Formen der juvenlilen Makuladegeneration sind die Stargardtsche Makuladystrophie, die Zapfendystrophie und der Morbus Best. Die juvenile Makuladegeneration ist relativ schwierig zu behandeln.

In fortgeschrittenem Stadium bemerkt der Patient einen dunklen Punkt oder einen „leeren Fleck“ in der Mitte des Sehfeldes. So kann es zum Beispiel passieren, dass er an einer roten Ampel steht, das Rotlicht fixiert, es aber nicht sieht – allerdings dann das grüne, wenn es aufleuchtet.

Eine einfache Methode, sich selbst zu testen, ist der Blick auf gerade Linien in der Umgebung, zum Beispiel auf einen Türrahmen, ein Fensterbrett oder Raumecken. Erscheinen diese geraden Linien irgendwie krumm oder gewellt, könnte das ein erstes Anzeichen für eine Makuladegeneration sein.

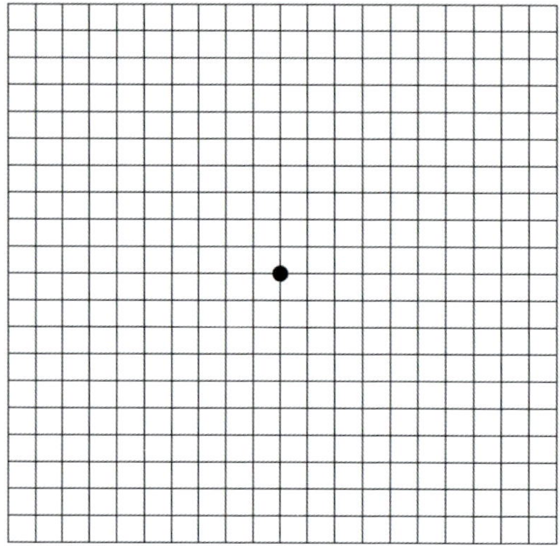
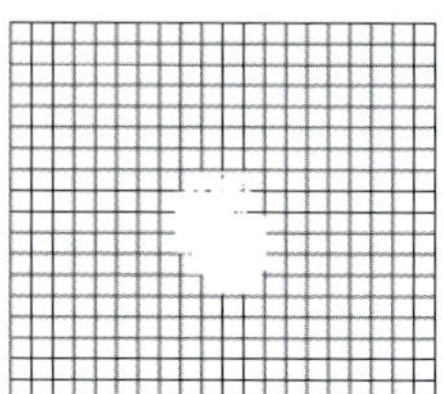
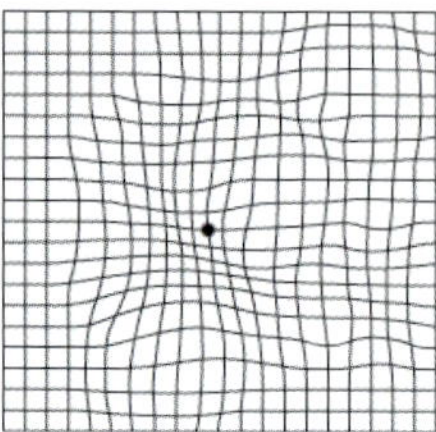

Abb. 25: Amsler-Netz

Es gibt eine weitere einfache Möglichkeit festzustellen, ob man möglicherweise eine Makuladegeneration am Auge hat: das Amsler-Netz.

Hängen Sie das Amsler-Gitternetz an eine Wand. Wenn Sie eine Brille haben, dürfen Sie diese auflassen. Schauen Sie auf das Amsler-Netz in einem normalen Sehabstand. Dann bedecken Sie ein Auge und konzentrieren sich auf den Punkt in der Mitte des Netzes. Während Sie weiter auf den schwarzen Punkt sehen, beobachten Sie, ob alle Linien gerade oder in bestimmten Arealen verzerrt, verschwommen oder unscharf sind. Manche Patienten haben auch den Eindruck, dass bestimmte Bereiche des Gesichtsfeldes wie ausgeblendet sind, also wie blinde Flecken wirken. Das ist ein Alarmzeichen! Machen Sie diesen Test mit beiden Augen.

Bei einigen Patienten verändert sich auch das Farbsehvermögen. Manche Gegenstände sehen plötzlich blass aus oder scheinen ihren Farbton verändert zu haben. Gerade wenn es dämmert oder wenig Licht vorhanden ist, haben AMD-Patienten oft Schwierigkeiten, Ecken und Kanten, zum Beispiel von Treppen, zu erkennen.

Man sollte diese Tests regelmäßig wiederholen, wenn man zu einer der Risikogruppen gehört, wie zum Beispiel Menschen mit hohem Blutdruck, Herz-Kreislauf-Erkrankungen, Rauchern (wegen der Gefäßverengungen), bei hohen Cholesterinwerten, Übergewicht, Bewegungsmangel, extremer Sonneneinwirkung, heller Augenfarbe oder früh einsetzender Menopause – generell sind Frauen eher betroffen als Männer. Oft beginnt die Makuladegeneration in einem Auge, während das andere, noch gesunde Auge das Bild des bereits erkrankten Auges sozusagen ersetzt. Meist ist es jedoch so, dass die Makuladegeneration im weiteren Verlauf auch das andere Auge nicht verschont.

Der Augenarzt erkennt eine Makuladegeneration, indem er den Augenhintergrund und das Gesichtsfeld des Patienten untersucht. Bei der Untersuchung des Augenhintergrundes erhält der Patient zunächst einige Augentropfen, welche die Eigenschaft haben, die Pupille für einen gewissen Zeitraum zu lähmen. Sie öffnet sich dann weit und ermöglicht es so dem Arzt, den Augenhintergrund besser und genauer anschauen zu können.

Der Augenarzt benutzt als optisches Hilfsmittel eine Spaltlampe, um den Augenhintergrund in großer Vergrößerung besser sehen zu können. Manche Augenärzte arbeiten außerdem mit einer sogenannten Fluoreszenzangiographie. Bei dieser Untersuchung wird ein Farbstoff in die Armvene injiziert, um veränderte Gefäße am Augenhintergrund besser fotografisch darstellbar zu machen und bei der Untersuchung mit der Spaltlampe schneller zu erkennen. Das in die Vene gespritzte Kontrastmittel ist normalerweise gut verträglich. Nur wenige Patienten haben für ein paar Sekunden den Eindruck einer leichten Übelkeit als Reaktion auf die fluoreszierende Substanz.

Der Augenarzt sucht den Augenhintergrund nach den markanten Drusenbildungen oder Gefäßveränderungen ab. Er betrachtet den Zustand des gelben Flecks und versucht zu erkennen, ob am Augenhintergrund Flüssigkeitsansammlungen bestehen oder nicht. Ist sich der Augenarzt nicht sicher, kann es vorkommen, dass er direkt auf das Auge ein vergrößerndes Prisma setzt. Zunächst wird die Hornhaut des Auges durch Augentropfen unempfindlich gemacht und eine gallertartige Substanz auf die Augenoberfläche gegeben, damit das Glas darauf gleiten kann, ohne Verletzungen zu verursachen. Dann wird das Prismenglas auf die Hornhaut aufgesetzt. Es ermöglicht dem Arzt eine noch stärkere Vergrößerung des Augenhintergrundes. Mit dem Prismenglas kann der Augenarzt auch quasi um die Ecke in sonst nicht einsehbare Bereiche des Auges hineinsehen. Das andere Auge soll bei dieser Untersuchung idealerweise offen bleiben, denn wenn die Lider zwinkern, kann das Prismenglas leicht weggedrückt werden und die Untersuchung muss wiederholt werden.

Zu einer Augenuntersuchung bei Verdacht auf eine Makuladegeneration gehört auch eine Gesichtsfeldmessung am Perimeter. Als Gesichtsfeld bezeichnet man den Bereich des tatsächlichen Sehens. Es wird gemessen, wie weit Sie nach rechts und links, oben oder unten sehen können, aber auch, ob das Sehen in den Bereichen dazwischen lückenlos ist. Für diese Untersuchung setzt sich der Patient an das Perimeter und schaut auf eine gewölbte Kunststoffscheibe. Während er einen bestimmten Punkt mit dem Auge fixiert, bewegt das Gerät Lichtpunkte von außen nach innen. Der Patient muss in dem Moment auf einen Knopf drücken, in dem er das Licht erkennen kann. Auf diese Weise kann der Arzt genau feststellen, ob es bereits Bereiche im Gesichtsfeld gibt, in denen der Patient das Sehvermögen verloren hat. Bei regelmäßiger Wiederholung dieser Untersuchung können Verschlechterungen oder Verbesserungen genau gemessen werden.

Diese Untersuchungsmethoden werden von manchen Patienten wegen des hellen, blendenden Lichtes als unangenehm empfunden, sie sind jedoch alle völlig schmerzfrei.

6.1.2. Behandlungsansätze der Schulmedizin

6.1.2.1 Photodynamische Therapie

Die photodynamische Therapie ist ein Behandlungsansatz, der seit dem Jahr 2000 in Deutschland zugelassen ist. Dieses Verfahren kommt nur für Patienten mit feuchter Makuladegeneration in Frage, und auch hier nur für einen kleinen Teil der Betroffenen.

Bei der photodynamischen Therapie wird mit einem Laser gearbeitet. Der Laser dient hier jedoch nicht zur direkten Laserkoagulation von Gefäßen, sondern lediglich als Lichtquelle, die einen in die Blutgefäße injizierten Farbstoff aktiviert, der dort einen biochemischen Prozess in Gang setzt. Bei dem Farbstoff handelt es sich um einen sogenannten Photosensibilisator. Diese Substanz hat die Eigenschaft, Licht einer bestimmten Wellenlänge intensiv zu absorbieren. Bei der dadurch ausgelösten biochemischen Reaktion entstehen Sauerstoffradikale, also sehr instabile Substanzen, die schnellstmöglich neue chemische Verbindungen eingehen. In den Blutgefäßen binden diese Sauerstoffradikale Proteine, Lipide und Nukleinsäuren. Diesen Vorgang nennt man Oxidation.

Der Kontakt der Gefäße mit dieser hochaktivierten Substanz führt zur Zerstörung von Zellen – natürlich nur von Zellen, die mit dem laseraktivierten Farbstoff in Berührung kommen. In der Folge beginnen die Blutplättchen (Thrombozyten), miteinander zu verklumpen. Dadurch entsteht eine kleine Thrombose, durch die das betroffene Gefäß bzw. eine undichte Stelle „verstopft" wird, so dass kein Blut mehr durchfließen kann. Man spricht dann von einem „photothrombotischen Verschluss".

Der Farbstoff wird zu Beginn der photodynamischen Therapie innerhalb von 10 Minuten langsam in eine Vene infundiert und lagert sich an die Gefäßwände der Blutbahnen an. Nach 5 Minuten hat er sich im Körper verteilt, auch in der Netzhaut. Inzwischen wird auf die Hornhaut ein schützendes und betäubendes Gleitmittel aufgetragen. Dann wird der Patient an die Spaltlampe gesetzt und bekommt ein Kontakt- oder Prismenglas auf das Auge gesetzt. Durch das Prismenglas hindurch erfolgt dann die Laserbehandlung.

Die Laserstrahlen werden ähnlich wie bei der Laserkoagulation. eingesetzt, wobei der zur photodynamischen Therapie benutzte Grünlaser dunkler ist und einen größeren Radius bestrahlt als der Argonlaser bei der Laserkoagulation: Genau 83 Sekunden lang wird eine Fläche zwischen 3000 und 6000 Mikrometern im Quadrat behandelt.

Der Vorteil der photodynamischen Therapie besteht darin, dass es an den behandelten Stellen keine Narben und somit auch keine Verschlechterung des Gesichtsfeldes gibt. Die Netzhaut bleibt bei diesem Behandlungsverfahren unberührt. Das feine Nervengewebe und die Sinneszellen werden durch die photodynamische Therapie nicht negativ beeinflusst. Außerdem ist der angewendete Laser 1000-fach weniger intensiv als der Laser bei der Laserkoagulation, so dass keine schädliche Wirkung auf die Netzhaut zu erwarten ist. Die photodynamische Therapie ist also keine „Minivariante" der Laserkoagulation, da die Wirkprinzipien der beiden Behandlungsmethoden ganz unterschiedlich sind.

Nach der Behandlung wird der Farbstoff vom Körper innerhalb von 24 Stunden abgebaut und ausgeschieden. Etwa zwei Tage lang muss der Patient eine besondere Sonnenbrille tragen, die das Auge vor Lichteinstrahlung schützt. Diese Sonnenbrille muss auch von den Seiten einfallendes Licht abschirmen, so dass eine normale Sonnenbrille nicht ausreichend ist. Manche Patienten ziehen es nach einer solchen Behandlung vor, zwei Tage lang in abgedunkelten Räumen zu verweilen, um die Augen zu schonen.

Die Schritte der photodynamischen Therapie:

Weittropfen der Augen,
Infusion (10 Minuten) mit Verteporfin (Farbstoff),
Unempfindlichmachen der Hornhaut für das Prismenglas,
Aufsetzen des Prismenglases direkt auf die Hornhaut,
punktuelle Laserung über 83 Sekunden,
zwei Tage lang Spezialsonnenbrille.

Die Behandlung dauert insgesamt ca. 1 Stunde und ist schmerzfrei. Sie sollte alle drei Monate wiederholt werden. Insgesamt sind 4 bis 5 Behandlungen für ein dauerhaftes, gutes Ergebnis sinnvoll.

Eine Studie von Prof. Ursula Schmidt-Erfurt am Lübecker Universitätsklinikum zeigte, dass nach der Behandlung mit der photodynamischen Therapie keine Ödeme oder weitere Blutaustritte in der Netzhaut feststellbar waren. Die bereits angesammelten Flüssigkeiten im Auge, darunter auch Blut, wurden in den nachfolgenden Wochen vom Auge wieder resorbiert, und die durchschnittliche Sehleistung stieg auf der Sehtafel im Schnitt um zwei Zeilen an. Allerdings zeigte sich 4 bis 12 Wochen nach der ersten Behandlung, dass sich am Auge Rezidive bildeten, die Krankheit also weiter fortschritt. Bei einer zusätzlichen Behandlung drei Monate nach der Erstbehandlung zeigten 30 % der Patienten eine Sehverbesserung um zwei Zeilen auf der Sehtafel, bei 40 % gab es keine weiteren Rezidive nach weiteren fünf Monaten.

Diese Therapieform kann nur bei der feuchten Form der Makuladegeneration angewandt werden, denn nur hier treten Blutgefäße auf, die Flüssigkeiten absondern. Man unterscheidet bei der feuchten Makuladegeneration, je nach genauer Lage und Art der defekten Blutgefäße, die klassische und die okkulte Form. Bei der klassischen Form liegen die undichten Gefäße eher an der Oberfläche, bei der okkulten Form versteckter und tiefer unter der Netzhaut. Je tiefer sie liegen, desto schlechter dringt das Licht des Lasers durch, und der photodynamische Effekt kann dort nicht ausgelöst werden. Leider ist die okkulte feuchte Makuladegeneration die weitaus häufigere Form.

Für die Behandlung der okkulten Form haben wissenschaftliche Untersuchungen gezeigt, dass eine Stabilisierung nur auf sehr niedrigem Niveau stattfindet und der Patient mit einem Visusverlust rechnen muss. Daher wendet man die photodynamische Therapie in diesen Fällen nicht an.

Bei der klassischen Form sprechen die defekten Blutgefäße sehr gut auf diese Behandlung an, und man hat festgestellt, dass einmal geschlossene Blutgefäße auch geschlossen bleiben.

Ein Patient mit der klassischen Form der feuchten Makuladegeneration kann mit einer rund 50 %igen Wahrscheinlichkeit damit rechnen, dass sich sein Sehvermögen stabilisiert bzw. leicht verbessert – so die Lübecker Studie. Man muss jedoch beachten, dass die Anzahl der Testpersonen bei dieser Studie sehr gering war und die Erfolgsquote von rund 50 % daher kritisch zu betrachten ist. Die Beurteilung seitens des Augenarztes, ob die photodynamische Therapie in einem individuellen Fall greifen kann oder nicht, ist schwierig und braucht Erfahrung.

Langzeitstudien über die Wirksamkeit der photodynamischen Therapie gibt es noch nicht, zuverlässige Aussagen sind bislang nur über einen Zeitraum von wenigen Jahren möglich. Man geht jedoch davon aus, dass eine mehrfache Behandlung des Auges mit der photodynamischen Therapie das Pigmentepithel mit der Zeit negativ beeinflusst. Das Pigmentepithel hat die Aufgabe, die Sinneszellen zu ernähren. Kann es diese Aufgabe nicht mehr erfüllen, sterben die Sinneszellen ab und ein weiterer Visusverlust ist die Folge.

Der Vorteil der photodynamischen Therapie liegt darin, dass die Netzhaut bei dieser Behandlung unverletzt bleibt und sich keine Narben bilden, die das Gesichtsfeld beeinträchtigen können. Anders als bei der Laserkoagulation können hier Gefäße behandelt werden, die sich direkt unter dem gelben Fleck befinden. Beim klassischen Laser würde dies zu einer Vernichtung der Netzhaut an dieser Stelle führen.

Man darf jedoch nicht vergessen, dass es sich bei der photodynamischen Therapie um einen symptombekämpfenden Ansatz handelt, der die tatsächlichen Ursachen der Makuladegeneration nicht behandelt, da die zugrunde liegende schlechte Blutkonsistenz vor und nach der Behandlung gleich bleibt. Es ist daher bestenfalls von einem Aufschub des Krankheitsprozesses auszugehen – im Idealfall kommt es zu einem Stillstand. In der Praxis zeigt sich mittlerweile, dass der Einsatz der photodynamischen Therapie immer mehr zugunsten der Spritze ins Auge zurückgegangen ist.

6.1.2.2 Spritze gegen Makuladegeneration

Seit ein paar Jahren werden auf dem Markt Spritzen gegen Makuladegeneration angeboten, die direkt in die Augen gespritzt werden. Es handelte sich ursprünglich um die Präparate Lucentis®, Avastin® und Macugen®. Alle drei können nur bei der feuchten Form der Makuladegeneration angewandt werden, nicht bei der trockenen.

Seit einiger Zeit werden sogenannte VEGF-Blocker erforscht. VEGF (Vascular Endothelial Growth Factors) sind Substanzen (Faktoren), welche die Gefäßneubildung verstärken. Deren Gegenspieler oder Antagonisten, die VEGF-Blocker, sollen die weitere Gefäßneubildung stoppen. Der gentechnisch hergestellte Stoff Ranibizumab ist ein VEGF-Blocker und die Wirksubstanz im Präparat Lucentis®.

Die Antiangiogenese, die Blockade der Gefäßbildung, war ursprünglich vom Harvard-Forscher Judah Folkman als Verfahren zur Krebsbekämpfung entwickelt worden. Denn auch Tumore benötigen eine Blutversorgung und sondern daher Botenstoffe ab, die das Wachstum von Gefäßen auslösen. Gelänge es, diese Signalmoleküle bzw. die VEGF der Tumoren zu blockieren, folgerte Folkman, würde der Tumor regelrecht verhungern. Diese Idee wurde inzwischen auch in die Praxis umgesetzt, VEGF-Blocker werden bei zahlreichen Krebserkrankungen eingesetzt bzw. in klinischen Studien untersucht.

Bei der feuchten Makuladegeneration soll der VEGF-Blocker die Gefäßwucherungen an der Makula und die Blutungen beenden. Derzeit werden zur Behandlung der feuchten Makuladegeneration vor allem die beiden Präparate Avastin® (enthält Bevacizumab) und Lucentis® (Ranibizumab) eingesetzt. Das Präparat Macugen® (enthält Pegaptanib) ist zwar ebenfalls am Markt verfügbar, hat sich aber in der Praxis kaum durchgesetzt. Avastin® und Lucentis® sind jeweils mit einem kortisonhaltigen Medikament kombiniert.

Das jeweilige Präparat wird direkt in das Auge, und zwar in den Glaskörper, gespritzt. Man hat festgestellt, dass der Glaskörper im Auge als Medikamentendepot fungieren kann. Das bedeutet, dass er das eingespritzte Präparat portionsweise an die Netzhaut abgeben kann.

In der Praxis wird jedoch zunächst ein Teil des Glaskörpers entfernt – um Platz für das Volumen des Präparates zu schaffen – und anschließend das Medikament ins Auge gespritzt. Das Auge wird vorher betäubt, so dass der Patient davon nichts mitbekommt. Die Injektion muss unter sterilen Bedingungen in einem OP-Saal erfolgen. Dieser neue Zweig der Augenheilkunde nennt sich daher Pharmakochirurgie.

Um die Medikamente Lucentis® (Ranibizumab) und Avastin® (Bevacizumab) ist ein großer Streit entbrannt. Beide Präparate sind ganz ähnlich wirksam. Ihr einziger Unterschied ist der Preis: Kostet eine Spritze Avastin® ca. 40 €, so kostet eine Spritze Lucentis® ca. 1300 €. Beide Medikamente werden in Deutschland von der Firma Novartis vertrieben. Avastin® war das erste Präparat, das von den Augenärzten angewandt wurde; es war jedoch nur zur Behandlung von Krebs zugelassen. Dann hat der Hersteller ein neues Präparat mit dem Namen Lucentis® auf den Markt gebracht, das eine Zulassung zur Behandlung der feuchten Makuladegeneration erhielt, und den Preis um etwa das 30-Fache angehoben. Da die Kassen in Deutschland nur dann nicht erstattungspflichtig für ein teures Medikament sind, wenn es ein vergleichbares zugelassenes, günstigeres Medikament auf dem Markt gibt, sind ihnen in diesem Fall die Hände gebunden, denn Novartis sieht nicht ein, warum es das billigere Präparat auch für die Augen zulassen sollte. Selbst der Versuch der Bundesregierung, eine Zwangszulassung durchzusetzen, ist bislang gescheitert. Bei der hohen Zahl von über 400.000 Betroffenen allein in Deutschland könnten allein durch dieses eine Präparat so hohe Kosten (ca. 7 Milliarden Euro pro Jahr) entstehen, dass die Krankenkassen dadurch bankrott gingen. Zum Vergleich: Die Krankenkassen geben derzeit für alle Medikamente zusammen im Jahr ca. 25 Milliarden Euro aus!

Die Erfolgsaussichten der Behandlung mit Avastin® bzw. Lucentis® sind relativ gut. In erster Linie hält das Medikament das Fortschreiten der Erkrankung auf. Bei etwa 20 % der Patienten tritt nach bisherigem Forschungsstand keinerlei Verbesserung ein. Als Grund hierfür geben die Augenärzte ein zu weit fortgeschrittenes Studium der Erkrankung an – in diesen Fällen ist es meist bereits zu Narbenbildungen auf der Netzhaut gekommen. Die Schulmedizin geht bis heute davon aus, dass einmal abgestorbene Sehzellen auch durch Lucentis® nicht wiederbelebt werden können. In der Augen-Akupunktur hat man allerdings beobachtet, dass sich sogenannte „abgestorbene Areale“ offensichtlich wieder erholen können – was für ein noch unbekannter Prozess auch immer hierbei am Auge stattfindet.

Man darf jedoch nicht vergessen, dass mit dem Einsatz solcher Präparate zwar zwischenzeitlich gute Ergebnisse erzielt werden können, die zugrunde liegende Hauptursache, die schlechte Blutkonsistenz, dabei aber unverändert bleibt. Der Ausbruch oder die Weiterentwicklung der Krankheit wird damit verzögert, aber letztendlich doch nicht verhindert. Nach einer einjährigen Behandlung (mit erneuter Spritze alle 4 Wochen) soll bei 95 % der Patienten der schleichende Sehverlust gestoppt worden sein. Bei etwa 25 % konnte sogar eine Verbesserung der

Sehfähigkeit festgestellt werden. Bei etwa 10 % kam es trotz Spritze(n) zu massiven Verschlechterungen des Sehvermögens.

Der Einsatz von Lucentis® bzw. Avastin® ist unter Umständen auch mit Nebenwirkungen verbunden. So muss, um einer Steigerung vorzubeugen, der Augeninnendruck während der Operation kontrolliert und eingestellt werden. Andere Komplikationen wie bakterielle Entzündungen des Augeninneren, Gefäßverschlüsse oder eine Netzhautablösung, die bei besonders ungünstigem Verlauf auch zur Erblindung führen können, kommen bei weniger als einem von tausend Patienten vor. Bei der Injektion von Avastin® kann es außerdem zu Reizzuständen kommen, die behandlungsbedürftig werden können. Jeder Patient hat nach der Operation eine gerötete Bindehaut und sieht für wenige Tage unten einen schwarz-blauen Kreis.

Über eines müssen sich Patienten, die Lucentis® anwenden, außerdem im Klaren sein. Mit einer einmaligen Spritze ins Auge ist es sicher nicht getan. Man geht davon aus, dass das Mittel zwei Jahre lang alle 4 Wochen erneut injiziert werden muss. Dies bedeutet pro Jahr einen fünfstelligen Betrag pro Patient.

Für diejenigen Patienten, die sich gern naturheilkundlich behandeln lassen wollen, stellt die Kombination einer Spritze ins Auge und einer Augen-Akupunktur kein Problem dar. Beide Verfahren können sich funktionell ergänzen.

6.1.2.3 Methode nach Bangerter

Eine alternative Behandlungsmethode hat der Augenarzt Prof. Alfred Bangerter aus der Schweiz entwickelt. Dabei handelt es sich um eine Kombination aus schulmedizinischen und naturheilkundlichen Therapie-Verfahren. Bei dieser Methode werden Medikamente direkt hinter das Auge, in die Nähe der Makula injiziert. Neben der Spritzentherapie wird die Behandlung mit Radiotherapie, Sauerstoff- und Ozontherapie, Vitalstoffen und eventuell Eigenblut ergänzt. Bei einer trockenen Makuladegeneration wird ein gefäßerweiterndes Medikament injiziert, um die Durchblutung in den Augengefäßen wieder zu verbessern. Bei der feuchten Makuladegeneration ist es ein gefäßabdichtendes Mittel, welches die undichten Blutbahnen verschließt und somit verödet.

Der Augenarzt benutzt für diese Therapie eine gebogene Nadel, die entweder im äußeren seitlichen Augenwinkel oder zur Nase hin, kurz über dem Tränensäckchen, eingestochen wird. Durch die Krümmung der Nadel gelangt der Augenarzt mit der Spitze der Spritze um den Augapfel herum und platziert das Medikament genau dort, wo es sofort wirken kann. Es wird also nicht in den Augapfel gestochen, sondern dahinter.

Etwa die Hälfte der verwendeten Präparate ist in der Regel schwach kortisonhaltig. Das Kortison hat die Aufgabe, Narbenbildungen auf der Netzhaut zu verhindern und – je nach Befund – akute Entzündungen im Auge zu hemmen. Es fördert weiterhin einen biologischen ‚Umbauvorgang' im Körper, der zum Beispiel die Ablagerungen in den Drusen am Augenhintergrund zurückbilden kann. Bei der trockenen Makuladegeneration funktioniert dies erfahrungsgemäß besser, als bei der feuchten. Bei der trockenen AMD sind mehrmalige Injektionen nötig, um den gewünschten Effekt zu erreichen. Die verabreichten Kortisonmengen sind so gering, dass man nicht mit Nebenwirkungen rechnen muss.

Diese Art des Spritzens erfordert natürlich Fingerspitzengefühl. Die Patienten empfinden die Injektion in der Regel als unangenehm – die Prozedur ist auch nicht schmerzfrei.

Oft kombinieren die Augenärzte, die nach der Bangerter Methode arbeiten, die Spritzentherapie bei der AMD mit einer Bestrahlung der Netzhaut durch eine milde Röntgenstrahlung (Radiotherapie). Mit dem Röntgengerät wird eine genau definierte Fläche bestrahlt. Durch diese gezielte Bestrahlung findet keine nennenswerte Bestrahlung anderer Augenbezirke statt, sodass es kaum zu einer Nebenwirkung wie Strahlenkatarakt oder strahleninduzierter Retinopathie kommen kann. Die Behandlung wirkt entzündungshemmend und gefäßabdichtend.

Die Radiotherapie kommt hauptsächlich bei Patienten im Anfangsstadium der feuchten AMD, mit einer aktiven Exsudation (Leckagen der Blutgefäße), in Frage. Hat man mit dem Röntgenstrahl eine Narbe gesetzt, werden weitere Flüssigkeitsabsonderungen (Exsudationen) verhindert. Aus der feuchten AMD kann so eine trockene AMD werden.

Sinnvoll kann diese Kombinationstherapie im Anfangsstadium der AMD sein und bei einer Sehkraft noch über 5%. Erfahrungsgemäß sind die Patienten, die eine Sehverschlechterung bemerken und damit zum Augenarzt gehen, aber schon weit über das behandelbare Stadium hinaus, sodass auch diese Methode dann nicht mehr sinnvoll ist. Früherkennung ist daher das Wichtigste für eine wirksame Bekämpfung der Makuladegeneration.

Diese Behandlung wird kurmäßig mehrfach wiederholt. Meist werden zehn Sitzungen innerhalb von vier Wochen vorgenommen – jeweils drei in den ersten 3 Wochen und eine weitere in der vierten Woche.

Eine wissenschaftlich verlässliche Studie über die Wirksamkeit der Bangerter-Methode liegt bislang nicht vor. Dennoch sprechen sich immer mehr Augenärzte für diesen Behandlungsansatz aus. Einige Augenärzte, die diese Methode schon länger anwenden, berichten von guten Erfolgen bei Patienten, bei denen sonst keine schulmedizinische Behandlung mehr möglich war. Vor allem bei Patienten mit trockener AMD war dies bisher die einzige schulmedizinische Behandlungsmethode mit Chancen auf Erfolg.

6.1.2.4. Einsatz von Prismengläsern

Speziell geschulte Optiker befassen sich heute bei der Anpassung von Brillen nicht nur mit der Feststellung der Brillenstärke, sondern durchaus auch mit Sehproblemen, wie sie bei der Makuladegeneration entstehen. Da bei diesen Patienten insbesondere das Zentrum des Sehens betroffen ist, hat man sich Gedanken gemacht, wie man die Zusammenarbeit der beiden Augen in einem solchen Falle weiter gewährleisten kann. Fachleute haben daher Brillen entwickelt, bei denen Prismen eingesetzt werden (zusätzlich zu den normal gemessenen Brillenwerten), mit denen es möglich ist, das, was der Patient mit Makuladegeneration nur am Rande seines Sehfeldes erkennen kann, optisch so zu verschieben, dass es auch beim Geradeausblicken gesehen werden kann.

Der Einsatz dieser Brillen führt dazu, dass sich insbesondere die häufig angespannte Situation im Nacken der Patienten (da diese häufig den Kopf zur Seite neigen müssen, um besser sehen zu können) verbessert – was unter anderem auch dazu führt, dass die Blutversorgung für das optische System, die zwischen dem zweiten und dritten Halswirbel entspringt, und bei verstärkter Nackenmuskulatur häufig abgedrückt wird, wieder besser gewährleistet ist. In der Praxis haben wir Fälle beobachten können, wo sich diese Leistung nur durch den Einsatz dieser Brillen um 25-30 % verbessert hat.

Die Betroffenen müssen bei der Wahl Ihres Optikers darauf achten, dass diese auf die sogenannte Winkelfehlsichtigkeit spezialisiert sind. Nur Optiker mit einer Zusatzausbildung auf diesem Fachgebiet sind in der Lage, solche Spezialbrillen herzustellen.

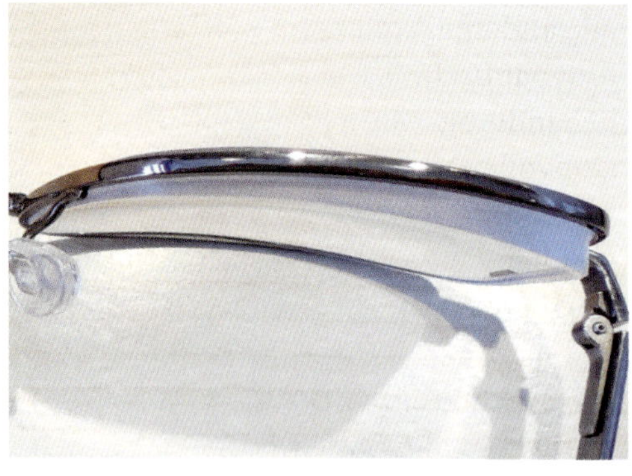

Abb. 26: Prismengläser.

6.1.2.5. Forschung

Die Makuladegeneration wird in der Schulmedizin intensiv erforscht. Es gibt bereits diverse Ansätze mit Netzhautrotation, Netzhauttransplantation oder Versuchen, Sehchips an der Netzhaut einzusetzen. Die Erfolge, die sich bislang abzeichnen, sind jedoch begrenzt. Bislang konnte sich noch keines der Verfahren durchsetzen, da die Ergebnisse nicht zufriedenstellend sind. Offensichtlich ist, dass auch in diesem Bereich der Forschung die zugrunde liegende Ursache – die schlechte Blutkonsistenz – bei der Entwicklung neuer Behandlungsansätze nicht berücksichtigt wird. Es handelt sich also auch hier um den Versuch, Symptome zu bekämpfen statt Ursachen.

6.1.2.6. Augen-Akupunktur

Die Makuladegeneration kann mit der Augen-Akupunktur gut behandelt werden. Sie ist bei der feuchten Form, wenn alle anderen Verfahren, wie etwa die photodynamische Therapie oder die Spritzenbehandlung, versagen, sogar die einzige sinnvolle Alternative. Bei der trockenen Form der Makuladegeneration ist sie tatsächlich derzeit die einzige Behandlungsmöglichkeit.

Die Makuladegeneration kann mit der Augen-Akupunktur nicht vollständig geheilt werden, allerdings kann das Fortschreiten der Krankheit gestoppt und unter Umständen auch ein Teil der Sehfähigkeit zurückgewonnen werden. Was genau die Akupunktur am Auge auslöst, können wir heute noch nicht sagen. Wir gehen jedoch davon aus, dass durch die Akupunktur der Stoffwechsel am und im Auge angeregt wird. In der Praxis hat sich gezeigt, dass es wichtig ist, die reine Akupunkturbehandlung durch geeignete andere Naturheilverfahren, wie Homöopathie, UV-B-Bestrahlung des Blutes, Sauerstoff-Mehrschritt-Therapie, Ozontherapie, Chelat-Therapie, Schüsslersalze, Vitalstoff-Therapie und eine entsprechende Ernährungsumstellung zu ergänzen, um optimale Ergebnisse erzielen zu können.

Die Makuladegeneration gehört heute zu den Augenerkrankungen, mit denen wir die meiste Erfahrung mit Akupunktur gemacht haben. Zentraler Ausgangspunkt für die Behandlung dieser Erkrankung ist die Verbesserung der Blutkonsistenz, durch die es möglich ist, dass die Ablagerungen, die sich hinter der Makula befinden, wieder verstoffwechselt werden können. Insbesondere Blutbehandlungen, welche die Sauerstoffkonzentration im Blut erhöhen und bewirken, dass das Blut wieder dünnflüssiger wird, Nährstoffe besser zu den Organen hintransportiert und Stoffwechselendprodukte wieder besser abtransportiert werden können. In diesem

Zusammenhang macht auch die Gabe von geeigneten Vitaminen für die Netzhaut Sinn, die hier in der Regel oral eingenommen werden, und nur dann beim Auge ankommen, wenn der Transport dorthin optimal möglich ist.

So hat es sich in der Praxis gezeigt, dass es wichtig ist, sich diesem Krankheitsbild gleichzeitig auf vielseitige Weise zu nähern und nicht ein Behandlungsverfahren an das andere anzuschließen. Wir empfehlen daher heute kurmäßige Behandlungen, bei denen innerhalb von zwölf Tagen eine intensive Kombination verschiedenster Therapien geeignet zusammengestellt wird.

Wichtig:
Sobald die Diagnose Makuladegeneration gestellt ist, sollte so schnell wie möglich mit der Akupunktur begonnen werden.

Kann der Patient noch problemlos lesen, hat er gute Aussichten, dieses Stadium zu halten. Ist die Lesefähigkeit erst einmal verloren, ist es auch mit Akupunktur sehr schwierig, sie wiederzuerlangen. In Einzelfällen mag es gelingen, es ist jedoch nicht die Regel.

Ist das Gesichtsfeld bereits so weit eingeschränkt, dass der Patient im Spiegel sein gesamtes Gesicht nicht mehr erkennen kann, so kann mithilfe der Akupunktur ein Teil dieses Gesichtsfeldes wiedergewonnen werden.

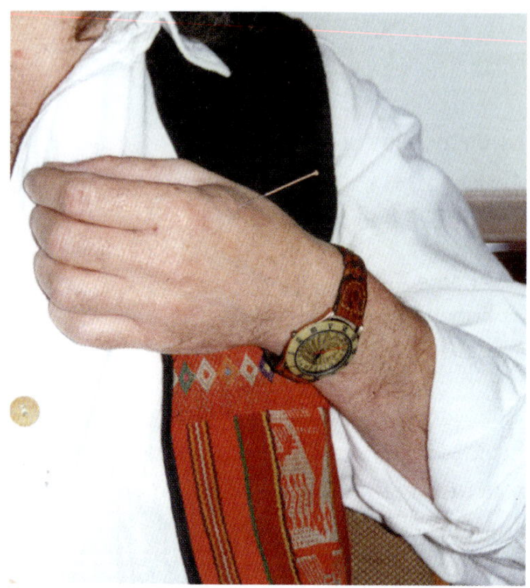

Abb. 27: Augen-Akupunktur-Punkt an der Hand.

Häufig kommen Patienten in die Praxis, bei denen erst ein Auge von der Makuladegeneration betroffen ist. Ohne Behandlung erkrankt in der Regel später auch das andere Auge. Akupunktiert man jedoch rechtzeitig, wirken die Nadeln vorbeugend für das andere Auge, denn in den meisten dieser Fälle bricht die Makuladegeneration nach der Akupunkturbehandlung beim anderen Auge nicht aus.

Altersbedingte Makuladegeneration (AMD)

Unterscheidung in:

Trockene AMD
Feuchte AMD
Juvenile Makuladegeneration

Es gibt noch zahlreiche genauere Unterscheidungen, je nach Zustand und Prozess an der Netzhaut.

Erkennbar durch:

- erhöhte Lichtempfindlichkeit, Nachtblindheit
- verbogene, verzerrte Linien beim Sehen;
- blasser wirkende Farben
- verschwommene Schrift beim Lesen
- im Mittelpunkt des Sehens erscheint ein grauer oder leer wirkender Fleck

Behandlungsmöglichkeiten schulmedizinisch:

- manchmal mit Laser: hohes Risiko, Verbesserungen möglich, Krankheitsverlauf wird nicht aufgehalten
- Photodynamische Therapie (nur bei der feuchten AMD)
- Spritze ins Auge (Lucentis®, Avastin® – nur bei feuchter AMD)
- Therapie nach Bangerter
- Netzhautrotation
- Netzhauttransplantation
- Sehchip ins Auge

Behandlungsmöglichkeiten naturheilkundlich:

Augen-Akupunktur

- Sehvermögen kann sich wieder verbessern.
- Lesefähigkeit bei vorherigem Verlust schwer zurückzuerlangen.
- Krankheitsfortschritt kann aufgehalten werden.
- Vorbeugend für nicht betroffenes Auge.
- Erfolgsaussichten bei über 90%

Homöopathie
Magnetfeld-Therapie
Neuraltherapie
Chelat-Therapie
Aminosäuren-Therapie
Sauerstoff-, Ozon-Therapie
Vitalstoff-Therapie
Ernährungsumstellung
Augentraining

Sonderform: juvenile Makuladegeneration

Behandlung mit Augen-Akupunktur schwieriger als bei der altersbedingten Makuladegeneration, kleine Verbesserungen aber möglich.

6.2 Grüner Star – Glaukom

Der Begriff *Glaukom* oder *Grüner Star* ist ein Sammelbegriff für verschiedene Erkrankungen am Auge. In der Regel spricht man bei einem erhöhten Augeninnendruck von einem Glaukom, es gibt jedoch auch Formen des Glaukoms bei normalem oder zu niedrigem Augeninnendruck. Ebenfalls in die Gruppe der Glaukomerkrankungen gehört das Niederdruckglaukom, bei dem der Augeninnendruck zu niedrig ist und es dennoch zu Schädigungen am Sehnervkopf kommt.

Der Begriff ‚grüner Star' ist eher irreführend, da man klassisch unter einem Star eine Linsentrübung versteht. Das Wort ‚Star' leitet sich nach einer gängigen Theorie von ‚Starren' ab, das sich bei Glaukom oder Katarakt (grauem Star) einstellen kann. Die Farbe ‚grün" in der Bezeichnung soll aus dem Spaltlampenbild stammen, da die Iris sich bei einem Glaukom grünlich verfärben kann. Das Wort „Glaukos' kommt aus dem Griechischen und bedeutet „Blau wie das Meer". Aristoteles soll ein Augenleiden wegen der tiefblauen, schimmernden Irisfarbe der betroffenen Patienten „Glaukos" genannt haben, allerdings ist unklar, welches Augenleiden er gemeint hat. Der schlesische Arzt Johann Caspar Sommer benutzte 1743 bereits beide Bezeichnungen, Glaukom und grüner Star, nebeneinander. Das Verständnis für die Augenerkrankung Glaukom ergab sich erst im 18. Jahrhundert, als nach Einführung der Kataraktoperation (1753 durch Jacques Daviel) klar wurde, dass nur ein Teil der Erblindungen auf einer Linsentrübung beruhte (daher zuvor die gemeinsame Bezeichnung „Star").

Ähnlich wie bei der Makuladegeneration kann man auch beim Glaukom von einer Volkskrankheit sprechen. In Deutschland sind eine Million Menschen an einem Glaukom erkrankt. Etwa drei Millionen haben einen erhöhten Augeninnendruck und damit eine Vorstufe zum Glaukom. Diese Vorstufe wird von Augenärzten als okuläre Hypertension bezeichnet. Das Glaukom steht unter den Erblindungsursachen in den westlichen Industrieländern an zweiter Stelle. Da die Krankheit völlig schmerzfrei verläuft, gibt es vermutlich Millionen Betroffene, die von ihrer Erkrankung nichts ahnen. Ärzte vermuten, dass auf jeden bekannten Glaukomfall ein unbekannter Fall kommt, sodass man die Zahlen der Betroffenen und Gefährdeten insgesamt wohl verdoppeln muss.

Die frühe Diagnose eines Glaukoms ist meist ein Zufallsbefund. Wenn die Patienten erste Ausfälle in ihrem Gesichtsfeld bemerken, handelt es meist schon um ein spätes Stadium und die Voraussetzungen für eine wirksame Behandlung sind bereits schlecht. Da nur die Früherkennung eines Glaukoms, bzw. eines erhöhten Augeninnendrucks, dazu führt, dass rechtzeitig behandelt werden kann, ist dies die wichtigste Voraussetzung für einen guten Krankheitsverlauf.

Ursachen

In den meisten Fällen besteht bei einem Glaukom ein erhöhter Augeninnendruck. Dieser ist zwar nicht mit der Erkrankung identisch, aber bei weitem der wichtigste Risikofaktor für die Entwicklung eines Glaukoms mit Gesichtsfeldausfällen. Das Hochdruck-Glaukom ist die am häufigsten vorkommende Form des Glaukoms. (Es gibt jedoch auch andere Formen, wie zum Beispiel das Normaldruck-Glaukom. Diese Patienten entwickeln schon bei einem Augendruck im Normalbereich die typischen Glaukomschäden. Die Erklärungen dafür sind vielfältig: Zum einen wird angenommen, dass diese Patienten weitere Risikofaktoren haben, zum anderen, dass bei ihnen schon der für die meisten Menschen normale Augeninnendruck als Hochdruck wirkt.)

Die Ursache der Druckerhöhung im Auge ist eine Dysbalance zwischen der Produktion und dem Abfluss des sogenannten Kammerwassers. Das Kammerwasser wird vom Ziliarkörper gebildet und fließt zunächst in die hintere Augenkammer. Entlang der dünnen fadenähnlichen Aufhängung der Linse fließt es dann weiter in die vordere Augenkammer, in den Bereich zwischen Iris und Hornhaut. Von dort bewegt sich die Flüssigkeit entweder nach oben oder nach unten durch das Gewebe des Trabekelwerkes bis zum sogenannten Schlemm'schen Kanal. Das Trabekelwerk kann man sich wie ein lockeres, schwammartiges Gewebe vorstellen, das die Flüssigkeit zunächst aufnimmt und sie dann an den dahinter liegenden Schlemm'schen Kanal weiterleitet. Von dort aus wird das Kammerwasser normalerweise in Kammervenen eingespeist, wo es sich mit dem venösen Blut vermischt und so wieder in den Körperkreislauf zurückkehrt.

Bei einem Glaukom entsteht ein (erhöhter) Druck im Auge. Die Ursachen hierfür sind unterschiedlich. Meist liegt der Grund in einem gestörten Abfluss des Kammerwassers. Zu einem Druckanstieg kann es beispielsweise kommen, wenn sich im Abflusskanal des Kammerwassers Ablagerungen gebildet haben, die weniger Kammerwasser durchlassen als voher. Da das Auge bei verringertem Abfluss weiterhin Kammerwasser produziert, entsteht im Auge ein gewisser Druck. In seltenen Fällen kann ein Glaukom auch dadurch entstehen, dass mehr Kammerwasser gebildet wird.

Eine weitere Ursache für ein Glaukom kann in einem veränderten Kammerwinkel bestehen. Als Kammerwinkel bezeichnet man den Winkel zwischen der Regenbogenhaut (Iris) und der Hornhaut. Dieser kann besonders weit (Weitwinkel-Glaukom), besonders eng (Engwinkel-Glaukom) oder verschlossen sein (Winkelblock oder akuter Glaukomanfall).

Normalerweise sorgt das Kammerwasser dafür, dass im Auge ein konstanter Druck herrscht, denn sonst würde das Auge zusammenfallen. Der Bereich des Normaldrucks liegt zwischen 10 und 21 mmHg (Millimeter Quecksilbersäule) bei einem Mittelwert von 15 mmHg. In der Regel schwankt die Druckhöhe bei derselben Person etwas. Allein schon durch die Tageszeit kann der Druck recht unterschiedlich ausfallen. Bis zu 4 mm Hg können sich die Messungen im sogenannten Tagesprofil unterscheiden, das ein Augenarzt bei Glaukomverdacht durch mehrere Messungen am selben Tag erstellt. In der Regel ist der Druck morgens höher als abends. Zwischen 22 und 26 mm Hg liegt ein gewisser Toleranzbereich, der jedoch einer genauen regelmäßigen Beobachtung durch den Augenarzt bedarf. Bleibt der Druck dauerhaft in diesem Bereich, muss der Patient behandelt werden. Wenn die Druckschwankungen des Tagesprofils 4 mmHg übersteigen, besteht ebenfalls ein Verdacht auf Glaukom, aber auch dann, wenn zwischen dem rechten und dem linken Auge ein starker Druckunterschied (ab 5 mmHg) gemessen wird.

Der erhöhte Druck im Auge beeinträchtigt vor allem den Sehnerv. Der Kopf des Sehnervs ist mit kleinen Gefäßen durchsetzt, die durch den Druck zusammengequetscht werden, sodass der Sehnerv langsam abstirbt. Die Durchblutungsstörungen führen zu einem Schwund (Atrophie) des Nervengewebes und schließlich zum Verlust des Sehvermögens.

Der Druck allein ist jedoch nicht immer maßgebend für eine Glaukomdiagnose, denn es gibt – wie bereits angedeutet – auch ein Glaukom, das bei normalem Augeninnendruck entsteht, das sogenannte Normaldruck-Glaukom. Bei diesen Patienten wird die Durchblutungsstörung am Sehnervenkopf offenbar nicht durch erhöhten Augeninnendruck ausgelöst. Allerdings ist es bis heute schwierig, den

Durchblutungszustand des Sehnervenkopfes genau zu bestimmen. Mit den existierenden Untersuchungsmethoden kann man sich ein Urteil über die allgemeine Durchblutung der Netzhaut und des Sehnervs nur aufgrund von Begleitfaktoren erschließen. Niedriger Blutdruck, Arteriosklerose, Herzinsuffizienz (Herzschwäche) und Blutarmut (Anämie) gehören zu den weiteren Risikofaktoren des Glaukoms, die dazu beitragen können, dass trotz normaler Druckverhältnisse im Auge typische Glaukomschäden entstehen.

6.2.1. Diagnose

Um ein Glaukom genau zu diagnostizieren, muss der Augenarzt eine ganze Reihe von Untersuchungen machen: Wichtig sind die Kontrolle der Sehschärfe und die Untersuchung der Kontrastwahrnehmung. Unerlässlich ist auch die Erfassung des Gesichtsfeldes an einem Perimeter. Der Augenhintergrund muss untersucht werden, um den Zustand des Sehnervenkopfes zu beurteilen. Die erwähnte Druckmessung am Auge geht den übrigen Untersuchungen meist voraus. Erst nach all diesen Untersuchungen kann der Augenarzt die Diagnose stellen.

Bei einem beginnenden Glaukom kann insbesondere die Kontrastwahrnehmung beim Sehen verändert sein. Um dies zu untersuchen, muss der Patient auf schwarzweiße Muster blicken, die mit unterschiedlichen Kontrasten versehen sind. Dies erlaubt dem Augenarzt Rückschlüsse auf das Kontrastsehvermögen.

Um das Gesichtsfeld zu untersuchen, benutzt der Augenarzt ein sogenanntes Perimetergerät. Der Patient setzt sich bei dieser Messung vor eine kugelförmige Schale mit glatter Oberfläche. Durch Knopfdruck muss er dann auf bestimmte Lichtsignale reagieren, die durch die Schale wandern. Das Ergebnis wird mithilfe eines Computers graphisch dargestellt.

Bildet sich am Auge ein Glaukom, treten bei der Gesichtsfelduntersuchung typische Verlaufsbilder auf. Im Anfangsstadium, wenn die ersten Nervenfasern des Sehnervenkopfes zerstört sind, zeigt sich im Perimeterbefund zunächst eine Vergrößerung des blinden Flecks (der dem Eintrittspunkt des Sehnervs ins Auge entspricht). Im weiteren Verlauf zeigt der Befund bogenförmige Ausfälle. In diesem Stadium bemerkt der Patient meist noch nichts von seiner Erkrankung, die Ausfälle sind aber im Perimeterbefund schon sehr gut zu sehen.

In der Regel schreiten die Gesichtsfeldausfälle dann zur Nase hin weiter fort. Typisch für dieses schon fortgeschrittene Stadium sind sogenannte „zentrale Restinseln". Sie sind besonders tückisch, da der Patient ihretwegen oft nicht bemerkt, was an seinem Auge geschieht. Erst im Spätstadium, wenn kaum noch eine wirksame Behandlung möglich ist, fällt auch dieser Restsehbereich aus. Ist das vollständige Endstadium des Glaukoms erreicht, kann wegen Blindheit kein Gesichtsfeld mehr ermittelt werden.

Die Messung des Augeninnendrucks (Tonometrie) gehört heute zur Standarduntersuchung bei jedem Augenarzt. Als Folge dieser Routineuntersuchung wird häufig ein Glaukom entdeckt, das dem Patienten bis dahin nicht bekannt war.

Bei der Tonometer-Messung wird ein kleines Messgerät direkt auf die Augenoberfläche gesetzt, die vorher mit einem Tropfenpräparat betäubt wurde. Bei der Non-Contact-Tonometrie kommt es nicht zu einer Berührung zwischen Auge und Messgerät, hier wird der Augeninnendruck mithilfe eines kurzen Luftdruckimpulses gemessen.

Zur Abklärung eines Glaukomverdachts gehört auch die Untersuchung des Sehnervs, der alle Sinneseindrücke der Sehrezeptoren an das Gehirn weiterleitet. Die Stelle, wo der Sehnerv hinten aus dem Auge austritt, heißt blinder Fleck, Papille oder Sehnervenkopf. Um diesen Sehnervenkopf untersuchen zu können, tropft der Augenarzt mit einem entsprechenden Mittel die Pupille weit. Dadurch kann er den Augenhintergrund mit einem Ophthalmoskop besser untersuchen. Allerdings kann die medikamentöse Pupillenweitung bei einem Engwinkel-Glaukom gefährlich werden, da hier die Gefahr besteht, durch einen Verschluss zwischen Iris und Hornhaut einen Glaukomanfall auszulösen, der zu einer starken Druckerhöhung und heftigen Schmerzen führen kann. Daher wird bei Glaukomverdacht in der Regel zuerst der Kammerwinkel untersucht.

Wenn der Sehnervenkopf bereits über einen längeren Zeitraum durch erhöhten Augeninnendruck belastet ist, entsteht eine glaukomtypische Ausbuchtung an dieser Stelle. Der Augenarzt kann diese Stelle vermessen und fotografiert sie möglicherweise auch, um bei einer späteren Untersuchung einen Vergleich zu haben. Diese Ausbuchtung ist ein Anzeichen für eine beginnende Zerstörung der Sehnervenfasern, die dann die typischen Gesichtsfeldausfälle nach sich zieht. Die Ausbuchtung ist zunächst klein, kann sich aber zum Rand hin immer mehr vergrößern und vertiefen. Bei fortgeschrittener Entwicklung können sich auch Gefäße zeigen, die aus dem Krater hervortreten und an seinem Rand manchmal regelrecht abknicken.

6.2.2. Drei Behandlungsmöglichkeiten der Schulmedizin

Die Schulmedizin hat im Wesentlichen drei Ansätze, um das Glaukom zu behandeln. Zum einen den medikamentösen Ansatz, bei dem der Druck im Auge durch unterschiedliche Tropfenpräparate unter Kontrolle gehalten werden soll. Zum anderen den operativen Eingriff, bei dem entweder die Abflussblockade für das Kammerwasser behoben werden soll oder Kammerwasser bildendes Gewebe entfernt wird, ebenfalls mit dem Ziel, den Druck im Auge zu kontrollieren. Der dritte Ansatz ist die Laserbehandlung, bei der, wie beim operativen Eingriff, versucht wird, die Abflussblockade für das Kammerwasser zu beheben. Das Glaukom ist durch diese Methoden gut behandelbar, sodass es nicht zur Erblindung kommen muss, eine Heilung ist jedoch nicht die Regel.

Nach der ersten Diagnosestellung werden meist Betablocker in Form von Augentropfen verschrieben. Diese Wirkstoffe, die in den erhältlichen Arzneimitteln in unterschiedlich hohen Dosen enthalten sind, werden eingesetzt, um die Kammerwasserbildung zu drosseln und den Abfluss des Kammerwassers zu verbessern.

Man nimmt an, dass Betablocker auf das sympathische Nervensystem wirken. Im Auge würde das bedeuten, dass sich die Pupille nicht mehr maximal erweitert, der Zugang zum Schlemm'schen Kanal offen bleibt und das Kammerwasser besser abfließen kann. Andere Studien haben allerdings gezeigt, dass der Hauptwirkmechanismus wohl darin besteht, dass die Kammerwasserproduktion durch den Betablocker reduziert und damit der Druck gesenkt wird. Als Nebenwirkung kann es vor allem bei Patienten mit Asthma, Herzinsuffizienz (Herzschwäche), Verlangsamung des Herzschlages (Bradykardie) oder Herzrhythmusstörungen zu generellen Beeinflussungen der Herz- und Lungenfunktion kommen.

Betablocker können eine starke Erstreaktion verursachen : Die Herzfrequenz kann sich verringern und der Blutdruck kann beträchtlich fallen.

Wurden Betablocker verschrieben, muss meist zweimal täglich getropft werden. Dies sollte möglichst immer zur gleichen Stunde geschehen. Genaue Hinweise zur Dosierung gibt der Arzt oder sie finden sich im Beipackzettel des Tropfenmittels.

Bei der ersten Anwendung von Betablockern kann es eine starke Erstreaktion geben. So sind Drucksenkungen von 40 bis 50

% keine Seltenheit. Die Augen gewöhnen sich aber mit der Zeit an die Tropfen, so dass man damit den Druck langfristig um etwa 20 % senken kann. Je nach Höhe des Ausgangsdruckes kann dies ausreichend sein oder immer noch einen erhöhten Druck bedeuten. Da das Präparat über einen sehr langen Zeitraum eingenommen werden muss, stellt sich nicht selten die eine oder andere Nebenwirkung ein. Da die Wirkung des Präparates im Langzeitverlauf nachlassen kann, muss die notwendige Dosierung immer wieder zusammen mit dem Augenarzt neu bestimmt werden. Allerdings sind inzwischen auch mehrere andere Arten von Augentropfen verfügbar, die den Augeninnendruck zum Teil stärker senken als Betablocker. Ein Teil der Patienten wendet auch Kombinationspräparate an, die ebenfalls eine stärkere Drucksenkung ermöglichen.

Laserbehandlung

Die Augenheilkunde zieht eine Laserbehandlung bei einem Glaukompatienten in der Regel erst dann in Erwägung, wenn die medikamentöse Behandlung fehlgeschlagen ist. Bei der Laserbehandlung handelt es sich um ein Koagulationsverfahren. Die Laserkoagulationen werden im Trabekelwerk gesetzt. Der Vorteil dieser Behandlung gegenüber der Operation besteht darin, dass das Auge nicht eröffnet werden muss. Behandelt wird mithilfe eines Kontaktglases, das den Laserstrahl durch eine Spiegelkonstruktion um die Ecke lenken kann. Eine Drucksenkung tritt nicht sofort nach der Laserung ein. Die einzelnen Untersuchungsergebnisse zum Erfolg der Behandlung sind recht unterschiedlich; offenbar lässt sich eine rund 80 %ige Drucksenkung nach zwei Jahren und eine 40 %ige nach fünf Jahren nachweisen. Der Effekt lässt in der Regel nach einigen Jahren nach, so dass eine weitere Behandlung mit Laser notwendig werden kann.

Die Laserbehandlung wird ambulant durchgeführt. Der Patient sitzt an der Spaltlampe, die Hornhaut wird betäubt und ein Gleitmittel für das Prismenglas aufgebracht. Danach erfolgt die Laserbehandlung durch das Kontaktglas. Nach der Behandlung kann der Patient sofort nach Hause gehen.

Operation

Die Operation eines Glaukoms wird von den meisten Augenärzten (außer in speziellen Fällen) erst dann in Erwägung gezogen, wenn andere Mittel versagt haben. Ziel der Operation ist es, entweder das Kammerwasser mithilfe eines künstlichen Kanals über die Lederhaut ins Bindegewebe abzuleiten oder den Kammerwinkel zu vergrößern und den Schlemm'schen Kanal freizulegen. Beide Operationsformen werden heute auch ambulant angeboten, bei schwierigeren Fällen wird allerdings lieber stationär operiert, denn nach der Operation sind viele Untersuchungen und Tests erforderlich. Die Eingriffe dauern in der Regel 20 bis 30 Minuten und werden bei örtlicher Betäubung und Anwendung eines Beruhigungsmittels durchgeführt. Schmerzen treten nach der Operation meistens nicht auf.

6.2.3 Augen-Akupunktur

Die Behandlung des grünen Stars mit Augen-Akupunktur ist sehr erfolgversprechend. Auch hier weiß man noch nicht genau, was die Akupunktur im Auge auslöst. Man geht jedoch davon aus, dass die Blutversorgung des Auges verbessert wird, was wiederum eine Aktivierung des innerokularen Stoffwechsels nach sich zieht. Die Augen-Akupunkteure haben festgestellt, dass sich der Druck im Augeninneren bereits nach wenigen Sitzungen in den Normalbereich bewegen kann.

Da Glaukompatienten von ihrem behandelnden Arzt in der Regel Augentropfen verschrieben bekommen haben, ist es wichtig, den Patienten rasch zur Augenkontrolle zu schicken und gemeinsam mit dem Augenarzt zu entscheiden, ob und in welcher Form die Dosierung der Tropfen geändert werden kann.

Wichtig:
Auf keinen Fall dürfen Sie als Patient ohne Absprache mit ihrem Augenarzt eigenmächtig die Tropfen absetzen – das kann nachteilige Folgen haben!

Auch wenn es den Augenärzten unmöglich erscheint, ist es durchaus möglich und auch nicht selten der Fall, dass Gesichtsfeldeinschränkungen reversibel sind. Dies konnte durch eine ganze Reihe von Perimeter-Untersuchungen von Augenärzten, die Glaukompatienten während der Akupunkturbehandlung begleitet haben, definitiv bestätigt werden. Selbst wenn der Patient bereits eine Glaukomoperation hinter sich hat, ist es realistisch, Verbesserungen am Augeninnendruck und Gesichtsfeld zu erreichen.

Ein wichtiger Unterschied bei der Akupunkturbehandlung des Glaukoms zu anderen Einsatzgebieten der Augen-Akupunktur besteht in der Benutzung etwas anderer Punkte. Man hat nämlich festgestellt, dass es einige spezielle Akupunkturpunkte am Körper gibt, die sich besonders positiv auf den Druck im Auge auswirken.

Als zusätzliche Begleittherapien bei Glaukom empfehlen sich alle Verfahren, welche die generelle Blutkonsistenz beeinflussen, um den Stoffwechsel im Körper anzuregen. Dazu gehören die Sauerstoff-Mehrschritt-Therapie, Ozontherapie, Chelat-Therapie, Mikrobiologie, Schüsslersalze, Vital-Therapie und natürlich eine geeignete Ernährungsumstellung zur Leberentgiftung.

Bei einer Glaukomerkrankung spielt die Psyche des Patienten, unabhängig von der rein körperlichen Situation, ebenfalls eine starke Rolle. Schon wenn ein Patient bei der Messung des Augeninnendrucks aufgeregt ist, kann sich dies signifikant auf das Messergebnis auswirken. Glaukompatienten stehen unter innerem Druck oder sind gestresst. Viele Glaukompatienten erfahren Druck von außen, den sie nicht richtig verarbeiten können, oder „machen sich Druck" in Situationen, in denen es manchmal gar nicht nötig ist.

Bei der Behandlung des Glaukoms sollten Augen-Akupunkteure daher immer auch die seelische Komponente mit einbeziehen. Idealerweise sind dies nicht nur Entspannungsübungen, sondern psychotherapeutische Maßnahmen, welche die Ursache des „inneren Drucks" dauerhaft behandeln. Wird die psychische Komponente vernachlässigt, lässt sich meist auch der Druck im Auge nicht dauerhaft senken und die Aussichten, bereits verlorengegangenes Gesichtsfeld wieder zurückzubekommen, sind deutlich geringer.

Glaukom – Grüner Star

Unterscheidung in:

- Hochdruck-Glaukom
- Normaldruck-Glaukom
- Niederdruck-Glaukom

Oder

- Weitwinkel-Glaukom
- Engwinkel-Glaukom

Weitere Formen:

- akutes Glaukom – Winkelblock
- Sekundär-Glaukom nach Zusatzerkrankung

In der Schulmedizin werden noch zahlreiche andere Formen unterschieden.

Erkennbar durch:

- Gesichtsfeldsausfälle
- Veränderung des Farbsehvermögens
- farbige Ringe beim Blick in eine Kerzenflamme

Behandlungsmöglichkeiten schulmedizinisch:

- Behandlung mit Augentropfen (Augendrucksenker)
- Laserbehandlung

- Operation

Behandlungsmöglichkeiten naturheilkundlich:

Augen-Akupunktur:

- Der Druck im Auge kann gesenkt werden
- Gesichtsfeldsausfälle können sich teilweise regenerieren.
- Der Sehnervenkopf erholt sich und wird wieder besser durchblutet.

Homöopathie
Magnetfeld-Therapie
Neuraltherapie
Chelat-Therapie
Aminosäuren-Therapie
Schüsslersalze
Sauerstoff-Therapie
Mikrobiologie
Vitalstoff-Therapie
Ernährung
Augentraining
Psychotherapie

6.3. Grauer Star – Katarakt

Obwohl der graue Star leicht durch eine Operation behoben werden kann, ist diese Erkrankung weltweit immer noch die häufigste Ursache für Erblindung. In vielen Entwicklungsländern sind die Betroffenen so arm, dass sie sich keine Operation leisten können, und so bleibt der graue Star unbehandelt.

Die Erkrankung war schon in der Schule des Hippokrates bekannt. Damals ging man davon aus, dass alle Störungen im Körper durch bestimmte Körpersäfte verursacht werden, so auch der graue Star. Die Erkrankung wurde damals „Hypochyma“ genannt, was mit „Erguss“ übersetzt werden kann. Man nahm an, dass die vermutete Flüssigkeit, die sich ins Auge ergießt, dort erstarrt und ein Häutchen vor der Linse bildet. Heute wird der graue Star von Augenärzten „Katarakt“ genannt, was „Wasserfall“ bedeutet. Dieser Begriff entstand schon im 11. Jh. und hat sich bis heute gehalten.

Nach einer Studie des Berufsverbandes deutscher Augenärzte wurden in Deutschland 1999 mehr als 500.000 Kataraktoperationen durchgeführt, was ungefähr auch der Anzahl von 2010 entspricht. Sie ist damit die mit Abstand am häufigsten durchgeführte Operation in Deutschland.

Der graue Star kann in jedem Alter auftreten, bei Säuglingen, Kindern, Jugendlichen, Erwachsenen und älteren Menschen. Bei einem angeborenen grauen Star ist meist eine Viruserkrankung der Mutter in der Schwangerschaft vorausgegangen. In 40 bis 60 % dieser Fälle handelt es sich um Röteln, in 10 bis 20 % um Mumps.

Viel häufiger kommt der graue Star aber im fortgeschrittenen Alter vor. Etwa die Hälfte der 52- bis 64-Jährigen ist von der Krankheit betroffen, doch nicht alle haben Sehstörungen. In der Altersgruppe der 65- bis 75-Jährigen sind im Grunde alle betroffen, doch die Hälfte der Betroffenen hat (noch) keine Sehstörungen. In dieser Altersgruppe ist damit etwa jeder Zweite ein Kandidat für eine Kataraktoperation.

Die Ergebnisse der Kataraktoperation sind hervorragend: Bei 90 % aller Eingriffe verbessert sich die Sehleistung um 50 bis

100 %. Bis in die 1980er Jahre wurde bei einer Kataraktoperation lediglich die Linse aus dem Auge entfernt und das Sehvermögen anschließend durch eine sogenannte Starbrille reguliert. Seitdem wurde nach der Entfernung der Linse eine künstliche Linse ins Auge eingesetzt. Das ist heute Standard.

Im Normalfall ist die Linse im Auge klar und durchsichtig. Beim grauen Star beginnt sich die Linse einzutrüben, was vornehmlich im fortgeschrittenen Alter geschieht. Der graue Star zählt somit ebenfalls zu den degenerativen Augenleiden.

Die Aufgabe der Linse

Die Aufgabe der Linse besteht darin, das Licht durchzulassen und das einfallende Bild scharf zu stellen. Sie wirkt außerdem als Filter für gefährliche UV-Strahlen. Durch einen Ringmuskel (Ziliarkörper), der durch faserförmige Fäden mit der Linse verbunden ist und sich zusammenziehen und erweitern kann, verformt sich die Linse und verändert so ihre Brechkraft. Je nachdem, ob die Linse sich verflacht oder verdickt, wird so der Brennpunkt ganz exakt auf die Netzhaut gebracht. Diesen Vorgang nennt man Akkomodation.

Die gesunde Linse ist durchsichtig. Sie besteht aus einer Linsenkapsel, der Linsenrinde und dem Linsenepithel und besitzt weder Nerven noch Blutbahnen. Sie ist nach vorne hin flacher und zum Augeninneren hin stärker gekrümmt. Da sie nach beiden Seiten hin gewölbt ist, spricht man von einer bikonvexen Form. Die Linse hat eine Länge von ca. 10 mm bei einer Dicke bis zu 3 mm. Sie besteht im Wesentlichen aus Wasser und Eiweißen und enthält auch Adenosintriphosphat und Glutathion. Der Eiweißgehalt der Linse liegt bei 35 %, damit ist sie das proteinreichste Organ des gesamten Körpers.

Die Linse ist in ihrem Inneren, wie eine Zwiebel oder ein Baum, in verschiedenen Schichtringen aufgebaut. Sie verdreifacht im Laufe des Lebens ihre Größe, indem sich außen, entlang des Linsenepithels, am vorderen Teil der Linse immer weitere schalenförmige Schichten neu bilden. Bei der Linse können alte Zellen nicht abgestoßen werden, wie das zum Beispiel bei der Haut der Fall ist. Dies ist mit ein Grund für die Entstehung einer Katarakt. Die durchsichtigen Linsenfasern bilden schließlich die Linsenrinde.

Die Linse ist stoffwechselmäßig kein völlig inaktives Organ. Neben ihrer optisch bedingten Verformung geht im Inneren der Linse eine ganze Menge vor sich. Die Linse wird durch das Kammerwasser ernährt, das durch die Linsenkapsel diffundiert. Dabei kommt es zu einem Ausgleich zwischen unterschiedlichen Nährstoffkonzentrationen in der Linse und im Kammerwasser.

Bei einer Kapselschädigung ist dieser Stoffwechsel gestört. Das Kammerwasser kann nun in die Linse eindringen und dort zu Rindenquellungen und damit auch zu Rindentrübungen führen. Die Folge: Grauer Star. Durch Verhärtungen im Linsenkern, die ebenfalls auf Stoffwechselstörungen beruhen, verringert sich die Verformbarkeit der Linse und es entsteht eine Alterssichtigkeit.

Ein grauer Star kann ganz unterschiedliche Ursachen haben. In seltenen Fällen kann es sich um eine Erbkrankheit handeln. Bei Neugeborenen, die unter grauem Star leiden, können Embyonalstörungen im Mutterleib die Ursache sein. Auch radioaktive Strahlung oder Viruserkrankungen wie Röteln, Windpocken, Mumps, Kinderlähmung (Poliomyelitis) und Virushepatitis können einen grauen Star verursachen.

In über 90 % aller Fälle tritt der graue Star jedoch erst im Alter auf, als sogenannter Altersstar. Er kann sich auch als Begleiterscheinung bei der Zuckerkrankheit entwickeln, vor allem wenn der Zuckerspiegel nicht gut eingestellt ist. Andere Augenerkrankungen, wie eine chronische Regenbogenhautentzündung, eine Netzhautablösung oder sonstige Netzhauterkrankungen können zusätzlich einen grauen Star verursachen. Als weitere Auslöser kommen mechanische Einwirkungen auf das Auge wie Verletzungen, stumpfe Gewalteinwirkungen oder Operationen in Frage.

Unterschiedliche Startypen

Der Bereich der Linse, der sich eintrübt, ist von Fall zu Fall sehr unterschiedlich. Daher unterscheidet der Augenarzt unterschiedliche „Startypen". Die wichtigsten sind der Totalstar, bei dem die ganze Linse eingetrübt ist, und der Kernstar mit Trübungen zentral im Linsenkern. Außerdem gibt es noch den Schichtstar, bei dem nur eine einzige Schicht der Linse eingetrübt ist, den Pulverstar, der im Bereich des Linsenkerns Trübungen hat, die pulverförmig aussehen, den hinteren Rindenstar mit einer Trübung im hinteren Bereich der Linse sowie den Spindel-, Pol- oder Pyramidenstar mit Trübungen an der Linsenoberfläche.

Der Altersstar ist die weitaus häufigste Form des grauen Stars. Die Linsentrübungen beginnen oft schon mit ca. 40 Jahren. Was genau die Katarakt am Auge verursacht, ist wissenschaftlich noch nicht geklärt. Man geht davon aus, dass es eine ganze Reihe von Faktoren gibt und dass Veränderungen der Enzymsysteme im Kohlehydratstoffwechsel als wichtigste Verursacher in Frage kommen. Ein weiterer wichtiger Grund liegt in einem ernährungsbedingten Mangel an Aminosäuren und einem zu niedrigen Wasserhaushalt (Dehydration). Auch eine erhöhte Sonneneinstrahlung wirkt sich kataraktbildend aus.

Zusammen mit dem grauen Star kommen nicht selten auch andere Augenerkrankungen vor. Besonders häufig ist die Kombination von Makuladegeneration und grauem Star. Ist die Makuladegeneration bereits weit fortgeschritten, nehmen viele Ärzte Abstand von einer Linsenoperation, da sie sich von dem Ergebnis wenig versprechen. Selbst wenn die Linse herausgenommen würde, meinen diese Ärzte, kann der Patient durch die Sehbeeinträchtigung infolge der Makuladegeneration auch nach der Operation nicht besser sehen. Nicht alle Augenärzte teilen diese Meinung. Ein auslösender Zusammenhang zwischen Makuladegeneration und grauem Star ist durchaus denkbar.

Bei einer chronischen Regenbogenhautentzündung oder einer immer wieder auftretenden Netzhautablösung kann es durchaus, quasi als „Nebeneffekt", zur Bildung eines grauen Stars kommen. Meist beginnen die Linsentrübungen an der hinteren Linsenrinde und schreiten von dort aus mit unterschiedlich hoher Geschwindigkeit fort.

Der Altersstar kommt bei Diabetikern öfter vor. In der Regel beginnt das Leiden bei ihnen schon früher als bei Nicht-Diabetikern. Insbesondere bei jugendlichem Diabetes kann es unter Umständen zu einer sehr frühen Kataraktentstehung kommen, vor allem wenn der Zucker nicht gut eingestellt ist. Im Anfangsstadium zeigen sich schneeflockenartige, punktförmige Trübungen in der Linsenrinde, meist dicht unter der vorderen Linsenkapsel. Aus einem so entstandenen Star bildet sich nur selten ein Totalstar. Durch Schwankungen des Blutzuckerspiegels kann es in der Linse zu Brechkraftveränderungen kommen.

6.3.1. Diagnose

Die Diagnose des grauen Stars gelingt am besten durch eine Untersuchung an der Spaltlampe beim Augenarzt. Hierbei handelt es sich um ein binokulares Mikroskop (der Arzt schaut mit beiden Augen in das Gerät), das eine 6- bis 60-fache Vergrößerung ermöglicht. Je nachdem, mit welchem Winkel (er ist verstellbar) das Licht ins Auge fällt, lassen sich bestimmte Bereiche des Auges besser oder schlechter erkennen. Durch die spezielle Lichtführung kann der Arzt einen regelrechten optischen Schnitt durch die Linse machen. Alle Formen der Veränderung oder spezielle Strukturentwicklungen der Linse lassen sich so erkennen.

Beim grauen Star wird das Licht der Spaltlampe eher seitlich ins Auge geworfen. Dadurch lassen sich die Schichten der Linse besser erkennen und der Augenarzt kann so die Veränderungen der Linse genau diagnostizieren. Er erkennt im Spaltlampenbild eine milchig-graue Trübung auf der Pupillenebene.

6.3.2. Kataraktoperation

Genau genommen gibt es nur eine Möglichkeit zur Behandlung des grauen Stars: die Operation. Bis heute ist es der Schulmedizin nicht gelungen, ein Medikament zu entwickeln, das den grauen Star bessern kann. Dies gilt ebenso für den Versuch, die Krankheit aufzuhalten. Es gibt zwar eine ganze Reihe von Präparaten auf dem Markt, ihre Wirksamkeit bezieht sich jedoch meist nicht auf den grauen Star selbst, sondern auf die Gesamtkonstitution des Patienten.

Neu auf dem Markt sind allerdings Carnosin-haltige Augentropfen (siehe Kapitel Aminosäuren-Therapie). Intensive Forschungen in Russland haben gezeigt, dass sich der graue Star mithilfe dieser Augentropfen innerhalb von vier bis sechs Monaten zurückbilden kann. Ein solcher Behandlungsversuch scheint sich insbesondere im Frühstadium der Erkrankung zu lohnen, wenn die Augenärzte eine Operation noch nicht für nötig halten. Ist der graue Star schon weiter fortgeschritten, ist es eine Ermessensfrage, ob man einen solchen Therapieversuch noch starten und die Operation um 6 Monate aufschieben möchte. Immerhin ist es mit den Augentropfen ein Versuch wert – eine Operation ist später immer noch möglich.

Bis vor rund 30 Jahren hat man bei einer Kataraktoperation die Linse immer zusammen mit der Kapsel entfernt. Die Hornhaut des Auges wurde zunächst breit geöffnet, dann wurde ein Kältestab eingeführt, der die Linse an der Stabspitze festfror und so wurde die Linse aus dem Auge entfernt. Heute wird nach der Entfernung der Linse eine künstliche Linse eingesetzt. Bei dieser Operation werden lediglich der Linsenkern und die Linsenrinde entfernt und die Kapsel bleibt im Auge. Man nutzt die Kapsel dann, um dort die künstliche Linse (in der Regel eine Hinterkammerlinse) einzusetzen.

Generell verläuft die Kataraktoperation in 90 % der Fälle völlig problemlos. Sowohl während als auch nach dem chirurgischen Eingriff kommt es kaum zu Komplikationen – er gilt als sicher und schonend.

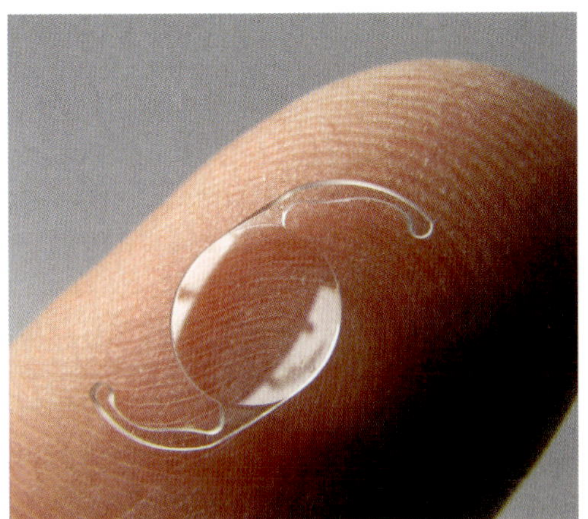

Abb. 28: Hinterklammerlinse

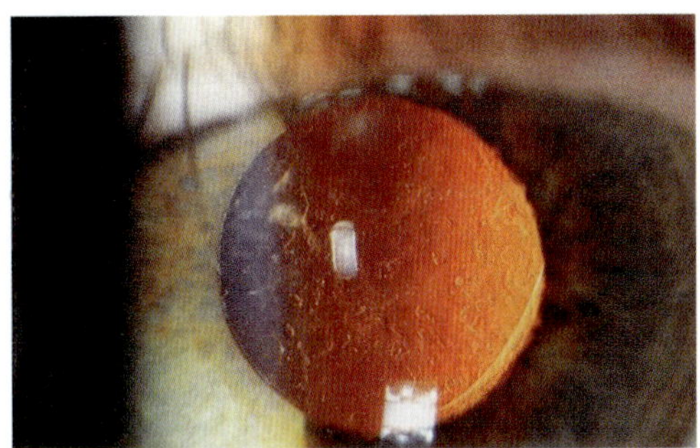

Abb. 29: Nachstarbildung.

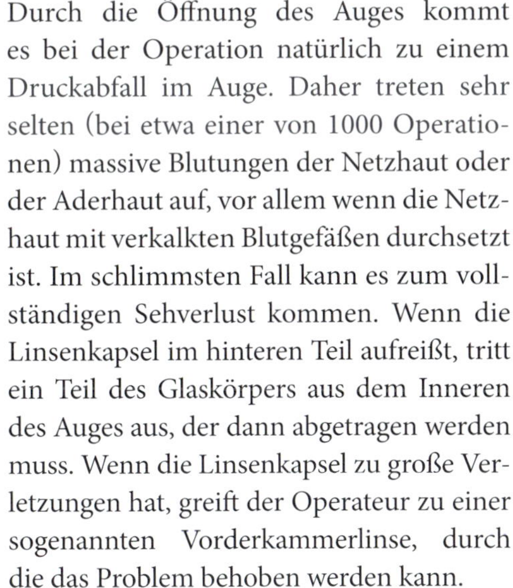

Durch die Öffnung des Auges kommt es bei der Operation natürlich zu einem Druckabfall im Auge. Daher treten sehr selten (bei etwa einer von 1000 Operationen) massive Blutungen der Netzhaut oder der Aderhaut auf, vor allem wenn die Netzhaut mit verkalkten Blutgefäßen durchsetzt ist. Im schlimmsten Fall kann es zum vollständigen Sehverlust kommen. Wenn die Linsenkapsel im hinteren Teil aufreißt, tritt ein Teil des Glaskörpers aus dem Inneren des Auges aus, der dann abgetragen werden muss. Wenn die Linsenkapsel zu große Verletzungen hat, greift der Operateur zu einer sogenannten Vorderkammerlinse, durch die das Problem behoben werden kann.

Früher befürchtete man oft eine nachfolgende Netzhautablösung. Seit man jedoch künstliche Linsen einsetzt, ist diese Gefahr weitgehend gebannt. Sollte es dennoch dazu kommen, ist eine Netzhautoperation notwendig.

Etwa 20 bis 30 % der Operierten entwickeln nach dem Linseneingriff einen sogenannten Nachstar. Darunter versteht man eine Trübung der im Auge verbliebenen Linsenkapsel. Die Linsenzellen der Linsenkapsel wachsen nach dem Eingriff weiter und bilden so eine narbenartige Verdichtung der hinteren Linsenkapsel. Der Nachstar wird in der Regel ambulant, bei örtlicher Betäubung, mit Augentropfen in einem weiteren Eingriff operiert. Dabei wird zunächst die Linsenkapsel mit einem speziellen Laser geöffnet, danach werden die trüben Kapselzellen abgesaugt.

6.3.3 Grauer Star bei Kindern

Es gibt Kinder, die bereits mit einem grauen Star geboren werden. Die Ursachen sind sehr unterschiedlich. Bei einem Teil der Betroffenen kommt der graue Star in Verbindung mit anderen Erkrankungen, meist Stoffwechselerkrankungen, vor. Bei anderen Kindern ging eine Viruserkrankung der Mutter in der Schwangerschaft voraus. In 40 bis 60 % dieser Fälle handelt es sich um Röteln, in 10 bis 20 % um Mumps. Bei einem Teil der betroffenen Kinder ist der Vorgang genetisch festgelegt und bei manchen sind die Ursachen unbekannt. Nicht immer ist der graue Star schon direkt nach der Geburt voll ausgeprägt. Er kann sich auch erst in den ersten Lebensjahren entwickeln.

Die kindliche Linse kann aufgrund ihrer biochemischen Zusammensetzung ihre Form noch sehr gut verändern. Diese Fähigkeit nimmt mit zunehmendem Alter ab. In der Regel bildet sich jedoch ein grauer Star auch bei Kindern nicht zurück. Je nachdem, wie stark die Trübungen der Linse sind, müssen auch Kinder operiert werden. Das Problem bei Kindern ist, dass sich die Linsentrübung negativ auf das noch nicht ausgereifte Sehorgan auswirkt, wenn nicht operiert wird.

Spätestens bei der zweiten Vorsorgeuntersuchung im Säuglingsalter (U2 am 3. bis 10. Lebenstag), kann der Arzt die Katarakterkrankung erkennen. Sie zeigt sich meist als heller Fleck in der dunklen Pupille. Bei einem Verdacht führt der Arzt den sogenannten Brückner'schen Durchleuchtungstest durch. Dabei wird das Auge des Säuglings mit einer Lichtquelle beleuchtet. Ist es in Ordnung, sieht der Arzt einen rötlichen Reflex durch die rote Farbe des Augenhintergrundes. Ist eine Linsentrübung vorhanden, befindet sich im Bild ein dunkler Punkt. Je weniger rot der Lichtreflex ist, desto stärker ist die Linse getrübt.

Eine erhöhte Blendempfindlichkeit oder Schielen kann ein erstes Anzeichen eines grauen Stars sein. In seltenen Fällen ist der graue Star zusätzlich mit einer Missbildung des Auges verbunden. Dann ist das betroffene Auge oft kleiner als das andere.

Generell versucht der Augenarzt, eine Linsenoperation zu vermeiden, da sich das kindliche Auge noch im Wachstum befindet. Solange das Kind noch an der Linsentrübung „vorbeisehen“ kann, schiebt man den Eingriff möglichst hinaus. Um das zu beurteilen, versucht der Augenarzt, an der Spaltlampe die Makula zu erkennen, die Stelle des schärfsten Sehens im Auge. Ist dies möglich, ist eine Operation noch nicht notwendig. Da die Katarakt eine fortschreitende Augenerkrankung ist, müssen die betroffenen Kinder regelmäßig zur Augenkontrolle gehen, am besten alle zwei bis sechs Monate.

Ist eine Operation unumgänglich, gibt es zwei unterschiedliche Verfahrensweisen: Zum einen wird bei dem Eingriff die Linse entfernt und das Sehvermögen anschließend mithilfe einer Starbrille oder Kontaktlinsen reguliert. Die andere Möglichkeit besteht im Einsetzen einer künstlichen Linse in die noch vorhandene Linsenkapsel. Dies ist jedoch aufgrund des noch nicht ausgewachsenen Auges unter Umständen schwierig. Bei Säuglingen und Kleinkindern bis ca. 20 Monaten verzichtet man daher auf diese Methode ganz. Würde man ihnen eine künstliche Linse einsetzen, könnten später gravierende Brillenfehler entstehen und weitere Operationen nötig sein. Es ist jedoch kein Problem, später eine künstliche Linse einsetzen zu lassen. Mittlerweile gibt es Augenärzte, die sich auf die Behandlung des kindlichen Auges spezialisiert haben.

Ist das Kind im Kindergartenalter, erhält es in der Regel bifokale (zweigeteilte) Brillen oder Kontaktlinsen, die eine gute Sehfähigkeit sowohl in der Ferne als auch in der Nähe gewährleisten. Die richtige Gläserstärke muss in regelmäßigen Abständen immer wieder überprüft und angepasst werden.

Die Forschung bemüht sich seit Jahren, eine Substanz zu entwickeln, die eine normale Krümmungsfähigkeit hat, um so die natürliche Funktion einer Linse optimal nachzuahmen. Nicht nur bei Kindern könnte dies eine enorme Verbesserung der Möglichkeiten bringen. Bis es soweit ist, dass solche künstlichen Linsen eingepflanzt werden können, wird es aber sicher noch ein paar Jahre dauern.

Die meisten Augen-Akupunkteure empfehlen ihren Patienten mit grauem Star eine Operation. Doch es gibt zahlreiche Gründe, warum Patienten nach einer Alternative zur Operation suchen. Die Vorstellung eines Eingriffs am Auge jagt vielen Betroffenen Angst ein und sie sind bereit, alles zu versuchen, um eine Operation zu vermeiden.

6.3.4 Augen-Akupunktur

Die Augen-Akupunktur greift bei der Behandlung des grauen Stars vor allem im fortgeschrittenen Stadium nicht so schnell und nicht so gut wie die Operation. Um eine Verbesserung am Auge zu erreichen, benötigt man mindestens 50 Doppelsitzungen, die dann im Ergebnis dennoch nicht so zufriedenstellend sind wie eine Operation. Letztendlich ist dies wegen der langen Behandlungsdauer auch eine Frage des Geldes.

Gute Erfolge zeigt die Augen-Akupunktur bei der Behandlung des sogenannten Nachstars, eines Phänomens, das dann entsteht, wenn bei der Staroperation nicht die gesamte Linse entfernt werden konnte und sich die Restteile eintrüben. Dies ist im Übrigen auch eine interessante Indikation für den Einsatz von Carnosin-haltigen Augentropfen (siehe Kapitel Aminosäuren-Therapie).

Die Anwendung der Augen-Akupunktur ist insbesondere dann ratsam, wenn der graue Star zusammen mit einer Makuladegeneration auftritt und der Arzt nicht operieren will. Man versucht dann mithilfe der Augen-Akupunktur eine Besserung der Makuladegeneration herbeizuführen. Ist dies gelungen, macht eine Kataraktoperation für den Augenarzt wieder Sinn.

Eine Alternative kann die Augen-Akupunktur auch bei Kindern sein, denn bei ihnen befindet sich das Auge noch im Wachstum, was das Einsetzen einer künstlichen Linse schwieriger macht. Deshalb operieren viele Augenärzte den grauen Star bei Kindern ungern und warten ab, bis ein Alter zwischen 20 und 23 Jahren erreicht ist, denn dann wächst das Auge nicht mehr.

Da es sich beim grauen Star im Wesentlichen um eine Folge des gestörten Stoffwechsels im Körper handelt, gelten auch hier alle stoffwechselfördernden Therapieverfahren als sinnvolle Ergänzung. Grundsätzlich muss auch hier geklärt werden, inwieweit eine Entgiftungstherapie Sinn macht. Ähnlich wie bei Makuladegeneration oder Glaukom spielt auch beim grauen Star die Blutkonsistenz eine gewisse Rolle. Wenn das Blut verdickt ist, reagiert der Körper mit einer Mangeldurchblutung, sodass zu wenig Nährstoffe über die Haargefäße an die Organe transportiert werden können. Dies führt beim Auge auch dazu, dass die Zusammensetzung des Kammerwassers nicht mehr optimal ist. Daher wird auch die Linse nicht mehr ausreichend mit Nährstoffen versorgt und Stoffwechselendprodukte, die in der Linse entstehen, können nicht mehr ordnungsgemäß abtransportiert werden. Die Folge ist eine Eintrübung der Linse.

Entscheidet man sich, aus welchen Gründen auch immer, gegen eine Operation des grauen Stars, ist es begleitend notwendig, die Blutkonsistenz wieder zu normalisieren – dies bedeutet Ernährungsumstellung, Entgiftung und Anwendung von Behandlungsverfahren, die dafür sorgen, dass das Blut mehr Sauerstoff aufnimmt.

Noch nicht ganz gesichert ist die Möglichkeit, die Linse durch Augenbäder mit einer Spezialsole wieder besser mit Wasser zu versorgen. Wichtig ist bei dieser 1%igen Lösung, dass sie nicht mit normalem oder Meersalz angesetzt ist. Die Sole sollte aus einem Kristallsalz hergestellt werden, das alle 84 Elemente enthält, ähnlich wie bei den Salzen aus Tibet oder dem Himalaya, die auf dem Markt erhältlich sind. Wichtig ist außerdem die Beschaffenheit des Wassers für die Sole, das möglichst vitalisiert sein sollte, was es allerdings kaum im Handel zu kaufen gibt. Man geht davon aus, dass durch eine solche Sole mehr Wasser ins Auge „gezogen" werden kann und sich der Stoffwechsel in der Linse, der ja oft durch Dehydration entstanden ist, wieder verbessert.

Gebadet wird das Auge mithilfe einer gläsernen Augenbadewanne (bitte keine aus Kunststoff verwenden) ca. 2 Minuten täglich über einen Zeitraum von etwa 3 Monaten.

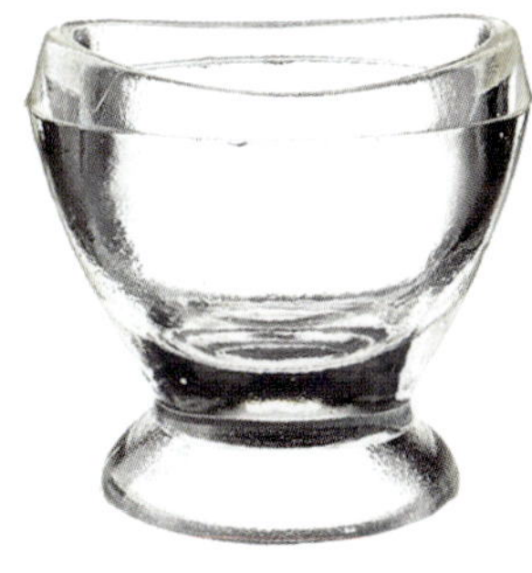

Abb. 30: Augenbadewanne.

Außerdem empfehlen wir die Starkur, wie wir sie bereits im Kapitel über Schüssler-salze beschrieben haben (siehe S. 119), die speziell für den grauen Star entwickelt wurde. Sie besteht aus einer gemischten Anwendung von Schüssler-Salzen und Homöopathika.

Grauer Star – Katarakt

Erkennbar durch:

- Grauschleier vor den Augen
- Blendungsempfindlichkeit

Behandlungsmöglichkeiten schulmedizinisch:

- Linsenoperation: hervorragende Erfolge
- Linsenoperation und Einsetzen einer künstlichen Linse: hervorragende Erfolge

Behandlungsmöglichkeiten naturheilkundlich:

Augen-Akupunktur:
nur sinnvoll, wenn der Augenarzt nicht operieren möchte (Zusatzerkrankungen am Auge)

- bei Kindern
- wenn der Patient Angst vor der Operation hat
- bei Nachstar

Nachteil: lange Behandlungsdauer

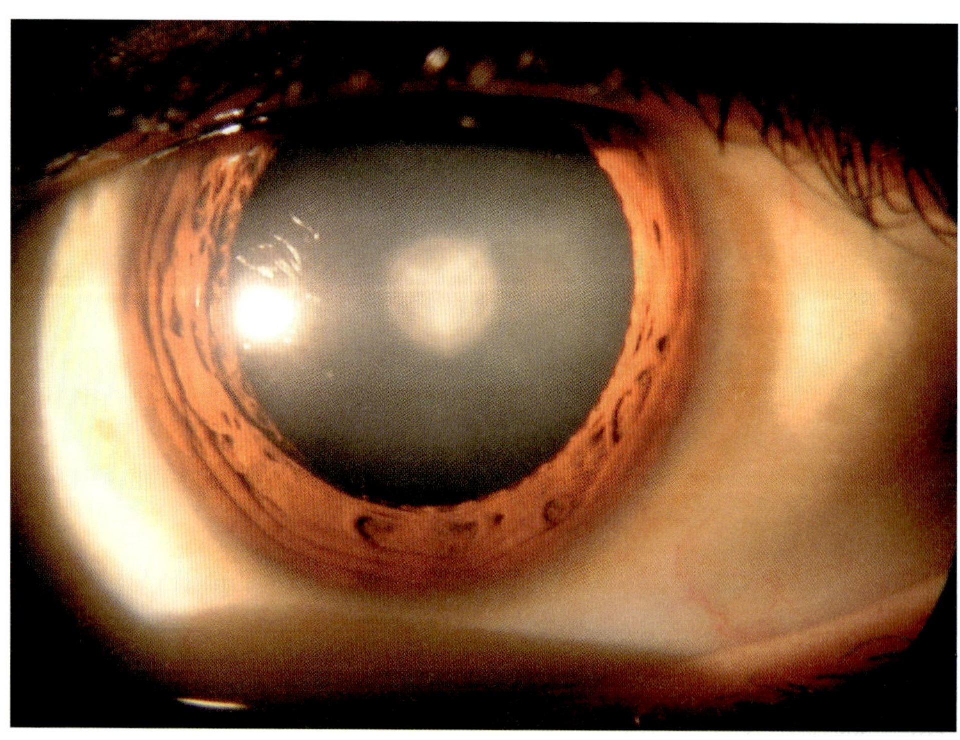

6.4. Kurz-, Weit- u. Alterssichtigkeit, Astigmatismus

Mithilfe einer Brille oder Kontaktlinsen lassen sich all diese Fehlsichtigkeiten in der Regel gut in den Griff bekommen. Die Sehhilfen behandeln aber nicht die Ursache der Augenerkrankung. Die Motivation vieler Patienten, die Fehlsichtigkeit naturheilkundlich behandeln zu lassen, ist meist der Wunsch, auf die Brille oder die Kontaktlinsen verzichten zu wollen - bei massiver Fehlsichtigkeit auch die Hoffnung auf geringfügige Verbesserung oder zumindest kein weiteres Fortschreiten der Fehlsichtigkeit.

Bei der Weitsichtigkeit (Hypermetropie) ist der Augapfel verkürzt, was dazu führt, dass parallel einfallende Lichtstrahlen sich erst hinter der Netzhaut vereinigen. Mit konvexen Brillengläsern lässt sich der Kurzbau des Auges ausgleichen. Der Weitsichtige sieht in der Weite gut, hat aber Schwierigkeiten, in der Nähe gut zu sehen, wenn die Fehlsichtigkeit unkorrigiert bleibt. Bei Weitsichtigkeit kann die Linse durch Akkomodation (Scharfstellung des Bildes durch die Brechungsänderung in der beweglichen Linse) noch bis zu drei Dioptrien ausgleichen.

Bei der Kurzsichtigkeit (Myopie) merkt der Betroffene die Fehlsichtigkeit schon bei einer halben Dioptrie. Hier ist das Gegenteil der Fall: Der Augapfel ist verlängert und die parallel einfallenden Lichtstrahlen vereinigen sich vor der Netzhaut. Mit konkaven Brillengläsern lässt sich das Bild direkt auf die Netzhaut verschieben. Der Kurzsichtige sieht ohne Brille in der Nähe scharf, nicht jedoch in der Ferne.

Die Alterssichtigkeit (Presbyopie) trifft über 90 % aller Menschen und wird häufig mit der allgemeinen Weitsichtigkeit verwechselt. Sie entsteht jedoch nicht durch ein zu kurzes Auge, sondern dadurch, dass die Linse im Alter nicht mehr so elastisch ist. Sie kann sich deshalb nicht mehr so gut verformen, um das Bild scharf zu stellen, die Akkomodationsfähigkeit lässt nach. Das Problem des „zu kurzen Arms“ beim

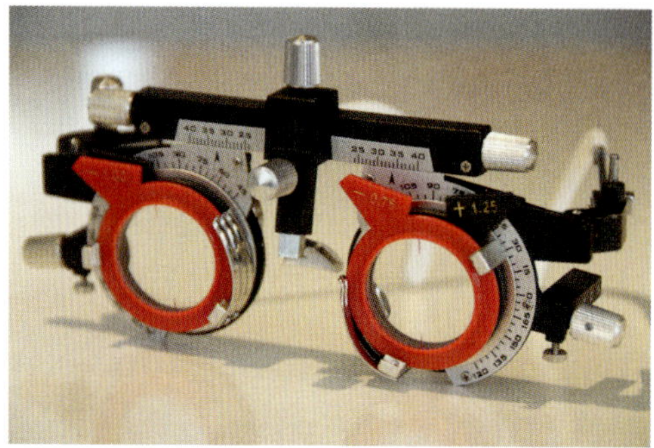

Abb. 31: Anpassung von Augengläsern beim Augenarzt oder Optiker.

Zeitunglesen kann mit einer entsprechenden Brillenkorrektur gelöst werden.

Bei einem Astigmatismus werden parallel einfallende Linien in gar keinem Brennpunkt vereinigt, da die Hornhaut vor der Augenlinse oder die Linse keine rotationssymmetrische Brechkraft hat. Der Augenarzt verordnet hierfür sogenannte Zylindergläser, welche die Lichtstrahlen bündeln und so einem Brennpunkt zuführen.

Beim Einsatz von Augen-Akupunktur musste man bislang zwischen den Behandlungserfolgen bei der Weit- und Alterssichtigkeit und bei der Kurzsichtigkeit stark unterscheiden. Die Kurzsichtigkeit war nur bei Kindern und Jugendlichen bis etwa 21 Jahren gut behandelbar. Bis zum Alter von ca. 6 Jahren befindet sich das Auge noch in ausgeprägtem Wachstum und die Akupunktur kann es offensichtlich positiv beeinflussen. Neu gefundene Punkte geben jetzt aber auch Erwachsenen gute Chancen auf eine Verbesserung am Auge. Außerdem hat sich insbesondere der Einsatz von Rasterbrillen während der Akupunktur-Therapie bewährt. Setzt man eine solche Brille auf, entsteht aufgrund eines optischen Effektes grundsätzlich ein scharfes Bild – egal ob der Betroffene kurz- oder weitsichtig ist.

Weitsichtige Patienten sind in der Lage, durch Akkommodation bis zu drei Dioptrien zu überbrücken. Der Kurzsichtige kann dies nicht. Daher geht man davon aus, dass das Gehirn eines kurzsichtigen Patienten, wenn er nach der Akupunkturbehandlung seine gewohnte Brille wieder aufsetzt, die Information des alten Sehzustandes wieder bekommt. Dies versucht man mithilfe einer Rasterbrille zu verhindern. Auf diese Weise kann sich das Gehirn täglich auf die durch die Behandlung veränderte Situation am Auge neu einstellen, ohne wieder in die alte Situation zurückgedrängt zu werden. In der Praxis hat sich dieses Verfahren bereits bewährt. Man muss jedoch aufpassen, dass insbesondere Patienten mit einer extrem hohen Dioptrienzahl möglicherweise zwar durch eine Behandlung ihre Dioptrien verbessern, im Endeffekt aber immer noch eine starke Kurzsichtigkeit behalten. Im Einzelfall muss dies im Vorfeld mit dem Augen-Therapeuten diskutiert werden.

Ganz anders ist es bei der Weit- und der Alterssichtigkeit. Meist bemerkt der Patient schon nach der ersten Sitzung eine Verbesserung seines Sehvermögens. Um diesen Zustand zu stabilisieren, kommt man dennoch nicht darum herum, eine ganze Reihe von Akupunktursitzungen über sich ergehen zu lassen.

Bisher ließen sich nur wenige Patienten mit einer Fehlsichtigkeit behandeln. Meist sind es die Patienten mit Augenleiden, denen schulmedizinisch nicht mehr geholfen werden kann, die sich einer Augen-Akupunktur unterziehen. Deshalb kann man gar nicht so genau sagen, wie viele Akupunktursitzungen man im Schnitt braucht, um eine Sehverbesserung zu erreichen, und ob es möglich ist, die Brille anschließend ganz in die Schublade zu legen. Wichtig ist sicherlich, dass man sich schon bei den ersten Anzeichen einer Fehlsichtigkeit in Behandlung begibt. Ist die Fehlsichtigkeit bereits weit fortgeschritten, kann sich das Sehvermögen durch die Behandlung um einige Dioptrien verbessern.

Begleitend zur Augen-Akupunktur gilt auch hier, dass alle Verfahren, die den Stoffwechsel im Körper generell verbessern, auch bei der Kurz-, Weit- und Alterssichtigkeit sowie bei Astigmatismus empfehlenswert sind. Die Erhöhung zum Beispiel des Sauerstoffgehaltes im Blut führt auch dazu, dass Umstrukturierungen im Auge besser ablaufen können, weil die Gewebe besser mit Nährstoffen versorgt werden, die den Selbstheilungsprozess am Auge unterstützen. Insbesondere bei der Kurzsichtigkeit kann es ein Behandlungsargument sein, zur Vermeidung einer potentiellen Netzhautablösung durch diese Alternativbehandlung dafür zu sorgen, dass die Netzhaut besser versorgt wird, da sie durch die Verlängerung des Augapfels generell belastet ist. Gleichzeitig empfehlen wir in der Praxis bei extremer Kurzsichtigkeit, geeignete Nahrungsergänzungsmittel einzunehmen, welche die Netzhaut mit den für sie wichtigen Vitaminen regelmäßig versorgen.

Weit-, Kurz- und Alterssichtigkeit, Astigmatismus

Erkennbar durch:

- unscharfes Sehen
- Schwierigkeiten bei schnellem Blickwechsel, immer scharf zu sehen

Behandlungsmöglichkeiten schulmedizinisch:

- Korrektur mittels Brille oder Kontaktlinsen: hervorragendes Ergebnis

Behandlungsmöglichkeiten naturheilkundlich:
Augen-Akupunktur

Weit-, Altersssichtigkeit:

- kann nach 12 bis 15 Sitzungen Verbesserungen um einige Dioptrien bewirken
- Liegt die Ausgangsdioptrienzahl zwischen 3 und 5, ist eine vollständige Heilung möglich.
- Kurzsichtigkeit:
- gut behandelbar bei Kindern und Jugendlichen bis ca. 16 Jahren
- weniger Erfolg bei Erwachsenen – bei zusätzlicher Verwendung einer Rasterbrille bessere Ergebnisse. Generell empfehlenswert ist die Akupunktur bei hoher Dioptrienzahl zur Vorbeugung einer möglichen Netzhautablösung.

Astigmatismus:

- mäßig gute Erfolge bei 60 % der Patienten
- Kratzer auf der Hornhaut können sich zurückbilden.
- gute Ergebnisse auch bei Hornhautverkrümmung

Weitere sinnvolle Begleitverfahren:
Homöopathie
Rasterbrille
Sehtraining
Augenbäder mit Augensole

6.5. Retinitis pigmentosa

Diese Erbkrankheit gilt in der Schulmedizin als unheilbar. Trotz dieser scheinbar unmöglichen Aussichten können sich bei der Behandlung mit Augen-Akupunktur durchaus Besserungen einstellen. Geheilt werden konnte sie allerdings bisher auch nicht.

Die Retinitis pigmentosa ist ein degenerativer Prozess im Auge. Die Blutgefäße verengen sich, der Sehnerv wird in Mitleidenschaft gezogen (Optikusatrophie) und Nervengewebe der Netzhaut stirbt schrittweise ab, während sich gleichzeitig Pigmente auf der Netzhaut ablagern. Die Folge ist eine Einengung des Gesichtsfeldes von außen nach innen. Am Ende sieht der Patient nur noch wie durch einen Strohhalm (Tunnelsehen). Dieser Prozess ist fortschreitend und führt schließlich aus Sicht der Schulmedizin unaufhaltsam zur Erblindung.

Meist gibt es in einer Familie mehrere Personen, die diese Erkrankung haben, denn Retinitis pigmentosa ist eine Erbkrankheit. In der Mehrzahl der Fälle zeigen sich die ersten Symptome schon im Kindesalter, seltener taucht die Erkrankung erst im Alter auf.

Die Augen-Akupunktur kann die Retinitis pigmentosa bei manchen Menschen positiv beeinflussen. In solchen Fällen kann das Fortschreiten der Erkrankung gestoppt werden, was angesichts der Tatsache, dass ansonsten eine völlige Erblindung mit Sicherheit eintritt, bereits ein großer Schritt ist. Die positive Beeinflussung kann insbesondere dann gelingen, wenn die Retinitis pigmentosa früh erkannt wird. Bei einigen Patienten wird sogar eine Sehverbesserung festgestellt, hauptsächlich eine Verbesserung des Kontrast- und Farbsehvermögens. Manchmal sind auch geringgradige Gesichtsfelderweiterungen möglich.

Was genau am Auge bei der Behandlung geschieht, ist bisher noch unklar. Es gibt jedoch erste Vermutungen, dass die auf der Netzhaut aufliegenden Pigmente durch die Akupunktur wieder verstoffwechselt werden und somit die Möglichkeit besteht, dass Areale auf der Netzhaut freigelegt werden, unter denen sie noch nicht zerstört ist.

Erfolgsaussichten

Je nach dem vorherigen Verlauf der Retinitis pigmentosa sind die Erfolgsaussichten unterschiedlich. Ist der Krankheitsverlauf langsam und linear, sind die Erfolgschancen höher als bei einem sprunghaften Verlauf. Bei vielen Patienten lässt sich durch die Akupunktur das Fortschreiten der Krankheit stoppen und das bestehende Sehfeld erhalten.

Mit großer Wahrscheinlichkeit sind alle zusätzlichen Therapieverfahren sinnvoll, die den Stoffwechsel am Auge verbessern. Dazu gehören insbesondere alle Verfahren zur Verbesserung der Blutkonsistenz. Eine entsprechende Ernährungsumstellung, die bei der sonstigen Prognose des Krankheitsverlaufes für einen langen Zeitraum beibehalten werden sollte, kann die Krankheit wenigstens einigermaßen sicher aufhalten.

Retinitis pigmentosa

Erkennbar durch:

- Einengung des Gesichtsfelds
- regelmäßige Kontrolle bei familiärer Vorbelastung

Behandlungsmöglichkeiten schulmedizinisch:
keine, lediglich Regulierung des Restsehvermögens mittels besonderer Lupen

Behandlungsmöglichkeiten naturheilkundlich:
Augen-Akupunktur

- Der Krankheitsverlauf kann bei 60 % der Patienten gestoppt werden.
- Die Erweiterung des Gesichtsfelds um 10 bis 15 Grad ist bei einigen Patienten möglich.
- Eine vollständige Heilung ist nicht möglich.

Magnetfeld-Therapie
Chelat-Therapie
Sauerstoff-Therapie
Vitalstoff-Therapie

6.6. Diabetische Retinopathie

Diabetes ist eine weit verbreitete Krankheit, nicht nur in Deutschland. Er ist mit Akupunktur bisher nicht heilbar. Allerdings gibt es derzeit Hoffnung durch ein neues Akupunkturverfahren aus Russland, das durch neue Akupunkturpunkte in Verbindung mit einer speziellen Wärmebehandlung erfolgversprechend erscheint. Dieses Verfahren wird derzeit noch getestet. Nach großen Langzeitstudien, die in Russland gemacht wurden, kann schon nach relativ kurzer Behandlungsdauer bei Patienten mit Typ-I-Diabetes (insulinpflichtiger Diabetes des Jugendlichen) die zur Behandlung notwendige Insulinmenge verringert werden.

Anders verhält es sich wohl beim Alterszucker, dem Typ-II-Diabetes. Da viele Diabetiker ihre Ernährungsrichtlinien nicht streng genug einhalten, sind die Voraussetzungen für eine dauerhafte Besserung durch dieses neue Akupunkturverfahren weniger aussichtsreich.

6.6.1. Spätfolgen bei Diabetes

Wer von Diabetes betroffen ist, muss mit Spätfolgen rechnen. Dazu gehören chronisches Nierenversagen, Durchblutungsstörungen in den Gliedmaßen, Polyneuropathie (Nervenschädigungen an verschiedenen Nerven, unter anderem mit Sensibilitätsstörungen) sowie Erblindung.

Auch wenn der Diabetes Typ 1 selbst unheilbar und der Diabetes Typ 2 nur unter Umständen heilbar ist, so können doch die Augenschäden und andere Nebeneffekte gebessert werden. Besser noch ist Vorbeugung der Spätfolgen. Bei Diabetespatienten ist es wichtig, schon vor der Behandlung zu erklären, dass die Betroffenen eine lebenslange Behandlung vor sich haben (das ist nicht zuletzt ein Kostenfaktor für den Patienten).

Die Zuckerkrankheit ist eine Erkrankung des gesamten Körpers. Traubenzucker (Glukose) ist eine lebenswichtige Energiequelle für viele Zellen des Körpers. Unser Körper gewinnt diesen Traubenzucker aus den Kohlehydraten, die wir täglich durch unsere Nahrung zu uns nehmen. Das Blut hat dann die Aufgabe, diesen so gewonnenen Zucker in die Zellen zu transportieren. Damit der Zucker von der Zelle aufgenommen werden kann, benötigt der Körper das von der Bauchspeicheldrüse produzierte Hormon Insulin. Bei Zuckerkranken wird dieses Hormon jedoch zu wenig produziert. Außerdem sträubt sich bei ihnen die Zelle dagegen, Zucker aufzunehmen, oder tut es nur bei erhöhtem Insulineinsatz. Dieser Zustand wird Insulinresistenz genannt und steht meistens am Anfang der Entwicklung einer Zuckerkrankheit. Die Zellen (etwa im Muskel) nehmen nur noch unter hohem Insulineinsatz Glukose auf, die Bauchspeicheldrüse kann gar nicht mehr so viel Insulin bilden, die Glukose bleibt im Blut und der Blutzuckerspiegel steigt.

Wird der Diabetes nicht erkannt, entstehen im Laufe der Zeit Veränderungen an den Blutgefäßen im ganzen Körper. Davon ist unter anderem auch das Auge betroffen. Die Folge ist die sogenannte diabetische Retinopathie, eine chronische Durchblutungsstörung der Netzhaut. Die Mangelversorgung der Retina führt schließlich dazu, dass sie für Blut und Blutbestandteile durchlässig wird. Die Folge sind Netzhauteinblutungen, die das Sehen massiv beeinträchtigen – im Extremfall bis zur Erblindung.

Die Schulmedizin kann bei der Behandlung der diabetischen Retinopathie keine absolute Heilung erzielen. In manchen Fällen ist es möglich, einen gewissen Stillstand der Erkrankung zu erreichen. Um die Behandlung zu unterstützen und dem Fortschreiten der Retinopathie vorzubeugen, sollten Diabetiker mit Übergewicht Gewicht abnehmen, sich ausreichend bewegen, Diät halten, auf Nikotin und Alkohol verzichten und ihren Blutzuckerspiegel gut einstellen lassen.

6.6.2. Laserbehandlung

Ist es zu ersten Schädigungen im Auge gekommen, hilft in manchen Fällen eine Laserbehandlung, um den Verlauf der Krankheit aufzuhalten. Bei dieser Behandlung werden Laserstrahlen auf die geschädigte Netzhaut gerichtet, welche die krankhaften Wucherungen der Blutgefäße zerstören und die weitere Bildung neuer Gefäßveränderungen verhindern sollen.

6.6.3. Vitrektomie

Bei der Vitrektomie wird der Glaskörper des Auges operativ entfernt, danach werden die Ränder der Netzhaut mit Laser fixiert. Anschließend wird der entfernte Glaskörper im Auge durch ein bestimmtes Gas ersetzt. Um das Auge herum wird außerdem aus operativen Gründen ein Silikonband angebracht.

Sind die Augen bereits mit Blut angefüllt, genügt eine Laserbehandlung nicht mehr. In der Regel gilt auch hier wie fast immer: Wer sich im Frühstadium behandeln lässt, hat bessere Aussichten als bei weiter fortgeschrittener Erkrankung.

6.6.4. Augen-Akupunktur

Grundsätzlich ist die Behandlung der diabetischen Retinopathie mit Augen-Akupunktur nicht einfach. Wie bei der Schulmedizin gilt bisher auch hier: Je früher der Patient zur Behandlung kommt, desto besser die Aussichten. Da ein Diabetiker ganz allgemein sehr langsam auf eine Akupunkturbehandlung reagiert, dauert es auch länger, bis er darauf anspricht. Man muss sich als Diabetiker von vornherein darüber im Klaren sein, dass eine Akupunkturbehandlung eine längere Sache ist, bis sie Erfolg zeigen kann.

Im Anfangsstadium, wenn sich die ersten Netzhauteinblutungen zeigen, kann die Augen-Akupunktur noch gute Ergebnisse erzielen. Häufig gehen die Blutungen zurück. Sie werden aber erst nach einiger Zeit der Behandlung nachlassen, nicht sofort. Sind die Schädigungen am Auge allerdings schon sehr weit fortgeschritten, kann es sein, dass man auch mit Augen-Akupunktur nichts mehr ausrichten kann. In Einzelfällen konnte jedoch beobachtet werden, dass das Blut im Auge offensichtlich über die Retina wieder absorbiert werden kann. Gute Erfolge bei der Behandlung der diabetischen Retinopathie sind selten, aber nicht unmöglich.

Bei der Behandlung von Diabetikern mit Augen-Akupunktur ist es wichtig, dass der Patient in der Lage ist, seinen Zucker selbst zu kontrollieren, vor allem wenn er selbst Insulin injiziert. Erfahrungen haben nämlich deutlich gezeigt, dass die Augen-Akupunktur den Zuckerspiegel drastisch senken kann. Um eine Überdosis Insulin zu vermeiden, muss sich der Patient daher unbedingt vor jeder Insulinspritze selbst kontrollieren. In unserer Praxis hat sich gezeigt, dass eine Mischung aus der

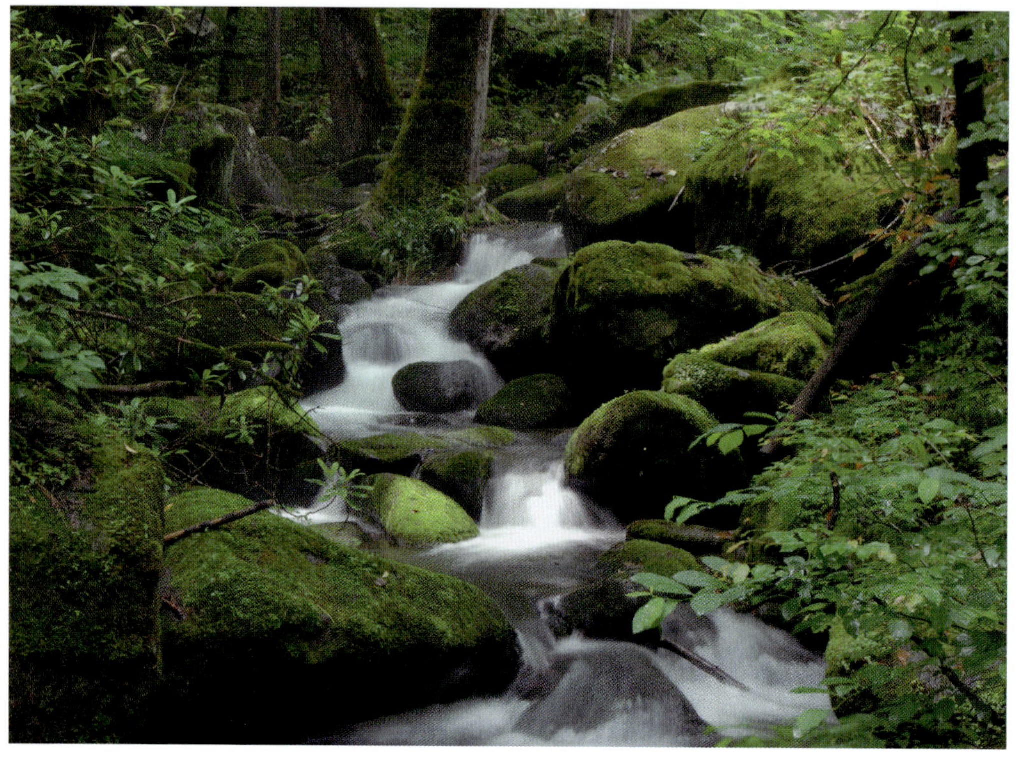

klassischen Augen-Akupunktur und dem neuen Diabetes-Akupunkturverfahren aus Russland gute Verbesserungen sowohl für die Augen als auch für den Typ-I-Diabetes als Grunderkrankung mit sich bringt.

Insbesondere die ECIWO-Akupunktur ist in der Lage, die Funktionsfähigkeit der Bauchspeicheldrüse wieder zu aktivieren. Dies beeinflusst den gesamten Stoffwechsel des Körpers. Deshalb ist es gerade bei Diabetikern wichtig, alle Stoffwechselfunktionen anzuregen, aber auch genauestens zu kontrollieren. Stoffwechselanregende Therapieverfahren sind generell geeignet, man muss jedoch aufpassen, dass man dem Organismus nicht zu viel zumutet, zumal Diabetiker gern verzögert auf Therapien ansprechen. Die Blutzuckereinstellung unter der Therapie muss engmaschig kontrolliert werden.

Diabetischen Retinopathie

Erkennbar durch:

- Gefäßveränderungen am Augenhintergrund
- Netzhauteinblutungen

Behandlungsmöglichkeiten schulmedizinisch:

- Insulin zur Behandlung des Diabetes
- Lasertherapie im Anfangsstadium
- Vitrektomie

Behandlungsmöglichkeiten naturheilkundlich:

Augen-Akupunktur

- Im Frühstadium können Netzhauteinblutungen gestoppt werden.
- generelle Erfolgsaussichten: schwierig zu behandeln, im Frühstadium 60%, im Endstadium wenig Hoffnung

Wichtig: Der Diabetiker muss bei einer Augen-Akupunktur regelmäßig seinen Zucker selbst kontrollieren, um eine Überdosis Insulin zu vermeiden, da die Akupunktur den Zuckerwert drastisch senken kann!

Homöopathie
Magnetfeld-Therapie
Chelat-Therapie (nur bei guter Nierenfunktion)
Vitalstoff-Therapie
Ernährungsumstellung
evtl. Psychotherapie

6.7. Netzhautablösung

Die Ablösung der Netzhaut ist meist ein schleichender Vorgang. In der Regel beginnt die Ablösung jenseits des sogenannten Augenäquators, also in einem Bereich des Auges, in dem nicht gesehen wird. Daher ist eine beginnende Netzhautablösung meist eine Zufallsdiagnose. An den degenerativen Stellen der Ablösung verflüssigt sich der Glaskörper des Auges. Bei schnellen Blickbewegungen führt das dazu, dass der Glaskörper an den verletzten Stellen zieht und über seine fädigen Verbindungen mit der Netzhaut diese weiter einreißt. Schreitet dieser Vorgang fort, entsteht ein Loch in der Netzhaut, durch das der verflüssigte Glaskörper nun auch hinter die Netzhaut gelangt und so die Schicht der Sehrezeptoren langsam abtrennt.

Wird die Erkrankung nicht rechtzeitig bei einer Routineuntersuchung erkannt, schreitet sie immer weiter fort und führt schließlich dazu, dass große Bereiche der Netzhaut plötzlich „herunterfallen“ und spontan eine extreme Sehverschlechterung eintritt.

In jedem Falle gehört eine akute Netzhautablösung in die Hände eines Augenarztes. Wenn sich die Ablösung noch im Anfangsstadium befindet, behandelt er die Retina zunächst mit Laser. Ist die Netzhaut bereits zu großen Teilen abgelöst, wird der Patient nicht um eine Operation herumkommen, bei der die Netzhaut wieder fixiert wird.

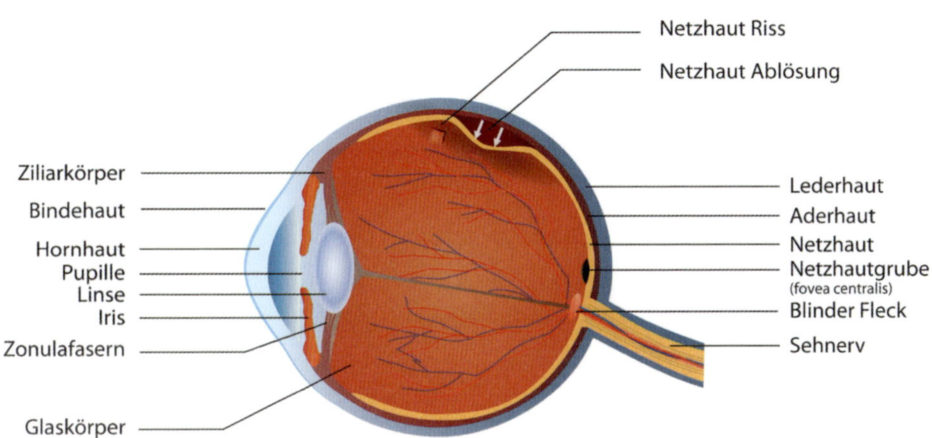

6.7.1. Ursachen und Anzeichen

Die Netzhautablösung hat unterschiedliche Ursachen. Bei 60 % der Betroffenen ist eine fortschreitende Kurzsichtigkeit die Hauptursache. Da der Augapfel bei zunehmender Kurzsichtigkeit immer länger wird, kann man sich gut vorstellen, dass die Netzhaut einer immer größeren Spannung unterliegt, der sie schließlich durch Einreißen nachgeben kann. 35 % der Patienten haben eine Netzhautablösung als Alterserscheinung und 5 % nach einer Staroperation. Als weitere Ursachen gelten starke Erschütterungen des Kopfes, Entzündungen im Augeninneren und Tumoren.

Das erste Anzeichen, das ein Augenpatient mit Netzhautablösung erlebt, ist das Sehen von Blitzen, Schatten und Schleiern. Der Augenarzt erkennt in der Spaltlampe eine leicht grau verfärbte Netzhaut an den abgelösten Stellen. Die Aderhaut leuchtet nicht mehr rot, nur noch an den entstandenen Netzhautrissen. Am Höhepunkt der Retina-Ablösung sind blasig aussehende Stellen und an den Randgebieten meist Fältchen zu sehen.

6.7.2. Laserbehandlung/Operation

Bei einer Lasertherapie versucht der Augenarzt, die Randgebiete der abgelösten Retina „zuzuschweißen", sodass der verflüssigte Glaskörper an diesen Stellen keine weiteren Schäden anrichten kann. Ist die Netzhaut bereits heruntergefallen, muss der Augenarzt sie mit einer Operation wieder am Augenhintergrund fixieren. Die entstandenen Gesichtsfeldausfälle sind aber nicht mehr zu retten.

6.7.3. Augen-Akupunktur

Die Augen-Akupunktur ist insbesondere für die Patienten interessant, bei denen sich die Netzhaut immer wieder löst und der Vorgang nicht zum Stillstand kommt. Die Augen-Akupunktur kann dafür sorgen, dass weitere Netzhautablösungen gestoppt werden.

Wie es möglich ist, das können sich auch die Augen-Akupunkteure nicht erklären, aber bei manchen Patienten ist es offensichtlich und durch Perimeterkontrolle bestätigt, dass sich die Sehfähigkeit an den abgelösten Stellen wieder regeneriert hat. Die einzige Erklärung hierfür ist, dass es trotz der Ablösung immer noch aktive Rezeptoren geben muss, welche die Aufgabe des Sehens schließlich übernehmen. Eine interessante Beobachtung haben verschiedene Augen-Akupunkteure unabhängig voneinander gemacht: Das durch die Laserung entstandene Narbengewebe hat sich bei vielen betroffenen Patienten wieder zurückgebildet.

Gelegentlich kommt es bei einer Netzhautablösung auch zu Einblutungen im Auge. Hier ist es möglich, dass die Augen-Akupunktur die Netzhaut dazu bringt, das Blut wieder zu resorbieren. Allerdings muss man unter Umständen, je nachdem wie fortgeschritten die Erkrankung ist, über die Anbehandlungsphase von 7 bis 10 Tagen hinaus Geduld haben, da das Blut im Auge nur langsam und kontinuierlich resorbiert wird.

Gerade bei einer Netzhautablösung ist die Versorgung der restlichen Netzhaut von größter Bedeutung. Daher sind alle Stoffe wichtig, die das Auge benötigt, um neue Zellen zu bilden und die vorhandenen Zellen optimal mit Nährstoffen zu versorgen. Das generelle Prozedere der Stoffwechsel-

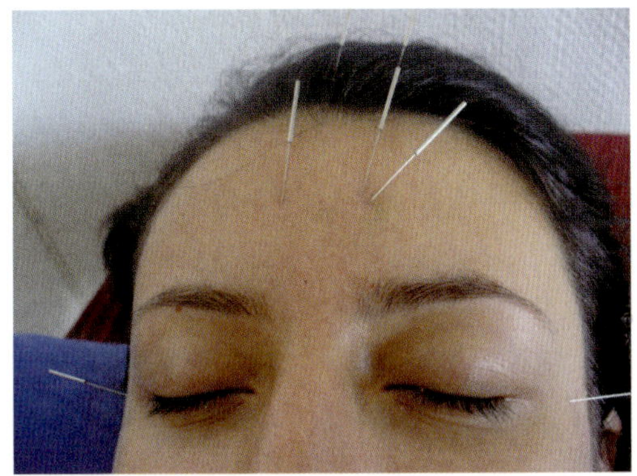

aktivierung gehört auch hier zum erfolgreichen Behandlungskonzept.

Grundsätzlich gehört diese Erkrankung jedoch in die Hände routinierter Augenärzte – naturheilkundliche Verfahren können hier bestenfalls begleitend und vorbeugend, nicht jedoch heilend eingesetzt werden.

Netzhautablösung

Erkennbar durch:

- das Sehen von Blitzen, Schleiern und Schatten
- plötzlichen Sehverlust
- grau verfärbte Netzhaut
- Aderhaut leuchtet nicht mehr rot, nur an entstandenen Netzhautrissen
- blasige Erhebungen mit Fältchenbildung am Rand

Behandlungsmöglichkeiten schulmedizinisch:

- Lasertherapie bei kleinen betroffenen Flächen
- Operation bei großen abgelösten Retinateilen
- abgelöste Netzhautstellen sind irreparabel
- gute Behandlungserfolge, aber keine Garantie, dass sich die Netzhaut nicht an anderen Stellen erneut löst

Behandlungsmöglichkeiten naturheilkundlich:

Augen-Akupunktur

- sinnvoll erst nach einer Behandlung durch den Augenarzt
- Kann ein Fortschreiten der Erkrankung aufhalten.
- Kann verhindern, dass die Netzhaut immer wieder erneut fixiert werden muss.
- Kann in Einzelfällen das Sehvermögen an abgelösten Stellen wieder zurückholen.
- Narbengewebe durch die Laserung kann sich zurückbilden und dadurch unter Umständen verdeckte Sehflächen wieder freigeben.

Magnetfeld-Therapie

6.8. Zentralvenen- und Zentralarterienthrombosen

Bei einer Zentralarterienthrombose spricht man auch von einem Augeninfarkt, denn wenn sich eine Thrombose in der Zentralarterie am Auge bildet, erblindet der Betroffene innerhalb von Sekunden. Bildet sich eine Thrombose in der Zentralvene des Auges, entwickelt sich die Sehstörung allmählich, führt aber in der Regel auch zur Erblindung.

6.8.1. Schulmedizinische Behandlung

Das Wichtigste bei einem Augeninfarkt ist, dass man sofort alles stehen und liegen lässt und die nächste Augenklinik aufsucht. Dort nimmt der Arzt dann unter Umständen eine sogenannte Lyse vor, mit der er versucht, die Thrombose aufzulösen. Eine Lyse muss aber spätestens 6 bis 8 Stunden nach dem Augeninfarkt gemacht werden, denn sonst ist es aus schulmedizinischer Sicht zu spät.

Bei einer Zentralvenenthrombose versucht der Augenarzt manchmal, mithilfe von Aspirin das Blut wieder dünnflüssiger zu machen. In der Regel kann die Schulmedizin jedoch nicht viel ausrichten.

6.8.2. Augen-Akupunktur

Sehstörungen aufgrund von Thrombosen am und im Auge lassen sich mit Augen-Akupunktur ganz gut behandeln. Beim Augeninfarkt kann ein Teil des Sehvermögens wieder zurückgewonnen werden, dasselbe gilt für die Zentralvenenthrombose.

Wie es zu solchen Thrombosebildungen kommen kann, ist im Kapitel Ernährung beschrieben. Der Thromboseverschluss am Auge steht am Ende einer langen Kette von schädlichen Vorbedingungen im Körper, die man bei der Behandlung wieder ursächlich auflösen muss. Sonst bilden sich an anderen Stellen im Körper möglicherweise neue Thrombosen. Die Augen-Akupunktur kann auch den Auflösungsprozess der Thrombose unterstützen, allerdings wird jeder Augen-Akupunkteur hier unbedingt mit zusätzlichen Verfahren arbeiten.

Generell gibt es bei Thrombosen im Auge eine Verbesserungschance bei 60 % der Patienten, in Einzelfällen konnte die gesamte Sehleistung zurückgewonnen werden. Abhängig ist der Erfolg allein von der Verbesserung der Blutzusammensetzung.

Thrombosen am Auge/Augeninfarkt Zentralarterienthrombose

Erkennbar durch:

- Erblindung innerhalb von Sekunden

Behandlungsmöglichkeiten schulmedizinisch:

- Lyse zur Auflösung der Thrombose nur innerhalb von 6-8 Stunden möglich
- nach 8 Stunden keine Therapie mehr möglich

Behandlungsmöglichkeiten naturheilkundlich:
Augen-Akupunktur

- Akupunktur unterstützt den Auflösungsprozess der Thrombose.
- Die Sehfähigkeit kann zum Teil langsam zurückgewonnen werden.

Zentralvenenthrombose

Erkennbar durch:

- allmählicher Sehverlust

Behandlungsmöglichkeiten schulmedizinisch:

- Aspirin, um das Blut dünnflüssiger zu machen – wenig erfolgversprechend

Behandlungsmöglichkeiten naturheilkundlich:
Augen-Akupunktur

- Akupunktur unterstützt den Auflösungsprozess der Thrombose.
- Sehfähigkeit kann zum Teil langsam zurückgewonnen werden.

Weitere geeignete naturheilkundliche Begleitverfahren:
Chelat-Therapie
Magnetfeld-Therapie
Sauerstoff-Therapie
Ernährungsumstellung
Vitalstoff-Therapie

6.9. Optikusatrophie – Störungen des Sehnervs

Unter einer Optikusatrophie oder Optikusneuropathie versteht man allgemein eine Störung des Sehnervs. Durch verschiedene Ursachen kann der Sehnerv „schrumpfen" und so seine Funktionsfähigkeit einbüßen.

6.9.1. Ursachen

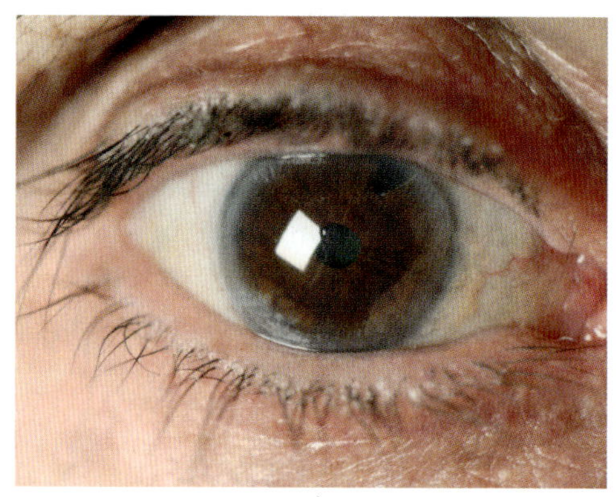

Die Gründe, die zu einer Optikusatrophie führen, sind zahlreich. „Optikusatrophie" ist eine beliebte Diagnose bei Augenärzten, wenn sie eigentlich nicht genau wissen, was mit dem Sehnerv los ist. In der Regel bemerkt der Augenarzt in diesen Fällen bei der Untersuchung des Augenhintergrundes, dass der Sehnervenkopf an seiner Eintrittsstelle ins Auge blass aussieht. Je heller der Fleck ist, desto stärker ist der Sehnerv in seiner Funktionsfähigkeit beeinträchtigt. Für den Patienten bedeutet dies massive Einschränkung des Sehens bis hin zur Erblindung.

In der Regel ist es der Endzustand eines bereits länger anhaltenden Krankheitsprozesses, wie etwa bei einem Glaukom, den Nachwirkungen eines Traumas (äußere Gewalteinwirkung), einer Neuritis (Entzündung des Sehnervs), bei dauerhaftem Druck auf den Sehnerv, zum Beispiel durch einen Tumor, oder bei arteriosklerotischen Durchblutungsstörungen.

In vielen Fällen lässt sich die genaue Ursache einer Sehnervenstörung nicht diagnostizieren. Man kann zwar feststellen, dass der Sehnerv in Mitleidenschaft gezogen ist, die genauen Ursachen bleiben jedoch verborgen. Die Schulmedizin hat bis heute keine Möglichkeiten, eine Optikusatrophie zu behandeln. Häufig wird ein Behandlungsversuch mit Kortison unternommen, um mögliche entzündliche Prozesse einzudämmen.

6.9.2. Augen-Akupunktur

Augen-Akupunktur ist die einzige echte Alternative bei allen Optikusatrophien. Man vermutet, dass durch die gesteigerte Durchblutung des Auges, die unter anderem durch die Akupunktur ausgelöst wird, bestimmte Teile des Sehnervs wieder aktiviert werden können. Viele Patienten mit sogenannten „toten Sehnerven" haben durch die Augen-Akupunktur ein verbessertes Sehvermögen erhalten, was aus schulmedizinischer Sicht unmöglich ist. Je nach tatsächlicher Ursache der Optikusatrophie ist sogar eine vollständige Heilung möglich.

In der Praxis bedeutet das meist, dass man es ausprobieren muss, ob die Augen-Akupunktur den Sehnerv positiv beeinflussen kann – hier kann man Glück oder Pech haben. Ist der Sehnerv beispielsweise vollständig durchtrennt, kann man auch mit den Nadeln oder anderen naturheilkundlichen Verfahren nichts mehr ausrichten. Durch die vielen unklaren Diagnosen scheinen jedoch Sehnerven immer wieder intakte Restbereiche zu haben, die aktiviert werden können; anders wären diese Behandlungsergebnisse wohl nicht denkbar. Einen Versuch ist es allemal wert, da es schulmedizinisch keine Alternative gibt.

Der Einsatz anderer naturheilkundlicher Verfahren lässt sich durch die vielen möglichen Ursachen nicht für alle Fälle eindeutig festlegen. Doch können sich alle Verfahren, die eine bessere Versorgung des Sehnervs mit sich bringen, positiv auf eine Optikusatrophie auswirken.

Gute Behandler machen auch Antigen- und Antikörpertests, um versteckte Erkrankung bakterieller oder viraler Art zu erkennen und zu behandeln.

Optikusatrophie

Häufig gestellte Diagnose bei Sehverlust, die viele verschiedene Ursachen haben kann

Erkennbar durch:

- allmählicher oder plötzlicher Sehverlust im Sehzentrum
- blass aussehender Sehnervenkopf im Augenhintergrund

Behandlungsmöglichkeiten schulmedizinisch:

- keine

Behandlungsmöglichkeiten naturheilkundlich:

- Augen-Akupunktur
- je nach Ursache der Sehnervenstörung gute bis hervorragende Ergebnisse
- Aktivierung des Sehnervs in etwa 60 % aller Fälle möglich
- Je nach Ursache der Sehnervenstörung ist in Einzelfällen auch eine vollständige Heilung möglich.

Chelat-Therapie
Magnetfeld-Therapie
Sauerstoff-Therapie

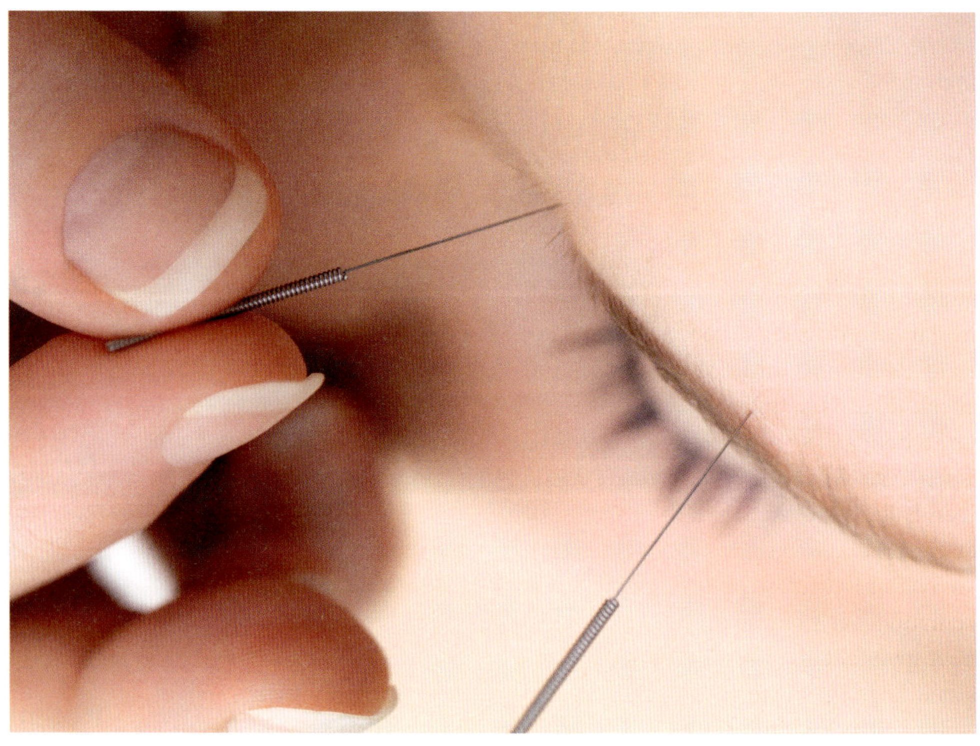

6.10. Sehstörungen durch Gehirnschädigungen

Bei Sehstörungen durch Gehirnschädigungen ist das Auge in der Regel vollständig in Ordnung. Die Ursache des Sehverlustes liegt irgendwo im Gehirn. Dabei können verschiedene Fehlfunktionen unterschiedlicher Hirnregionen Sehstörungen dieser Art verursachen. Ein Schlag auf den Kopf zum Beispiel kann das Sehzentrum des Gehirns beeinträchtigen oder auch die Sehrinde, die sich direkt unterhalb des Schädelknochens befindet. Ein Blutgerinnsel oder ein Aneurysma (Gefäßaussackung) im Gehirn kann solche Sehstörungen ebenfalls auslösen, ebenso ein Schlaganfall. Das Sehen wird in diesen Fällen gestört, weil ein für das Sehen verantwortlicher Teil des Gehirns nicht richtig funktioniert.

Gerade bei diesen Erkrankungen haben die Patienten eine besonders gute Chance auf Besserung und viele sogar auf eine vollständige Heilung. Bei Blutgerinnseln wurde beobachtet, dass sie sich durch die Augen-Akupunktur auflösen ließen, in einigen Fällen war auf dem MRT-Bild (Magnet-Resonanz-Tomographie) nicht einmal eine Narbenbildung nachweisbar. Dieselbe Erfahrung hat man auch bei Traumapatienten gemacht. Die Nadeln sind offenbar in der Lage, gestörte Areale des Gehirns wieder mit mehr Blut und damit auch mit mehr Sauerstoff zu versorgen, was dann eine Verbesserung des Sehvermögens nach sich zieht. Natürlich sind begleitend alle Verfahren geeignet, die diesen Vorgang zusätzlich unterstützen können.

Insbesondere bei Augenfehlfunktionen nach Schlaganfällen scheint die ECIWO-Akupunktur als wichtigstes Mikrosystem in der Augen-Akupunktur eine durchdringende Wirkung zu haben. Es gab Fälle, bei denen der Schlaganfall bereits über zehn Jahre zurücklag, wo eine halbseitige

Lähmung und der Verlust des Sprechens die Folge war. Nach 14 Behandlungen mit ECIWO-Akupunktur begann der Patient wieder, erste Worte zu stammeln und mit der zuvor gelähmten Hand auf einem Stück Papier zu kritzeln.

Auch die Chelat-Therapie kann bei Patienten mit Schlaganfall eine hervorragende unterstützende Wirkung zeigen. Gleiches gilt auch für die Sauerstoff-, Ozon- und UV-B-Behandlung, denn gerade nach einem Schlaganfall ist es wichtig, dass das Gehirn wieder mit mehr Sauerstoff versorgt wird. Dadurch lässt sich die Regenerationsfähigkeit des Gehirns offenbar extrem steigern.

Sehstörungen durch Gehirnschäden

Erkennbar durch:

- spontaner Sehverlust als Begleiterscheinung innerer Erkrankungen oder einer äußeren Gewalteinwirkung

Behandlungsmöglichkeiten schulmedizinisch:

- meist keine

Behandlungsmöglichkeiten naturheilkundlich:

Augen-Akupunktur

- Besonders gute Erfolgsaussichten: 80 % aller Patienten kann geholfen werden.
- 60 % haben eine Chance auf vollständige Heilung.

Chelat-Therapie
Magnetfeld-Therapie
Sauerstoff-Therapie
Vitalstoff-Therapie
Homöopathie
Neuraltherapie
Aminosäuren-Therapie

6.11. Schielen

Das Problem des Schielens hat in der Regel mehrere Komponenten, die zusammenwirken. Zum einen handelt es sich um ein muskuläres Problem an einem oder mehreren der sechs Augenmuskeln, zum anderen spielen zerebrale (Gehirn) Bedingungen eine Rolle.

Karin Brucker hat neue Punkte an den Füßen gefunden, mit denen sich die einzelnen sechs Muskeln um das Auge herum, aber auch Muskeln im Augeninneren, wie der Ziliarkörper oder Muskeln in der Iris, beeinflussen lassen. Meist ist der Effekt bereits nach Sekunden zu sehen. Ist das Schielproblem allerdings nicht nur muskulärer, sondern auch zerebraler Art, muss dieser Anteil der Problematik nach ihrer bisherigen Erfahrung durch andere Verfahren mitbehandelt werden. Die neu gefundenen Punkte werden auch bei Nystagmus (Augenzittern), Pupillenlähmung und Alterssichtigkeit eingesetzt, wo es unter anderem zur Erschlaffung der Muskulatur im Ziliarkörper kommt.

Um die zerebralen Komponenten des Schielens zu erfassen, bedarf es unter Umständen einer geeigneten Psychotherapie oder wie bei vielen Kindern einer Familientherapie. Oft tragen Kinder im Alter bis zu 6 oder 7 Jahren eine Elternproblematik aus. Im weitesten Sinne kann man davon ausgehen, dass Kinder, die nach innen schielen, ihre Eltern auf irgendeine Art „zusammenbringen", und Kinder, die nach außen schielen, die Eltern „auseinanderbringen" wollen.

Als Augen-Akupunkteur muss man ganz besonders darauf achten, dass man die Patienten gut berät, die bereits eine Schieloperation hinter sich haben. Denn in einigen Fällen hat die Akupunktur die Operation sozusagen „rückgängig" gemacht (sie wäre dann eigentlich nicht notwendig gewesen). Dies wurde schon öfter bei älteren Patienten beobachtet, die beispielsweise wegen einer Makuladegeneration in Behandlung waren und anschließend schielten.

Um eine Besserung beim Schielen zu erreichen, muss man manchmal Geduld aufbringen. In einzelnen Fällen gibt es einen

Soforteffekt, um diesen jedoch zu stabilisieren, sollte man eine zweiwöchige Kur machen.

In der Regel operieren Augenärzte erst ab einem Schielwinkel von 7 Grad. Bei verschiedenen Patienten ist es durch Augen-Akupunktur bereits gelungen, einen Schielwinkel von über 12 Grad vollständig zu normalisieren – allerdings dauerte der Vorgang insgesamt doch ein Jahr.

Schielen

Erkennbar durch:

- Fehlstellung der Augen
- Störung der Augenmotilität

Behandlungsmöglichkeiten schulmedizinisch:

- Abkleben eines Auges, um das andere entsprechend zu stabilisieren (meist wenig erfolgreich)
- Operation der Fehlstellung (in der Regel erst ab einem Schielwinkel über 7 Grad)

Behandlungsmöglichkeiten naturheilkundlich:

Augen-Akupunktur:

- Der muskuläre Anteil lässt sich hervorragend behandeln.
- Der zerebrale Anteil der Erkrankung ist schwieriger zu behandeln.
- Achtung bei bereits operierten Patienten: Die Akupunktur kann die Operation „rückgängig" machen und der Patient schielt danach in die andere Richtung.

Homöopathie

Psychotherapie

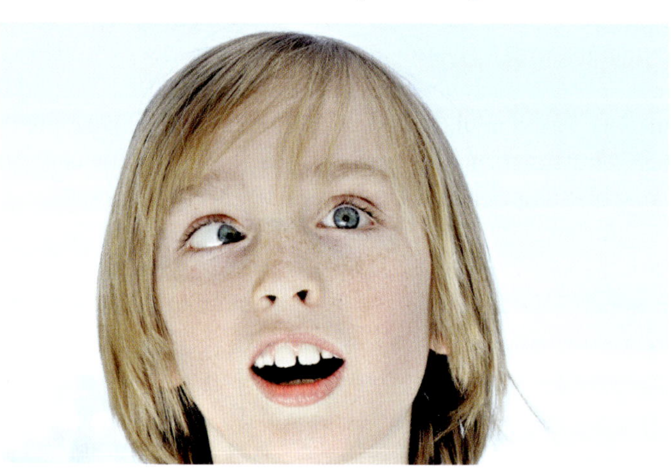

6.12. Sehstörungen durch Medikamentenvergiftung

Bei einer Medikamentenvergiftung ist meist die Funktion der Leber stark beeinträchtigt. Dies kann dann auch, wie bei zu hohen Dosen von Methylalkohol bekannt, Sehstörungen verursachen. Die Therapie der Wahl im ersten Moment ist daher eine massive Entgiftungs- und Ausleitungskur. Immer wieder gibt es Präparate, bei denen im „Kleingedruckten" die Problematik eines Sehverlustes erwähnt wird. Zu diesen Präparaten gehört zum Beispiel ein bekanntes Magenmittel, das allerdings nur bei intravenöser Gabe diese Problematik haben kann. In Deutschland gibt es eine ganze Reihe betroffener Patienten. Teilweise wurden sie erfolgreich mit Augen-Akupunktur behandelt. Dabei wurde das Sehvermögen allerdings nur zum Teil wiedererlangt.

Generell gilt: Gelingt die Ausleitung des Präparates, das die Sehstörung verursacht hat, besteht eine gute Aussicht, dass sich das Sehvermögen wieder verbessert. Da jedoch zahlreiche Medikamente eine Sehstörung verursachen können, kann man genaue Aussagen zur Prognose nicht machen. Denn die Rückgewinnung des Sehvermögens hat natürlich auch mit dem Medikament und seiner Zusammensetzung zu tun.

Alle naturheilkundlichen Methoden (wie die Chelat-Therapie), die eine Entgiftung unterstützen, sind hier begleitend angezeigt. Allerdings muss man bei der Chelat-Therapie genau wissen, um welches Medikament es sich bei der Vergiftung handelt. In manchen Fällen können diese Präparate nämlich auch unter die Kontraindikationen einer Chelat-Therapie fallen.

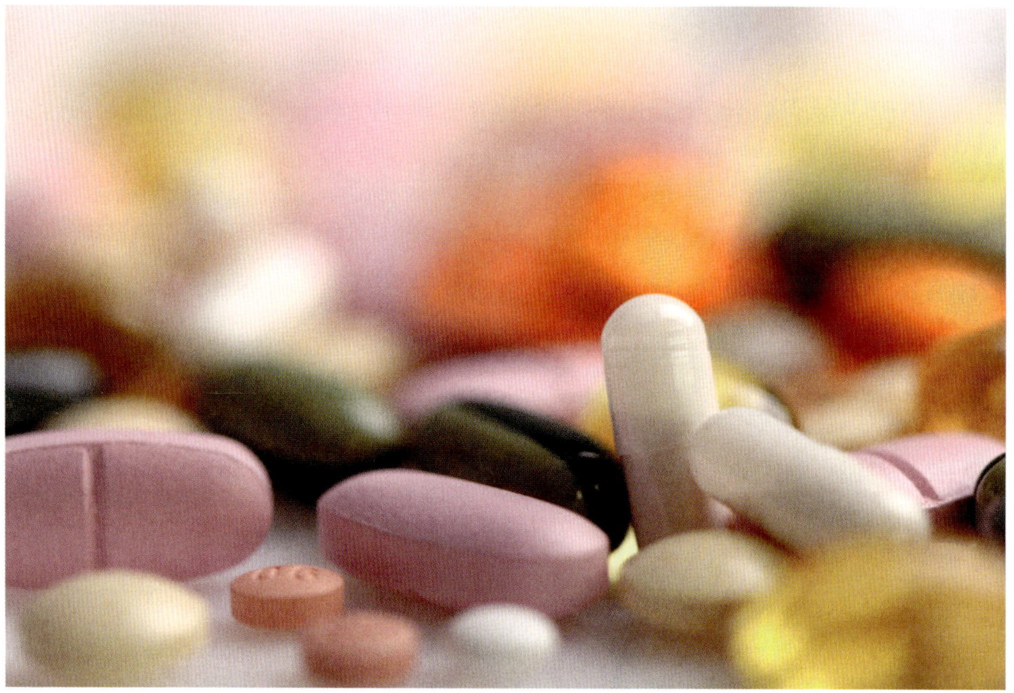

Sehstörungen durch Medikamentenvergiftung

Erkennbar durch:

- spontaner Sehverlust, ganz oder teilweise, nach Einnahme von Medikamenten

Behandlungsmöglichkeiten schulmedizinisch:

- Absetzen des Medikamentes, Gabe von Gegenmitteln; meist geringer Erfolg

Behandlungsmöglichkeiten naturheilkundlich:

Augen-Akupunktur

- Durch massive Entgiftungs- und Ausleitverfahren kann die Akupunktur greifen.
- Verbesserungen sind möglich, jedoch stark abhängig vom verursachenden Präparat; daher bisher keine statistische Erfassung möglich.

Entgiftungskuren

6.13. Trockene Augen

Der Tränenfilm hat die Aufgabe, das Auge mit Feuchtigkeit, notwendigen Nährstoffen und Sauerstoff zu versorgen. Außerdem bietet diese Augenflüssigkeit Schutz vor Krankheitserregern aus der Umwelt. Der Tränenfilm ist äußerst komplex aufgebaut. Er besteht im Wesentlichen aus drei Teilen, einer äußeren Fettschicht, die den Tränenfilm vor Verdunstung schützt, einer mittleren, wässerigen Schicht, welche die Hornhaut mit Sauerstoff versorgt, und einer inneren Schleimhaut, die Unebenheiten auf der Augenoberfläche ausgleicht und deren Befeuchtung möglich macht.

Viele tausend Menschen leiden unter zu trockenen Augen. Die Ursachen liegen unter anderem in einer Unterproduktion der Tränenflüssigkeit in der Tränendrüse, einer Verstopfung des Tränenkanals oder einer falschen Zusammensetzung des Tränenfilms. Die Folge: An manchen Stellen wird die ausgetrocknete Hornhaut oder Bindehaut der Augen geschädigt. Wie bei vielen anderen Augenerkrankungen liegen auch die Ursachen für trockene Augen in einem generellen Stoffwechselproblem des Organismus.

Das trockene Auge ist derzeit schulmedizinisch nicht heilbar. Der Augenarzt verschreibt als einzige Behandlungsmöglichkeit sogenannte „künstliche Tränen“, ein Tropfenpräparat, das die fehlende Tränenflüssigkeit ergänzen soll.

Schon durch Blinzeln lässt sich etwas Abhilfe schaffen. Durch Blinzeln wird der Tränenfilm normalerweise gleichmäßig über die Hornhaut verteilt. Wer allzu angestrengt schaut, zum Beispiel beim Autofahren oder vor dem Computer, blinzelt oft zu wenig. Dann reißt der Tränenfilm auf und das Auge trocknet aus. Dies ist im Übrigen ein generelles Problem, die meisten Menschen blinzeln zu wenig. Alle 3 Sekunden wäre eigentlich normal. Wer bewusst häufiger blinzelt, sorgt dafür, dass die Nährstoffe, die aus der Tränenflüssig-

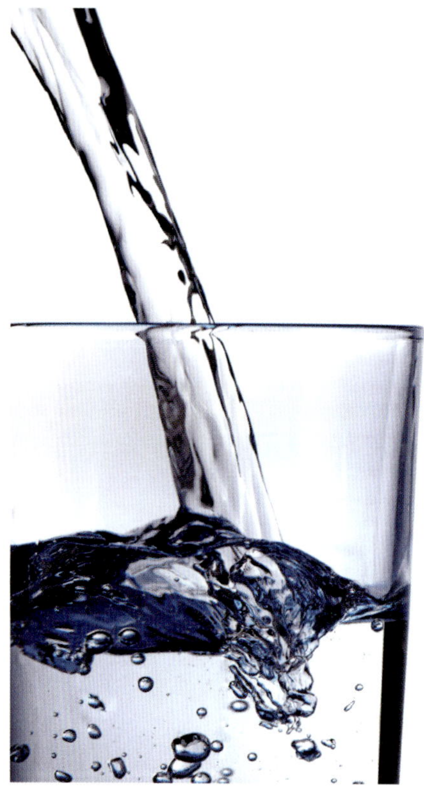

keit ins Auge kommen sollen, besser und mehr verteilt werden. Je älter ein Mensch wird, desto mehr geht die Tränenproduktion zurück.

Weitere Ursachen für trockene Augen können hormonelle Schwankungen, wie zum Beispiel in den Wechseljahren, oder Umwelteinflüsse, wie zu hohe Ozonwerte, Wind, Abgase oder Rauch, sein. Auch Alkohol oder Nikotin sowie eine trockene, aufgeheizte Raumluft sind mögliche Auslöser. Klimaanlagen und Zugluft steigern die Verdunstung des Tränenfilms. Eine ganze Reihe von Medikamenten kann ebenfalls ein trockenes Auge verursachen: so etwa die Pille, Betarezeptorenblocker (die meist bei Glaukom verordnet werden), Psychopharmaka, Schlaf- und Beruhigungsmittel.

Bei chronischen Erkrankungen, wie beispielsweise Rheumatismus, können als Nebenerscheinung trockene Augen entstehen. Kontaktlinsen oder Veränderungen an den Augenlidern beeinflussen den Tränenfilm ebenfalls. Allgemeine Hauterkrankungen spiegeln sich durchaus auch in der Zusammensetzung des Tränenfilms wider.

Die Augen-Akupunktur verzeichnet hervorragende Ergebnisse bei der Behandlung trockener Augen. In der Traditionellen Chinesischen Medizin gibt es eine Punktekombination, die gut funktioniert. Bei der Nasen-Akupunktur sind ebenfalls zwei Punkte bekannt, die in der Regel noch besser und schneller wirken. Meistens spürt der Patient schon direkt nach dem Setzen der Nadel eine Wirkung. Es gab Fälle, in denen eine einzige Akupunktursitzung ausreichend war, um trockene Augen zu heilen, es kann aber auch länger dauern. Dann sollte man die Akupunktur in kurzen Zeitabständen wiederholen, um das Ergebnis zu stabilisieren.

Trockene Augen

Erkennbar durch:

- häufiges Augenbrennen
- sich trocken anfühlende Augen
- häufig gerötete Augen
- verklebte Augenlider am Morgen
- das Gefühl, beim Blinzeln Sand oder Staub in den Augen zu haben
- Juckreiz an den Augen
- manchmal das Gefühl von Druck auf den Augen

Behandlungsmöglichkeiten schulmedizinisch:

- Gabe von Tränenersatzmitteln

Behandlungsmöglichkeiten naturheilkundlich:

Augen-Akupunktur

- Besserungen und nicht selten vollständige Heilung
- Sonderakupunkturpunkte, die auch akupressiert werden können (siehe Dien-Cham-Akupunktur)

Homöopathie
Magnetfeld-Therapie
Chelat-Therapie
Augenbäder mit Augensole
Vitalstoff-Therapie

6.14. Flügelfell – Pterygium

Ein sogenanntes Flügelfell (Pterygium) ist eine Gewebsvermehrung an der Bindehaut des Auges. In der Regel beginnt diese Haut von der Nase aus über die Hornhaut des Auges zu wachsen. Das Flügelfell selbst ist ungefährlich, wächst es jedoch über die Pupille hinaus, kann es zu Sehproblemen kommen.

Als Ursache für die Entstehung eines Flügelfells vermutet man zum einen trockene Augen, wo das Auge quasi als Schutz beginnt, eine solche zusätzliche Haut zu produzieren. Man hat jedoch auch beobachtet, dass insbesondere Menschen aus Regionen mit starker Sonneneinstrahlung dazu neigen, ein Flügelfell zu entwickeln. Man vermutet weiterhin, dass auch Faktoren wie Staub und Wind eine Rolle spielen können.

Ein Flügelfell entsteht langsam, aber fortschreitend. Es wird meist vom Patienten selbst beim Blick in den Spiegel entdeckt. Gelegentlich kann es sich auch durch ein störendes Gefühl am Auge bemerkbar machen.

Normalerweise muss ein Flügelfell zunächst nicht behandelt werden. Schreitet es jedoch mit seinem Wachstum weiter fort und erreicht schließlich den Bereich der Pupille, empfiehlt die Schulmedizin eine Operation. Nur in seltenen Fällen erreicht das Flügelfell eine Größe, die zu einer Einschränkung der Augenbewegung führt.

6.14.1. Operation

Der operative Eingriff wird heute meist ambulant bei örtlicher Betäubung durchgeführt. Dabei wird die Hautschicht des Flügelfells aus der Bindehaut herausgeschnitten und von der Hornhaut abgelöst. In manchen Fällen ist es notwendig, die Hornhaut abschließend zu glätten – dies wird mit einem speziellen Laser oder einer feinen Fräse gemacht. Sollte es bei der Operation zu einer offenen Stelle an der Bindehaut kommen, wird diese mithilfe eines Bindehaut-Transplantats wieder geschlossen.

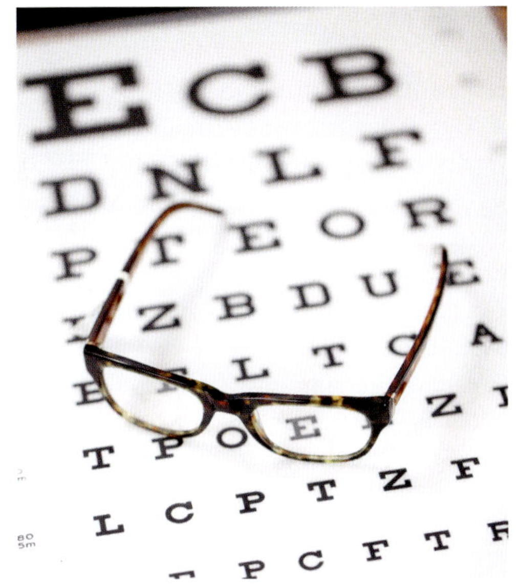

Die Operation des Flügelfells gilt zwar als komplikationsarm, es kann jedoch durchaus zu massiven Schmerzen und Blutungen während des Eingriffs und zu Nachblutungen kommen. Auch Infektionen sind nicht ausgeschlossen. Solche seltenen Komplikationen können zu Schäden am Auge führen, die das Sehen massiv beeinträchtigen können.

Das Flügelfell kann sich nach einer Operation erneut bilden. Dies kann bedeuten, dass noch einmal operiert werden muss. Diese zweite Operation ist meist schwieriger als die erste – in der Regel kann man davon ausgehen, dass dabei eine Hornhaut-Transplantation erforderlich wird.

6.14.2. Augen-Akupunktur

In neuester Zeit hat sich gezeigt, dass die Behandlung eines Flügelfells mit Augen-Akupunktur erstaunlich erfolgreich ist. Teilweise lässt sich schon innerhalb weniger Stunden nach einer solchen Behandlung deutlich erkennen, dass sich die Dicke des Flügelfells verringert und die Hautschicht sich wieder zurückzuziehen beginnt. Dies bedeutet im Normalfall für den Betroffenen, dass sich auf diese Weise eine Operation verhindern oder hinausschieben lässt. In Einzelfällen hat sich das Flügelfell bei den behandelten Patienten sogar vollständig zurückgezogen und es kam auch nicht zu einem Rezidiv.

Da man davon ausgeht, dass die Entstehung eines Flügelfells unter anderem mit einem zu trockenen Auge zusammenhängen kann, könnte eine der Ursachen eine fehlerhafte Zusammensetzung des Tränenfilms sein – was wiederum mit der Stoffwechsellage des Patienten zu tun hat. Daher ist es neben der Akupunktur unbedingt notwendig, eine vollständige Anamnese des Stoffwechselzustandes beim Patienten zu machen und den Stoffwechsel mit naturheilkundlichen Verfahren mitzubehandeln.

Flügelfell – Pterygium

Erkennbar durch:

- Bildung einer trüben Hautschicht über der Hornhaut, teilweise mit Blutgefäßen

Behandlungsmöglichkeiten schulmedizinisch:

- Operation, teilweise mit Komplikationen, die einen massiven Sehverlust mit sich bringen können

Behandlungsmöglichkeiten naturheilkundlich:

Augen-Akupunktur:

- Das Flügelfell wird dünner und bildet sich meist schnell zurück.
- Oft kann auf die Operation verzichtet werden.

Chelat-Therapie
Magnetfeld-Therapie
Sauerstofftherapie
Vitalstoff-Therapie

6.15. Tumorpatienten

Je nach seiner Lage kann ein Tumor direkt Druck auf das Auge ausüben, was zur Druckschädigung des Sehnervs führen kann. Oft werden Neubildungen am Auge erst erkannt, wenn sie so viel Raum eingenommen haben, dass die Sehfähigkeit beeinträchtigt wird. An anderen Stellen im Kopf, wie zum Beispiel im Sehzentrum des Gehirns oder an der Sehrinde, führen Tumore ebenfalls zu massiven Einbußen des Sehvermögens.

Bei Tumorpatienten kommt selbstverständlich in erster Linie eine schulmedizinische Therapie in Frage, in den meisten Fällen wird es wohl eine chirurgische Tumorentfernung sein. Viele Augen-Akupunkteure haben so gut wie nie mit Tumorpatienten zu tun, da sie in der Regel erst einmal in der schulmedizinischen Betreuung bleiben. Die Akupunktur ist aber zur Nachbehandlung nach einer Operation empfehlenswert, so etwa bei bestehenden Restbeschwerden wie Seheinbußen oder Schmerzen am Auge.

Je nachdem, wie lange das Sehen durch einen Tumor bereits beeinträchtigt ist, können Schäden des Sehvermögens schwer behebbar sein. Eine Operation des Tumors bedeutet nicht automatisch, dass das Sehvermögen sofort wieder da ist. Diese Prozesse können länger dauern. In jedem Fall gehört ein Tumorpatienten in fachärztliche Behandlung! Ein begleitender Therapieversuch mit Akupunktur kann dennoch gemacht werden. Ist die Ursache des schlechten Sehvermögens – der Tumor – nicht mehr vorhanden und die Sehfähigkeit nach wie vor beeinträchtigt, kann die Augen-Akupunktur durchaus dazu beitragen, dass sich der Sehverlust wieder bessert. Auch hier ist alles möglich, von einer leichten Besserung bis hin zur vollständigen Heilung.

Vielen Patienten mit Tumoren werden Steroide verordnet. Diese Medikamente sind in der Regel Akupunkturhemmer. Wer mehr als 7 mg Steroide pro Tag zu sich nehmen muss, könnte resistent gegen Akupunktur sein. Diesen Patienten wird vor der eigentlichen Behandlung gewöhnlich ein Sonderpunkt an der Stirn gestochen, der diese Therapieblockade aufhebt. Alle anderen Nadeln sticht der Akupunkteur dann 10 Minuten später.

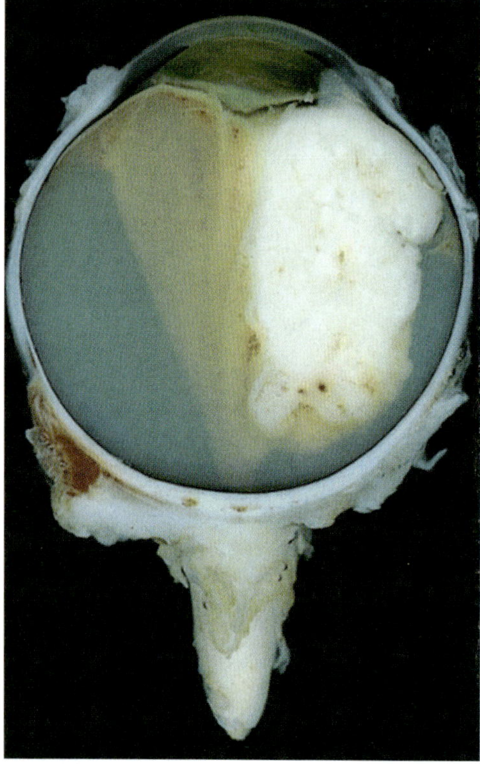

Abb. 32: Retinoblastom

Tumorpatienten

Erkennbar durch:

- spontaner oder allmählicher Sehverlust
- Kopfschmerzen
- neurologische und augenärztliche Untersuchung
- Computertomographie
- Magnet-Resonanz-Tomographie
- andere moderne diagnostische Methoden

Behandlungsmöglichkeiten schulmedizinisch:

- Tumoroperation
- medikamentöse Behandlung des Tumors
- Strahlentherapie

Behandlungsmöglichkeiten naturheilkundlich:

Augen-Akupunktur

- Ist der Tumor entfernt, hilft die Akupunktur Begleitsymptome zu verbessern.
- In Einzelfällen wurde die Rückbildung von Tumoren durch Akupunktur beobachtet.

6.16. Behandlung von Kindern

Die naturheilkundliche Behandlung von Kindern mit Sehstörungen ist in den meisten Fällen mit guten Ergebnissen möglich. Da sich das Auge etwa bis zum 6. Lebensjahr noch im Wachstum befindet, lassen sich Augenerkrankungen gut beeinflussen.

Kinder sind in jedem Alter behandelbar – auch schon im Säuglingsalter. In der Augen-Akupunktur werden Kleinkinder etwa bis zum 6. Lebensjahr lediglich mit zwei oder vier Nadeln behandelt. Manche Therapeuten verwenden dazu besonders feine und dünne Nadeln, welche die Kinder gar nicht oder kaum spüren. Die Punktekombination entstammt der Traditionellen Chinesischen Medizin. Aus chinesischer Sicht sind alle Erkrankungen bei Kindern nicht chronisch, sondern akut. Der Augen-Akupunkteur wählt die Punkte dementsprechend.

Zu den besonders erfolgreich behandelbaren Augenerkrankungen bei Kindern gehören die Kurz- und die Weitsichtigkeit. In manchen Fällen gelingt eine erfolgreiche Akupunktur auch bei Schielen, Nystagmus und bei Erblindung durch Sauerstoffmangel während der Geburt. Als Faustregel gilt: Je früher man mit der Behandlung einsetzt, desto größer sind die Chancen, Augenfehlsichtigkeiten bei Kindern rechtzeitig zu regulieren und eine Weiterentwicklung aufzuhalten.

Bei Kindern kann man davon ausgehen, dass ihr Stoffwechsel noch nicht so belastet ist. Treten Augenerkrankungen auf, ist es daher in diesem Alter oft rasch möglich, eventuell schon vorhandene Stoffwechselprobleme einfach zu beheben. Die Behandlung des juvenilen grauen Stars wird im Kapitel „Grauer Star“ behandelt.

Behandlung von Kindern (bis ca. 6 Jahre)

Augen-Akupunktur:

- gute Erfolgsaussichten; je nach Art der Augenerkrankung 60 %
- besondere Punktekombination(en)
- besonders feine Nadeln

Homöopathie
Magnetfeld-Therapie
Schüsslersalze
Vitalstoff-Therapie
Ernährungsumstellung

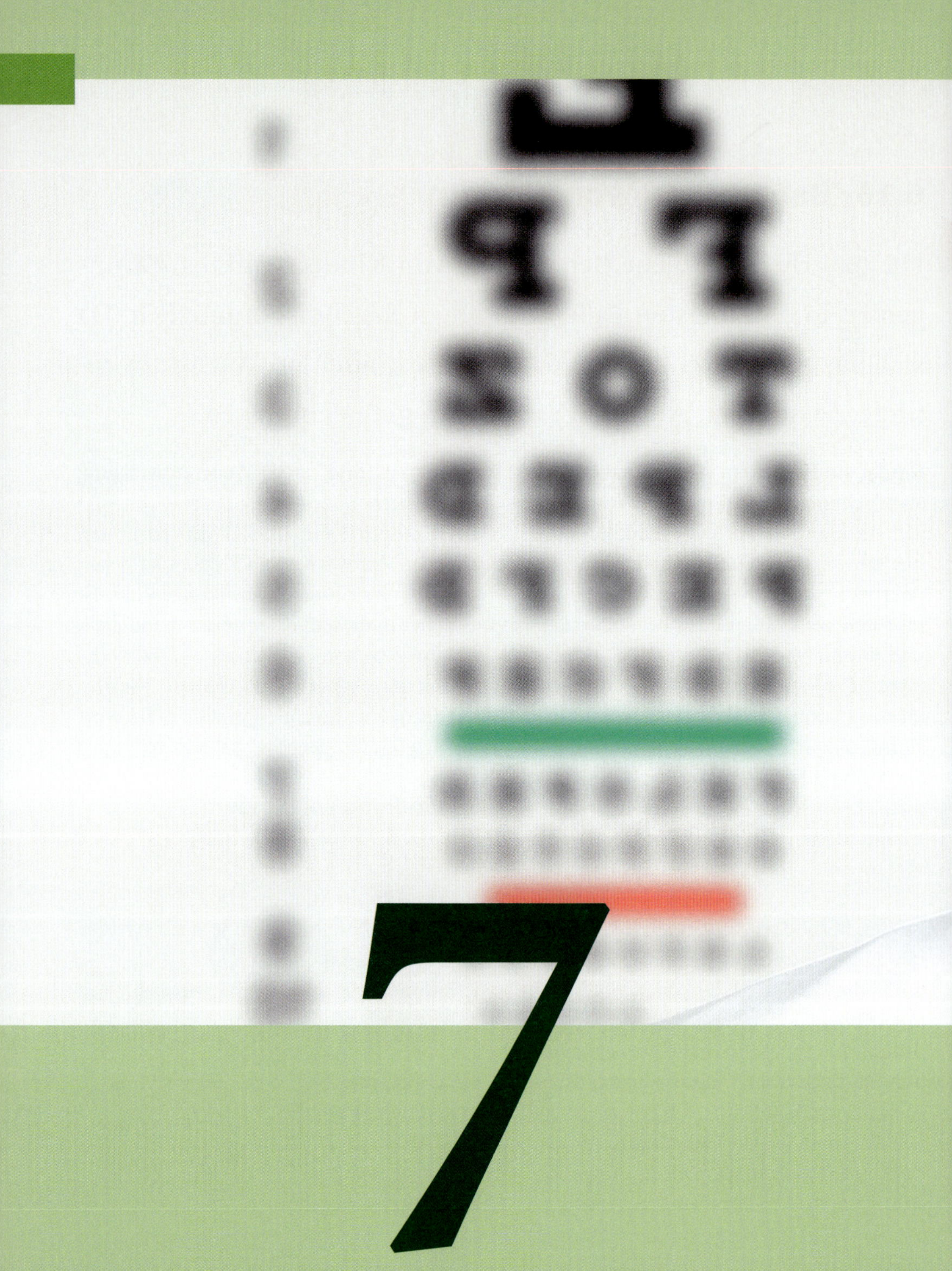

7

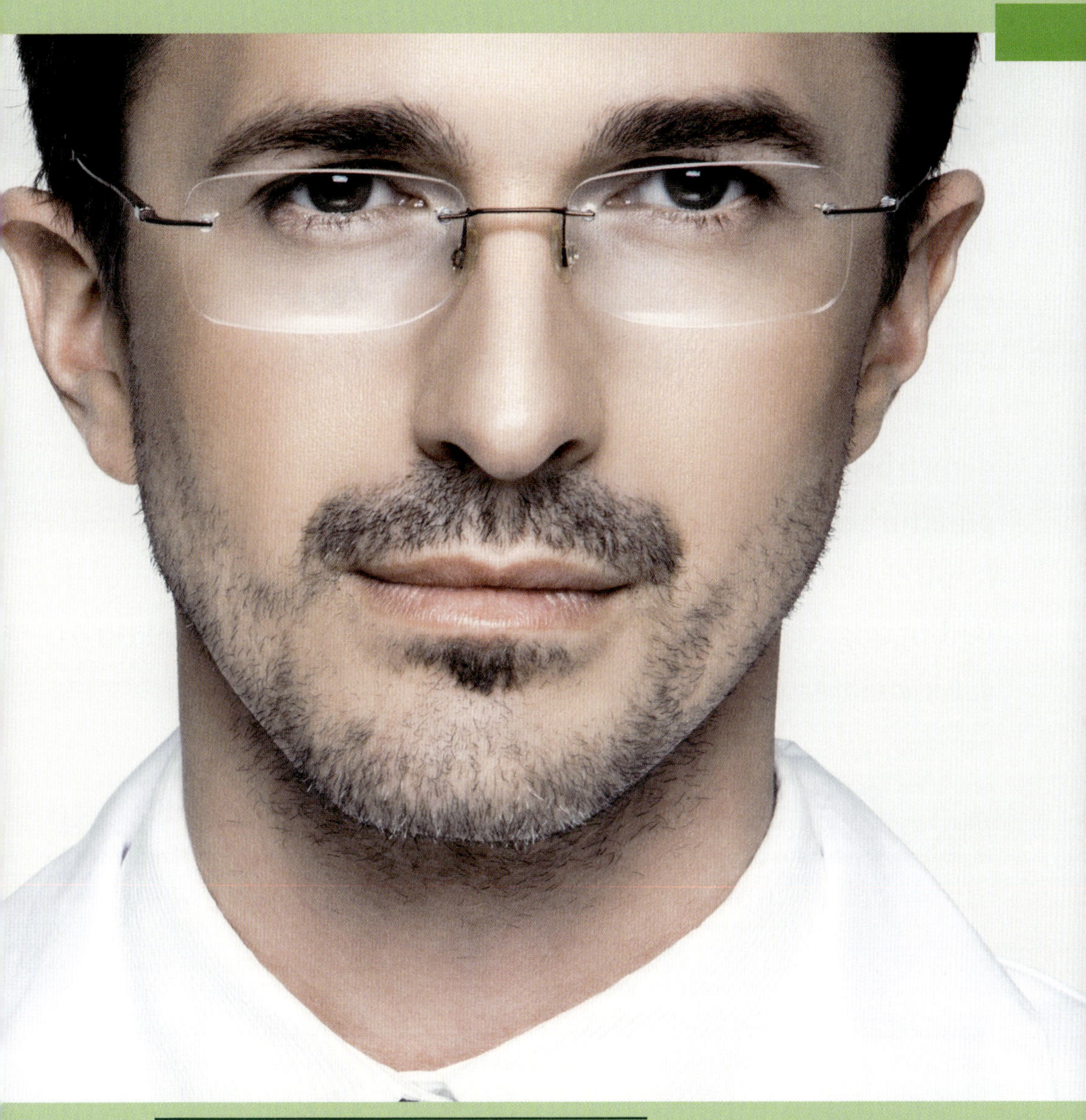

Tipps zum Umgang mit Krankenkassen

7. Tipps zum Umgang mit Krankenkassen

Die Augen-Akupunktur wird in der Regel nicht von den Kassen ersetzt. Sie gehört noch nicht zum sogenannten Leistungskatalog. Seit der groß angelegten deutschen GERAC-Studie zu drei verschiedenen Erkrankungen (chronischer Kopfschmerz, Lendenwirbelsyndrom und chronischer Knieschmerz) werden Akupunkturbehandlungen für zwei dieser Diagnosen (ausgenommen Kopfschmerzen) von den Kassen ersetzt. Allerdings nur unter der Bedingung, dass die Akupunktur von einem für Akupunktur zugelassenen Arzt durchgeführt wird.

Die Akupunktur bei Augenerkrankungen wird gemäß diesem Katalog also in aller Regel nicht ersetzt. Ausnahmen gibt es lediglich bei einzelnen Privatversicherern und auch dort hängt es weniger von der Versicherung als vom „good will" des Sachbearbeiters ab.

Grundsätzlich gilt aber eigentlich immer noch der Grundsatz: Wenn die Therapie dem Patienten geholfen hat und die traditionellen Methoden keine Erfolgsaussichten mehr haben, muss die Kasse zahlen. Doch die Krankenkassen haben so viele Möglichkeiten gefunden, den Kassenpatienten mit permanenten Negativbescheiden unter Druck zu setzen, dass viele – möglicherweise zu früh – aufgegeben haben, ihr Recht einzufordern.

Es ist deshalb wichtig, den Status der Erkrankung vor und nach einer Behandlung durch einen Augenarzt feststellen zu lassen. Ist Ihr Augenarzt nicht bereit, dies zu tun – was wir leider immer wieder erleben – wechseln Sie einfach nach der naturheilkundlichen Behandlung den Augenarzt und lassen sich Ihre früheren Untersuchungsergebnisse aushändigen. Manchmal kann Ihnen Ihr behandelnder Therapeut auch einen Augenarzt nennen, der offen ist für eine naturheilkundliche Behandlung, das macht es manchmal einfacher.

Auf Ihre Untersuchungsergebnisse beim Augenarzt haben Sie übrigens ein Recht – Sie haben dafür auch bezahlt. Machen Sie das Ihrem Behandler klar, auch wenn der das Gegenteil behaupten sollte.

Wir möchten nicht behaupten, dass Sie mit dem Nachweis einer Therapiewirkung durch die naturheilkundliche Behandlung Ihr Ziel bei den Kassen generell erreichen. Meistens gelingt es auch dann nicht. Doch ohne diese Papiere haben Sie in der Regel überhaupt keine Chance.

Zu den Kassenleistungen anderer naturheilkundlicher Verfahren gehören die Neuraltherapie und gelegentlich auch die Homöopathie. Alle anderen Methoden müssen leider vom Patienten selbst getragen werden und können später eventuell als außergewöhnliche Belastung beim Finanzamt geltend gemacht werden.

Noch ein Tipp: Suchen Sie einen naturheilkundlich erfahrenen Arzt oder Heilpraktiker und Akupunkteur auf, der schon viele Patienten mit Ihrer speziellen Erkrankung erfolgreich behandelt hat. Naturheilkunde und Akupunktur kann man nicht an einigen Wochenendkursen erlernen!

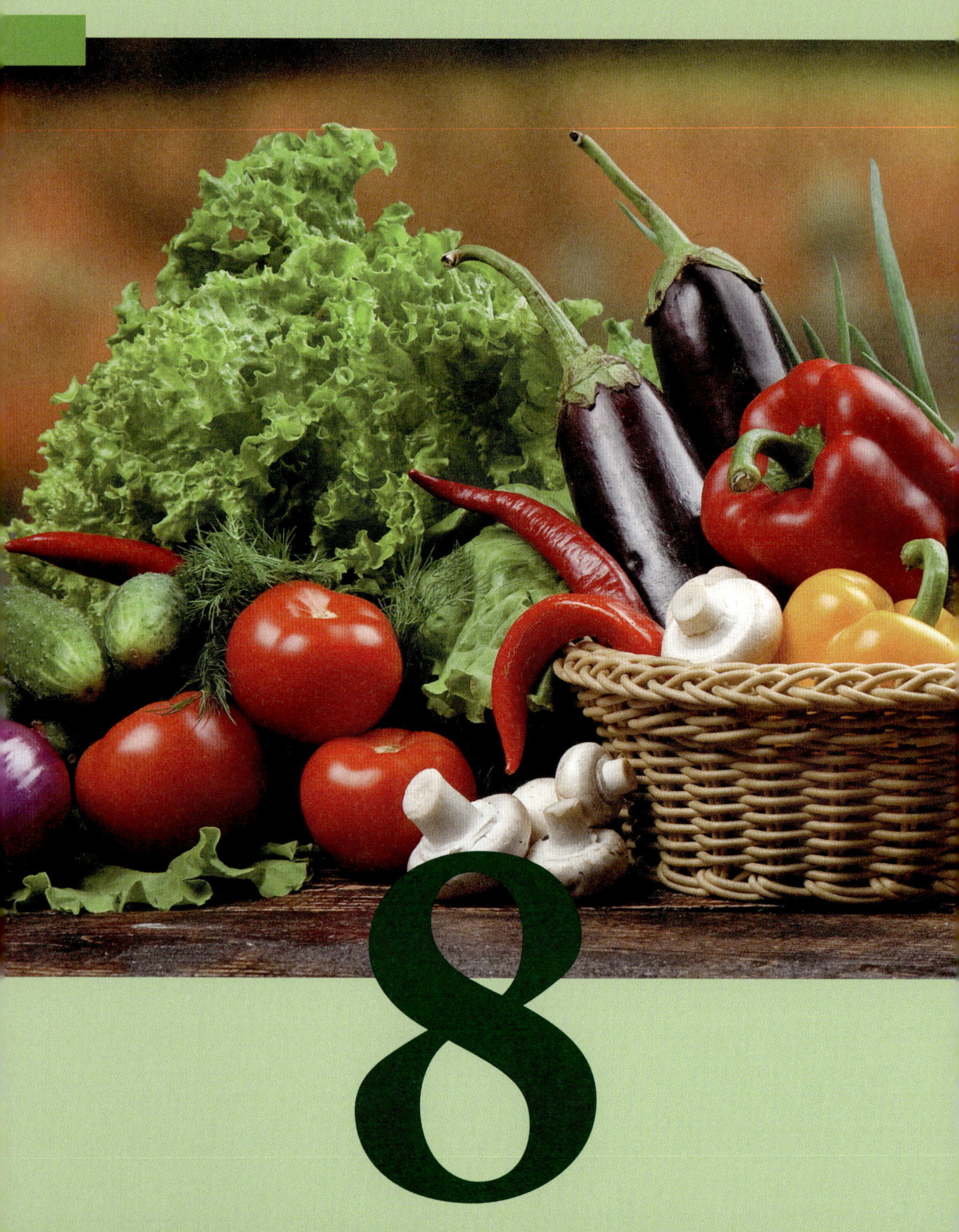

8

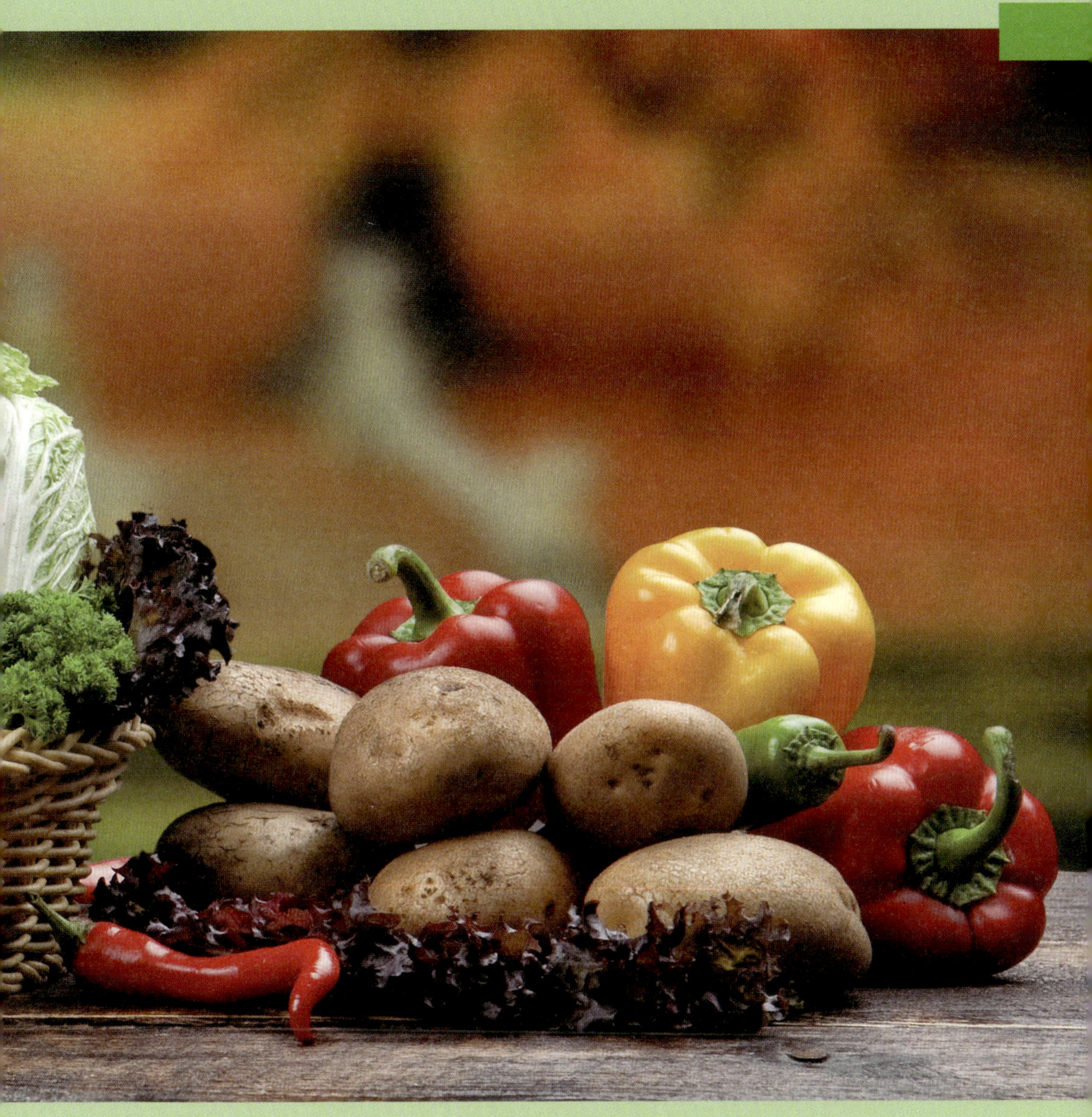

Rezepte

8. Rezepte

Wie im Kapitel über Ernährung bereits ausführlich beschrieben, geht es bei der Ernährungsumstellung für gesunde Augen im Wesentlichen darum, bestimmte Nahrungsmittelgruppen zu vermeiden. Dies sind im Wesentlichen:

- Produkte, die Kuhmilcheiweiß enthalten: Milch, Joghurt, Quark, Käse etc.
- Produkte, die Gluten enthalten: Mehlprodukte (aus Weizen, Roggen, Dinkel, Gerste, Hafer) Nudeln, Kuchen, Kekse etc.
- Fleisch
- Alkohol

Um den Stoffwechsel im Körper wieder in Gang zu bringen, ist es nicht notwendig zu hungern. Im Gegenteil: Essen Sie viel und ausreichend. Folgende Nahrungsmittel sind ausdrücklich erlaubt:

- Gemüse
- Obst
- Fisch
- Eier
- Kartoffeln, Reis, Reiswaffeln
- Mais, Maisbrot, Cornflakes
- Hirse, Quinoa, Amaranth, Sesam, Grünkern
- Hülsenfrüchte
- Butter, Sahne
- vegetarische Brotaufstriche
- Marmelade

Als Getränk empfehlen wir im Wesentlichen Wasser – idealerweise aus dem Wasserhahn (eventuell mit Aufbereitungsanlage). In geringerem Maße kann man auch Kaffee oder Tee zu sich nehmen, jedoch ohne Milch. Ein übermäßiger Genuss von Zucker ist zwar gesundheitlich nicht empfehlenswert, spielt jedoch für die Umstellung auf eine geeignete Ernährung zugunsten eines guten Augenlichtes keine wesentliche Rolle.

Um Ihnen eine Idee zu geben, wie die Ernährung für ein gutes Augenlicht aussieht, haben wir hier einige Rezepte zusammengestellt.

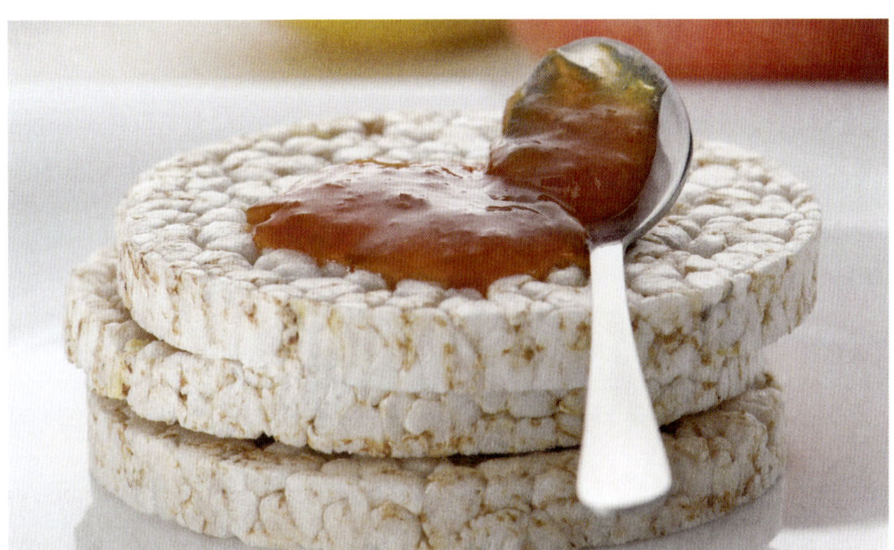

Frühstück

Reiskräcker mit Gemüseaufstrich

1 Scheibe Reiskräcker,
Gemüseaufstrich,
Kräuter

Den Reiskräcker mit dem Gemüseaufstrich bestreichen und je nach Wunsch mit frischen Kräutern, einer Tomaten- oder Gurkenscheibe garnieren.

Reiskräcker mit Marmelade und Apfel

1 Scheibe Reiskräcker,
1 Teelöffel (TL) Butter,
Marmelade,
1 kleiner Apfel

Den Reiskräcker mit Butter bestreichen und anschließend die Marmelade verteilen. Den Apfel schälen, in Würfel schneiden und über den Reiskräcker streuen.

Reiskräcker mit Räucherlachs

1 Scheibe Reiskräcker,
etwas Butter,
50 g Räucherlachs,
2 Tomaten,
Schnittlauch,
eine kleine Zwiebel

Den Reiskräcker mit Butter bestreichen. Räucherlachs und Tomaten in Scheiben und die Zwiebel in Ringe schneiden. Alles zusammen anrichten und mit Schnittlauchröllchen bestreuen.

Schnittlauchei

1 Ei,
Salz, Pfeffer,
ein TL Butter,
Schnittlauch,
Tomatenmark,
1 Scheibe Reiskräcker

Das Ei weich kochen, pellen und mit Salz und Pfeffer anrichten. Die Butter und Schnittlauchröllchen darüber geben. Dazu eine Scheibe Reiskräcker mit etwas Butter und Tomatenmark.

Rührei mit Tomaten

Etwas Butter,
2 Tomaten,
1 Ei,
Salz, Pfeffer,
Schnittlauch,
1 Scheibe Reiskräcker,
1 TL Tomatenmark

Die Butter in einer kleinen Pfanne erhitzen. Die Tomaten in Scheiben schneiden und in der Butter dünsten. Das Ei mit Salz und Pfeffer und den Schnittlauchröllchen verquirlen und über die Tomaten gießen. Ab und zu etwas wenden und warten, bis es zu stocken beginnt. Dazu ein Reiskräcker, bestrichen mit Tomatenmark.

Reismüsli

½ Tasse Reis,
Früchte nach Wahl,
Nüsse,
Rosinen,
Salz,
Ahornsirup,
Zimt

Den Reis ca. 20 Minuten mit wenig Salz kochen. Die Früchte klein schneiden. Den gekochten Reis kalt abwaschen und mit den Früchten, Nüssen und Rosinen mischen. Mit Zimt und Ahornsirup servieren.

Reismüsli

½ Tasse Reis,
Weintrauben,
Honig,
Wahlnüsse

Den Reis ca. 20 Minuten mit wenig Salz kochen. Die Weintrauben halbieren und zusammen mit den Nüssen unter den kalt abgewaschenen Reis mischen. Mit Honig nach Wahl süßen.

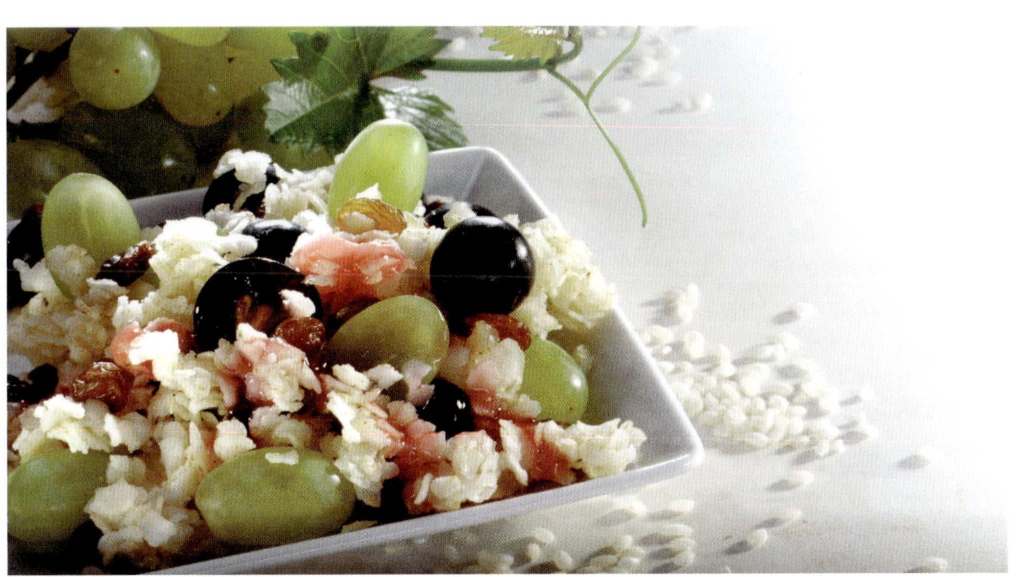

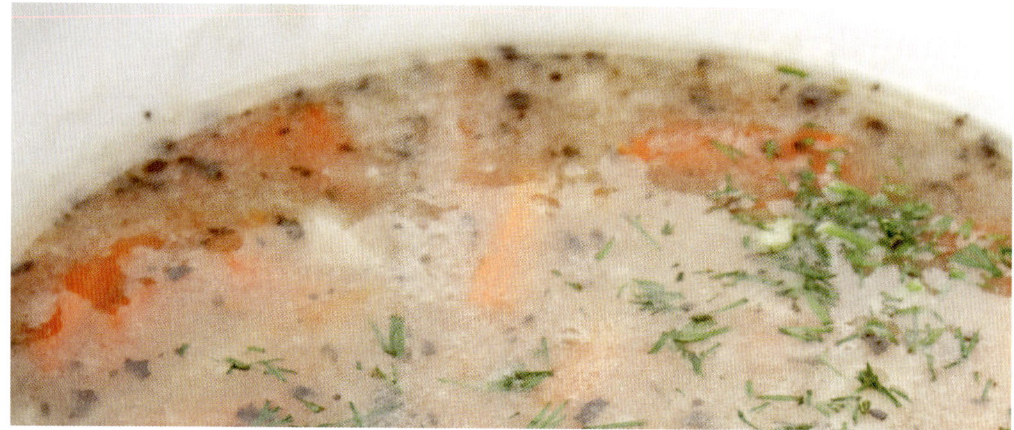

Mittagessen

Gehaltvolle Suppen

Gemüsesuppe aus der Camargue

› *(für 4 Personen)*
150 g Kichererbsen,
250 g Karotten,
300 g Kohlrabi,
150 g weiße Rüben,
50 g Sellerieknolle,
100 g grüne Bohnen,
1 Stange Lauch,
150 g Blumenkohl,
250 g Brokkoli,
1½ l Gemüsebrühe,
300 g roter Naturreis aus der Camargue,
Salz,
frisch gemahlener schwarzer Pfeffer,
1 Bund Petersilie

Die Kichererbsen über Nacht in ½ l Wasser einweichen. Gemüse putzen und waschen, alles in kleine Stücke schneiden. Blumenkohl und Brokkoli in Röschen teilen, die Blätter mitverwenden und in kleine Stücke schneiden. Gemüsebrühe zum Kochen bringen, Kichererbsen samt Einweichwasser hineingeben und 15 Minuten kochen. Anschließend das Gemüse und den Reis zu den Kichererbsen geben und 30 Minuten köcheln lassen. Mit Salz, Pfeffer und Petersilie abschmecken.

Chinesische Abalonesuppe

200 g Abalonen aus der Dose,
1 Knoblauchzehe,
ein Stückchen frische Ingwerwurzel,
1 Esslöffel (EL) Sojasauce,
4 Spinatblätter,
4 Tassen Gemüsebrühe,
Salz,
Pfeffer,
Glutamat,
Petersilie

Die Abalonen (Seeschnecken) trocknen lassen und in ganz dünne, mundgerechte Scheiben schneiden. Die Knoblauchzehe und die Ingwerwurzeln schälen und fein hacken. Mit der Sojasauce mischen und über die Abalonen gießen. Etwa 10 Minuten stehen lassen. Die Spinatblätter waschen und in feine Streifen schneiden. Die Gemüsebrühe zum Kochen bringen, die Abalonen zugeben und gleich wieder vom Herd nehmen. Den Spinat unterheben, einmal umrühren und mit Salz, Pfeffer und Glutamat abschmecken. Die Petersilie fein hacken und darüberstreuen.

Möhrensuppe mit Reis und Dill

› *(für 1 Person)*
75 g Naturlangkornreis,
Salz,
1 l Gemüsebrühe,
1 Zitrone,
300 g Möhren,
1 Bund Dill,
frisch gemahlener schwarzer Pfeffer

Reis mit etwas Salz und 1 Glas Wasser (150 ml) aufkochen und zugedeckt bei kleiner Hitze in 30 bis 45 Minuten weich garen. Gemüsebrühe mit einem Stück fein zerkleinerter Zitronenschale und dem Zitronensaft aufkochen. Möhren schaben und auf der Gemüsereibe in dünne Stifte teilen. Dill waschen, trocken tupfen und fein hacken. Möhren in der Suppe nur aufkochen. Reis und Dill untermischen, Suppe mit Pfeffer abschmecken und servieren.

Lauchsuppe

› *(für 1 Person)*
300 g Lauch,
250 g Wirsingsblätter,
1 ½ l Gemüsebrühe,
1 EL Zitronensaft,
frische Kräuter,
frisch gemahlener Pfeffer

Lauch putzen, waschen und mit etwa zwei Dritteln der grünen Blätter in sehr dünne Ringe schneiden. Wirsing waschen, trockenschwenken, von den dicken Blattrippen befreien und in feine Streifen schneiden. Gemüsebrühe mit Zitronensaft aufkochen. Gemüse zugeben und etwa 1 Minute sprudelnd kochen lassen. Kräuter untermischen. Suppe auf Tellern verteilen, Pfeffer frisch darüber mahlen.

Gemüsegerichte

Gemüserisotto

› *(für 2 Personen)*
1 Zwiebel,
1 Knoblauchzehe,
2 Karotten,
150 g Champignons,
5 EL Olivenöl,
300 g Risottoreis,
¼ l herber Cidre,
Salz, schwarzer Pfeffer,
¾ l Gemüsebrühe,
1 Frühlingszwiebel,
1 Bund glatte Petersilie,
250 g tiefgekühlte Erbsen

Die Zwiebel schälen und klein schneiden, Knoblauchzehe schälen und zerdrücken. Karotten waschen und schaben, Champignons putzen, beides in Scheiben schneiden. Olivenöl erhitzen und klein geschnittene Zwiebel darin andünsten. Karotten, Champignons und Knoblauch dazugeben und weiterdünsten. Reis hinzufügen und glasig schwitzen. Mit Cidre ablöschen, salzen und pfeffern, unter häufigem Rühren die Gemüsebrühe dazugeben. Risotto 18 bis 20 Minuten garen lassen. Frühlingszwiebel in Ringe schneiden und Petersilie hacken. 10 Minuten vor Ende der Garzeit Frühlingszwiebelringe und Erbsen dazugeben. Vor dem Servieren die gehackte Petersilie dazugeben.

Gemüsesalat

› *(für 2 Personen)*
8-10 kleine Kartoffeln,
1 kl. Blumenkohl,
2 Brokkoli,
4 kl. Karotten,
2 kl. Zucchini,
2 Stangensellerie,
Meersalz,
½ l Wasser,
Muskat,
100 g Zuckererbsen,
2 Frühlingszwiebeln,
1 Bund Schnittlauch,
2-3 EL Obstessig,
frisch gemahlener weißer Pfeffer,
1 Messerspitze (Msp.) Senf,
7-8 EL Sonnenblumenöl

Kartoffeln waschen und im Topf je nach Größe 20-25 Minuten gar kochen. Dann schälen und in Scheiben schneiden. Blumenkohl und Brokkoli in Röschen zerteilen. Karotten schaben und mit den Zucchini und den Selleriestangen in Scheiben schneiden. Blumenkohl in Salzwasser mit einer Prise Muskat etwa 15-20 Minuten kochen (Gemüse sollte „al dente" sein). Die anderen Gemüse bis auf die Zuckererbsen für 20 Minuten im Dampfeinsatz eines Topfes garen. Die Zuckererbsen 10 Minuten vor Ende der Garzeit zugeben. Frühlingszwiebeln und Schnittlauch sehr fein schneiden und über das gegarte Gemüse geben. Obstessig mit Salz, Pfeffer und Senf verrühren und das Sonnenblumenöl dazugeben. Die Salatzutaten damit übergießen und gut gekühlt servieren.

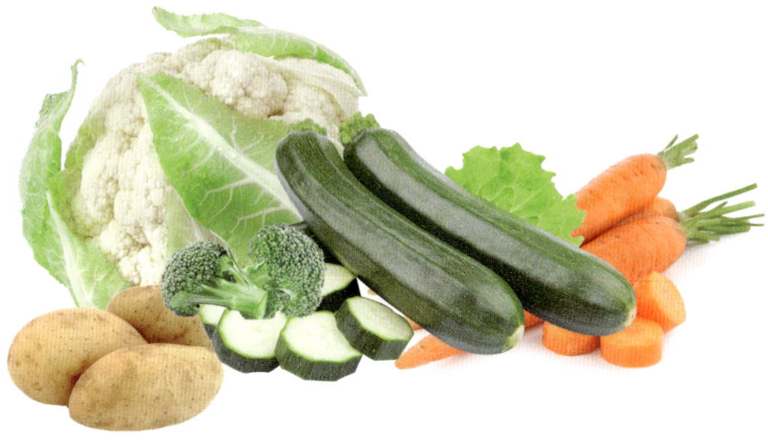

Sommer-Allerlei

› *(für 2 Personen)*
6 junge Artischocken,
Saft von einer Zitrone,
200 g Karotten,
200 g Kohlrabi,
10 g Frühlingszwiebeln,
30 g Butter,
1 TL Knoblauchgewürz,
½ l Gemüsebrühe,
Salz,
weißer Pfeffer,
½ TL Estragon

Die Artischocken waschen, auf einem Sieb abtropfen lassen, die groben Blätter entfernen. Blattspitzen mit einer Küchenschere abschneiden, Artischocken vierteln, mit einem Löffel das Heu vollständig entfernen, den Boden und Stängelansatz sehr dünn schälen und alle Schnittflächen sofort mit Zitronensaft beträufeln, um eine Verfärbung zu vermeiden. Die Karotten putzen, waschen und in dünne Streifen schneiden. Den Kohlrabi schälen und in Scheiben schneiden. Die Zwiebeln halbieren. Das gesamte Gemüse mit Butter andünsten, mit Knoblauchpulver würzen, mit der Gemüsebrühe ablöschen und kurz aufkochen lassen. Das Ganze 15 bis 20 Minuten köcheln lassen, sodass das Gemüse noch Biss hat. Zum Schluss mit Salz, Pfeffer und Estragon abschmecken.

Wildreis mit Petersilie

› *(für 1 Person)*
1 Schalotte (oder kl. Zwiebel),
20 g Butter,
100 g Wildreis,
100 g Langkornreis,
knapp ½ l Gemüsebrühe,
Salz,
1 Msp. gemahlener Koriander,
2 EL frisch gehackte Petersilie

Schalotte abziehen und fein hacken, in der Hälfte der Butter glasig braten. Wildreis und Langkornreis kurz mitbraten. Gemüsebrühe zugießen, mit Salz und Koriander würzen. Einmal aufkochen und zugedeckt bei kleiner Hitze 25 Minuten garen. Restliche Butter und die Petersilie untermischen.

Geröstete Paprikaschoten

› *(für 2 Personen)*
1 kg rote, grüne und gelbe Paprikaschoten gemischt,
1 frische rote Pfefferschote,
4 Knoblauchzehen,
1 Zitrone,
1 Bund Petersilie,
5 EL Olivenöl,
Salz,
frisch gemahlener schwarzer Pfeffer

Die Paprikaschoten waschen, vierteln und putzen. Kerne der Pfefferschote entfernen, Schote in Streifen schneiden. Ein etwa 5 cm langes Stück Zitronenschale dünn abschneiden und fein zerkleinern. Zitrone auspressen, Petersilie hacken und Öl erhitzen. Paprikaschoten darin auf jeder Seite anbraten, bis sie weich sind, auf eine Platte legen und mit Salz und Pfeffer würzen. Pfanne von der Kochstelle ziehen. Pfefferschoten, gehackten Knoblauch, Zitronenschale und Saft ins Öl geben und 5 Min. unter häufigem Rühren ziehen lassen. Über den Paprikaschoten verteilen. Petersilie darüberstreuen.

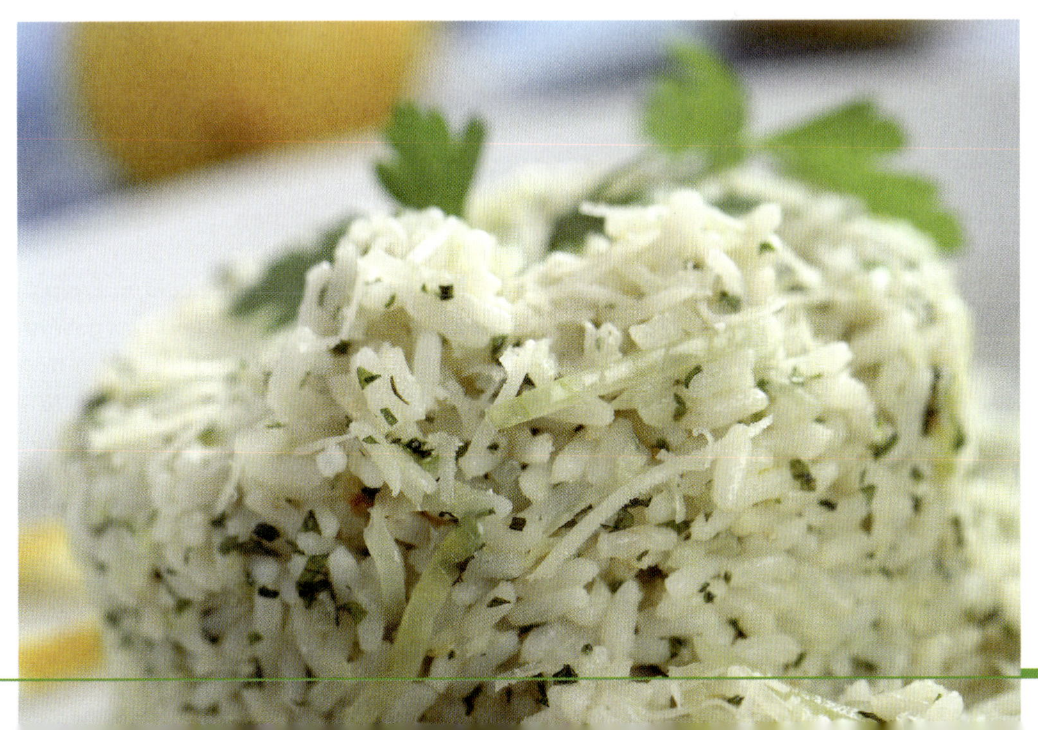

Auberginen-Paprika-Gemüse mit Petersilien-Knoblauchsauce

2 Auberginen,
1 Paprikaschote,
1 Bund Petersilie,
50 ml Olivenöl,
1 Prise Oregano,
3 Knoblauchzehen,
4 Prisen Salz,
1 Prise Pfeffer

Soße: Olivenöl, Petersilie, Knoblauch, Oregano, 2 Prisen Salz in den Mixer geben und mixen, bis es eine sahnige Konsistenz hat.

Gemüse: Auberginen in Streifen schälen (wie Zebrastreifen, damit die Aubergine noch etwas Halt hat). Der Länge nach halbieren. Anschließend 1 EL Salz im warmen Wasser auflösen und die Auberginen gut mit Wasser bedeckt in der Salzlauge 2 Stunden lang ruhen lassen, um ihnen den bitteren Geschmack zu nehmen.

In der Zwischenzeit die Paprika in der Pfanne leicht anbraten und anschließend sehr fein hacken.

Die Auberginen aus dem Salzlaugenbad nehmen. In der Pfanne bei mittlerer Temperatur (ca. 180 Grad) so lange braten, bis sie ganz weich werden. Auberginen in einen Teller geben, mit dem Messer Schlitze ziehen, damit die Soße besser eindringen kann. Die gehackten Paprika draufstreuen und die Soße draufgießen. Nach Wunsch mit Salz und Pfeffer nachwürzen.

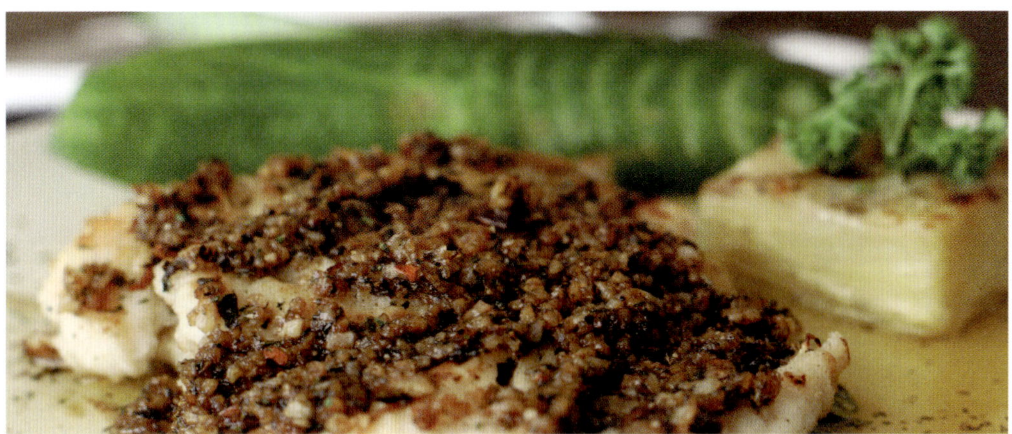

Fischröllchen mit Gurkengemüse

› *(für 4 Personen)*
800 g Schollenfilets,
Essig,
3 Zwiebeln,
6 TL Butter,
Gurke,
Salz,
Pfeffer,
8 mittelgroße Kartoffeln,
Dill

Kartoffeln kochen, schälen und würfeln. Die Fischfilets in Streifen schneiden und mit Essig beträufeln. Die Zwiebeln fein hacken, mit vier Teelöffeln Butter in einem flachen Topf glasig dünsten. Die Gurke schälen, grob raspeln und zufügen, mit Salz und Pfeffer würzen und 2 Minuten lang einkochen. Die gewürfelten Kartoffeln unterheben. Dill hacken. Die Schollenfilets mit Salz, Pfeffer und Dill bestreuen, aufrollen und auf das Gemüse setzen. Mit Deckel 4 bis 5 Minuten ziehen lassen. Fisch und Gemüse auf einem vorgewärmten Teller anrichten. Die Flüssigkeit auf etwa acht Esslöffel einkochen. Dill und restliche Butter zugeben und über den Fisch gießen.

Hummerkrabben in Tomatensauce mit Basilikum

› *(für 2 Personen)*
8 TL Öl,
4 Knoblauchzehen,
2 große Dosentomaten (500 g),
Tomatenmark,
Salz, Pfeffer,
Zitronensaft,
Basilikum,
200 g Hummerkrabben (gekocht, ohne Schale),
Reiskräcker

Das Öl in einer beschichteten Pfanne erhitzen, den gehackten Knoblauch zugeben und goldbraun braten. Die Tomaten zerkleinern, zugeben und stark einkochen. Tomatenmark hineinrühren und die Sauce mit Salz, Pfeffer, Zitronensaft und Basilikum abschmecken. Die Hummerkrabben in der Sauce erwärmen. Dazu Reiskräcker.

Forelle in Folie und Salat

› *(für 4 Personen)*
8 mittlere Kartoffeln,
4 ausgenommene Forellen,
4 Tomaten,
Salz,
Pfeffer,
Zucker,
Zitrone,
Petersilie,
Gemüsebrühe,
1 Kopfsalat,
Essig,
Olivenöl,
Schnittlauch

Die Kartoffeln kochen und pellen. Die ausgenommenen Forellen abspülen, außen mit Salz abreiben und mit viel Zitronensaft beträufeln. Die Forellen jeweils auf ein Stück Alufolie legen. Die Innenseite mit Salz und Pfeffer bestreuen, mit den Scheiben einer Tomate, dünnen Zitronenscheiben und viel Petersilie füllen. Mit Gemüsebrühe beträufeln und die Folie gut verschließen. Im Backofen bei 200 Grad oder Gas Stufe 3 etwa 30 Minuten garen.
Salat: Den Kopfsalat waschen, zerpflücken und mit einer Sauce aus Essig (verdünnt), etwas Olivenöl, Salz, Pfeffer, Zucker und Schnittlauch übergießen.

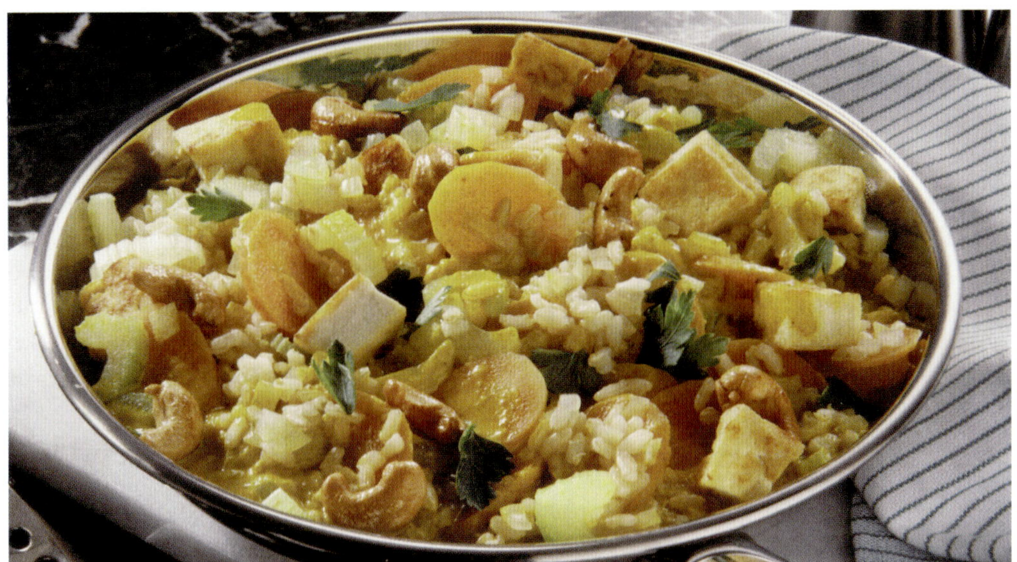

Tofu-Curry mit Basmatireis

250 g Tofu,
100 g Fenchel,
100 g Sellerie,
1 Stange Lauch,
Saft von 1 Orange,
1 EL Currypulver,
1 Dose Kokosmilch,
ca. 200 ml Limettensaft,
Honig,
Salz,
Pfeffer,
Sojasauce,
Basmatireis

Den Tofu, den Fenchel, den Sellerie und den Lauch klein schneiden. Einen Schuss Öl in einer Pfanne erhitzen und den Tofu darin gut anbraten. Fenchel, Sellerie und Lauch hinzugeben und nach ca. 2 Minuten mit Orangensaft ablöschen. Den Orangensaft gut einkochen lassen, bevor man mit Kokosmilch auffüllt. Mit Salz, Pfeffer, Curry und Sojasoße würzen und mit Limettensaft und Honig abschmecken. Kann man auch wunderbar im Wok zubereiten. Dazu reicht man am besten Reis.

Tofu-Frikadellen

50 g Natur-Tofu (fest),
1 kleine Zwiebel,
1 EL Sojamehl,
2 EL Wasser,
Salz,
Pfeffer,
Sojasauce,
evtl. Senf,
evtl. Paniermehl,
etwas Öl

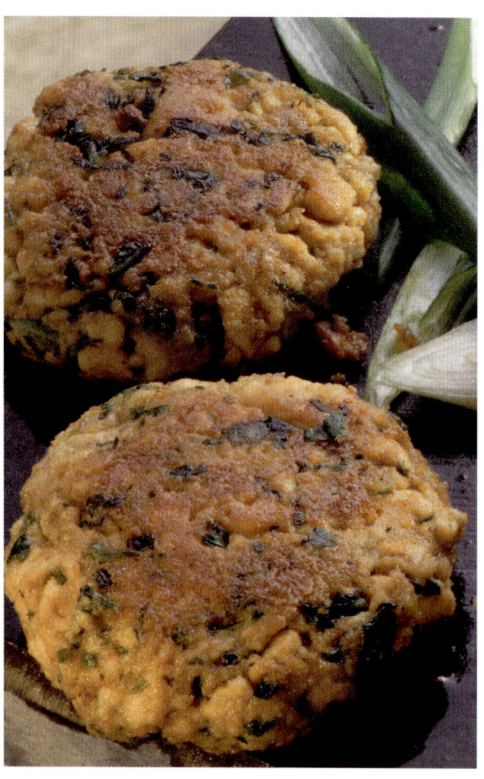

Den Tofu abtropfen lassen und in einer Schüssel mit einer Gabel oder den Händen zerbröseln. Die Zwiebel schälen und sehr fein würfeln. Das Sojamehl mit dem Wasser in einer separaten Schüssel anrühren und dann gemeinsam mit den Zwiebeln zum Tofu geben. Mit Salz, Pfeffer, Sojasauce und Senf abschmecken und die Masse ordentlich durchkneten.
Aus der Masse die Frikadellen formen. Wenn die Masse nicht zusammenhalten möchte, etwas Paniermehl dazugeben und wieder durchkneten. Gegebenenfalls hilft es, etwas mehr von der Sojamehl-Wasser-Mischung dazuzugeben.
Die Frikadellen in dem nicht zu stark erhitzten Öl braten. Sie sollten von beiden Seiten ordentlich braun sein.
Die Frikadellen schmecken wunderbar zu Gemüse, Kartoffelpüree oder auch einfach mit etwas Ketchup und einem Salatblatt im Brötchen.
Eine Portion ergibt ungefähr drei Frikadellen.

Glasnudeln mit Tofu

Öl zum Frittieren,
175 g Glasnudeln,
200 g Sojasprossen,
200 g Tofu,
2 EL Zitronensaft,
3 EL Tomatenketchup,
1 TL Essig,
100 g brauner Zucker,
1 Frühlingszwiebel

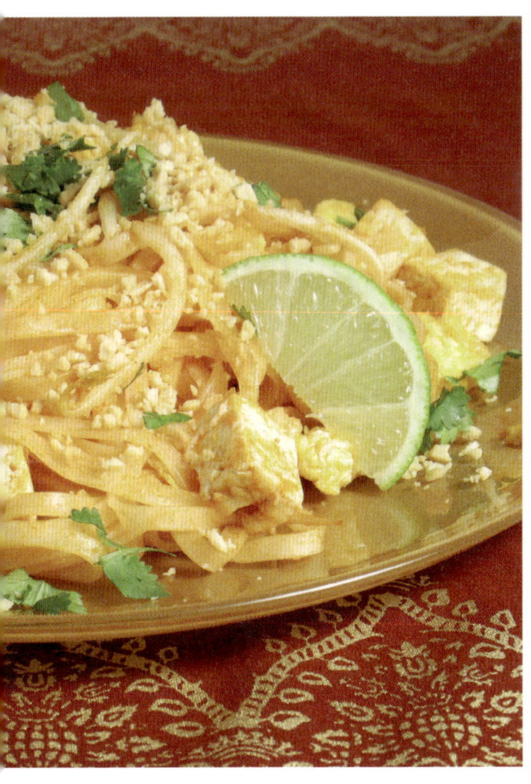

Die Glasnudeln in kleine Stücke brechen. Einen Wok etwa zu einem Drittel mit Öl füllen und erhitzen. Wenn das Öl sehr heiß ist, jeweils eine Handvoll Nudeln hineingeben. Sie dehnen sich sofort explosionsartig aus. Wenn die Nudeln sich komplett ausgedehnt haben, sie mit einer Schöpfkelle aus dem Öl nehmen und auf Küchenpapier abtropfen lassen. Mit den restlichen Nudeln ebenso verfahren, bis alle Nudeln frittiert sind. Nach dem Frittieren das Öl abgießen.

In einem Topf eine Sauce aus Zitronensaft, Ketchup, Essig und braunem Zucker anrühren. Die Sauce wird durch den Zucker etwas dicklich. Tofu in Würfel von etwa 1 cm Kantenlänge schneiden.

Öl im Wok erhitzen, Tofu und Sojabohnen dazugeben und unter Rühren anbraten. 2 EL von der Sauce dazugeben. Die Nudeln ebenfalls dazugeben und vorsichtig unterrühren. Die restliche Sauce langsam zugeben, bis die Nudeln von der Sauce umhüllt sind. Sollte noch Sauce übrigbleiben, kann sie in einer Schüssel extra gereicht werden.

Vor dem Servieren mit Frühlingszwiebeln garnieren.

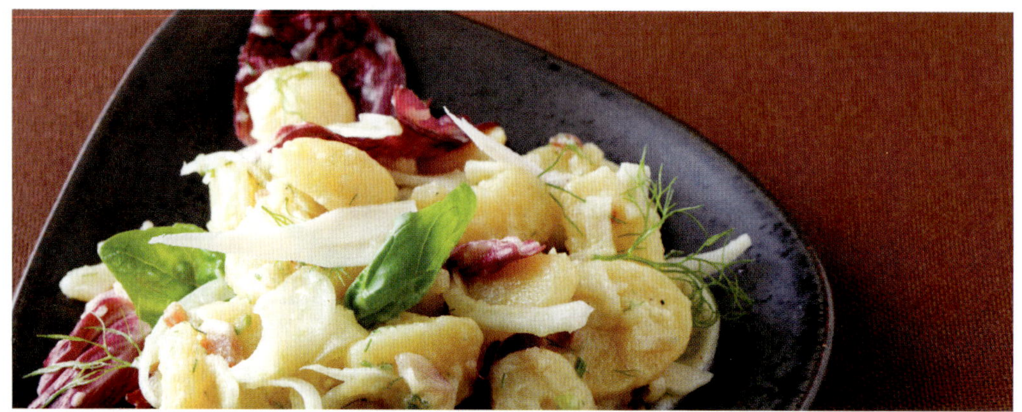

Abendessen

Kartoffelsalat

› *(für 4 Personen)*
1,2 kg Kartoffeln (festkochend),
2 Zwiebeln,
300 ml Wasser,
1 EL Instant-Gemüsebrühe,
3 TL scharfer Senf,
3 EL Apfelessig,
6 EL kalt gepresstes Öl (Distel- oder Sonnenblumenöl),
Salz,
frisch gemahlener schwarzer Pfeffer,
1 Fenchelknolle (ca. 150 g),
200 g Radicchio,
200 g Endiviensalat,
1 ½ Bund Schnittlauch,
½ Bund Dill,
1 Kästchen Gartenkresse

Kartoffeln waschen und mit der Schale weichkochen, abschrecken, pellen und heiß in Scheiben schneiden. Zwiebeln abziehen, fein hacken und zu den Kartoffeln geben. Wasser mit Brühe aufkochen, mit Senf, Essig und Öl verrühren. Salat mit Salz und Pfeffer abschmecken. Fenchel putzen, halbieren, waschen und in dünne Scheiben schneiden. Radicchio und Endiviensalat putzen, waschen, trockenschwenken und zerpflücken. Gewaschene, trockengetupfte Kräuter fein zerkleinern. Alle diese Zutaten mit dem Kartoffelsalat mischen. Mit Kresse garnieren.

Sprossensalat mit Tomaten

› *(für 2 Personen)*
Je 100 g Linsen,
Kichererbsen,
Rettich- und Alfalfasamen,
1 Aufgussbeutel Hagebuttentee,
1 EL milder Himbeeressig,
1 TL Balsamessig (ersatzweise ½ TL Zucker),
1 TL Kräutersenf,
Salz,
frisch gemahlener schwarzer Pfeffer,
5 EL kalt gepresstes Öl (Distel- oder Sonnenblumenöl),
50 g Feldsalat,
1 Stange Staudensellerie (ca. 250 g) ,
1 Bund Dill,
1 Kästchen Gartenkresse

Linsen, Kichererbsen, Rettich und Alfalfa (Luzerne) getrennt 3 bis 5 Tage keimen lassen. Für die Salatsauce Hagebuttentee mit einer halben Tasse kochendem Wasser übergießen und 10 Minuten ziehen lassen. Feldsalat verlesen, waschen und trockenschwenken. Den Sellerie waschen und in dünne Scheiben schneiden, Blättchen abzupfen. Gewaschene Tomaten würfeln. Sellerieblättchen und gewaschenen Dill hacken. Die Zutaten mit der Salatsauce und der Kresse mischen.

Avocadocreme mit Reiskräcker

› *(für 2 Personen)*
2 reife Avocados (etwa 500 g),
Sojasoße,
Salz,
Pfeffer,
Reiskräcker

Die Avocados schälen, in kleine Stücke schneiden und im Mixer pürieren. Abschmecken mit Sojasoße, Salz und Pfeffer. Dazu Reiskräcker.

Sauerkrautsalat mit Obst und Nüssen

› *(für 2 Personen)*
1 mittelgroße Orange (etwa 150 g),
1 Scheibe frische Ananas (etwa 150 g),
eine kl. rote Zwiebel,
250 g frisches Sauerkraut,
2 EL Apfelessig,
1 Prise Zucker,
2 EL kalt gepresstes Öl (Maiskeim- oder Sonnenblumenöl),
1 EL gehackte Petersilie,
50 g gehackte Hasel- oder Walnusskerne

Orange schälen, filetieren und in Stücke schneiden, Ananas mit dem härteren Kern in der Mitte zerkleinern, Saft von beiden Früchten beim Zerkleinern auffangen. Abgezogene Zwiebel hacken. Sauerkraut mit zwei Gabeln zerpflücken. Alle Zutaten mit dem Orangen- und Ananassaft, Essig, Zucker, Öl und Petersilie mischen. Salat auf Tellern anrichten und mit den Nüssen bestreuen.

Rührei mit Dillkrabben

› *(für 2 Personen)*
4 Eier,
Salz, Pfeffer,
Mineralwasser,
200 g Krabben,
Butter,
Dill,
Salatblätter,
Reiskräcker

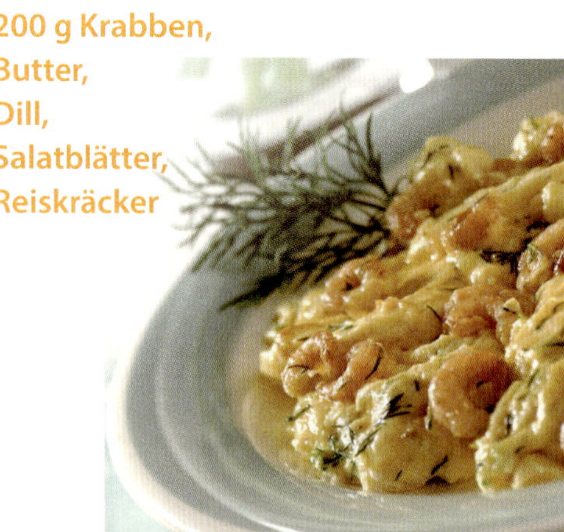

Die Eier mit Salz, Pfeffer und einem Schuss Mineralwasser verquirlen und in einer beschichteten Pfanne auf schwacher Hitze unter gelegentlichem Wenden stocken lassen. 200 g Krabben kurz abspülen und trockentupfen. Mit Zitronensaft, Salz, Pfeffer und gehacktem Dill mischen. Die Reiskräcker mit Butter bestreichen, einige Salatblätter darauf legen und darüber die Rühreier mit Krabben verteilen.

Spanisches Omelette

6 große Kartoffeln,
1 große Zwiebel,
6 EL Olivenöl,
8 Eier,
Salz

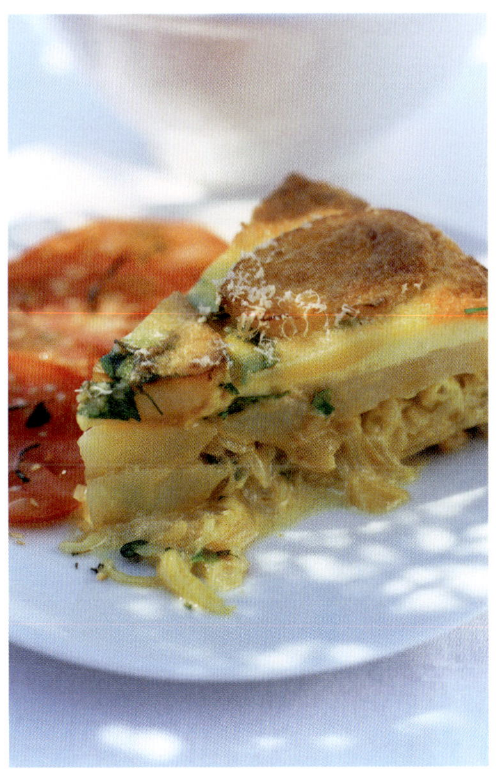

Kartoffeln und Zwiebel schälen und in sehr dünne Scheiben schneiden.

In einer großen, beschichteten Pfanne 4 EL Öl erhitzen und die Zwiebelscheiben kurz darin anrösten. Die Kartoffelscheiben hinzufügen und salzen. Die Pfanne zudecken und die Kartoffeln weichrösten, dabei hin und wieder den Deckel abnehmen und wenden.

Die Eier mit etwas Salz sehr gründlich verquirlen. Die weichen Kartoffelscheiben mit einem Löffel zerteilen und das Zwiebel-Kartoffel-Gemisch aus der Pfanne nehmen und unter die Eier mischen.

Das restliche Öl in der Pfanne erhitzen und die Ei-Kartoffel-Masse hineingießen. Unter Rütteln der Pfanne von der Unterseite goldbraun backen. Auf einen großen Teller gleiten lassen und wenden. Nun die andere Seite bei leichter Hitze langsam goldgelb backen.

Vegetarische Brotaufstriche

Die folgenden Brotaufstriche kann man auch ohne Brot aus Getreide essen, indem man sie zum Beispiel auf Kastanienbrot, Reis- oder Maiskräckern, oder Brot aus Mais oder Reis verzehrt.

Knoblauch-Peperoni-Butter

125 g Butter,
½ rote Peperoni,
2 EL Schnittlauch,
2 EL Petersilie,
1 Knoblauchzehe ,
1 EL fein zerhackte Zwiebeln,
Salz, Pfeffer

Die Butter schaumig schlagen. Die Peperoni, den Schnittlauch, die Petersilie, die Knoblauchzehe und die Zwiebel sehr fein zerhacken. Alle Zutaten vermischen und zum Schluss nochmals nach Bedarf abschmecken.

Linsen-Aufstrich

100 g Linsen,
¼ TL Kümmel,
1 EL Schnittlauchröllchen oder fein zerhackte Frühlingszwiebel,
4 EL Öl (Olivenöl),
1 TL Zitronensaft,
Senf, Sojasauce, Salz, Pfeffer

Die Linsen kochen und aus dem Topf nehmen, mit allen anderen Zutaten mischen, pürieren und kalt stellen.

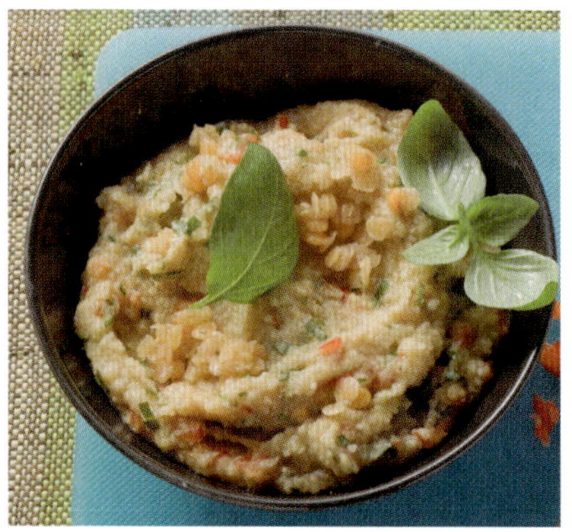

Champignon-Tomaten-Creme

250 g Champignons,
1 Zwiebel,
1 EL Olivenöl,
1 Knoblauchzehe,
2 TL saure Sahne,
2 TL Tomatenmark,
Cayennepfeffer,
Kräutersalz, Pfeffer

Die Champignons putzen und in kleine Würfel schneiden. Den Knoblauch in hauchzarte Scheiben schneiden. Die Zwiebel in feine Würfel hacken.
Das Olivenöl erhitzen und die Zwiebelstückchen dazugeben. Wenn sie leicht gebräunt sind, die Champignons und den Knoblauch dazugeben. Alles unter ständigem Rühren ca. 5 Minuten bei hoher Hitze braten. In einer kleinen Schüssel das Tomatenmark mit der sauren Sahne verrühren. Die Pilzmischung dazugeben und alles miteinander verrühren. Mit Cayennepfeffer, Kräutersalz und Pfeffer abschmecken.

Eier-Schnittlauch-Butter

½ Bund Schnittlauch, in Röllchen geschnitten,
250 g weiche Butter,
2 hartgekochte Eier,
2 EL Senf,
½ TL Kräutersalz,
Meersalz

Die Butter mit Schnittlauch, gehackten Eiern, Senf und Kräutersalz verkneten und mit Meersalz abschmecken.

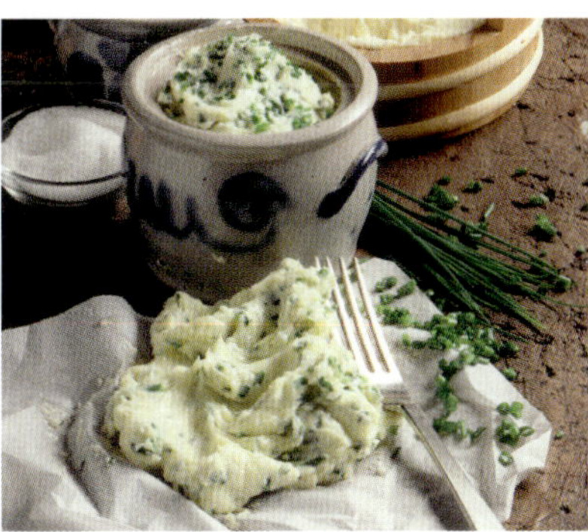

Süßes für zwischendurch

Melonensorbet

1 kg Wassermelone,
¼ l frisch gepresster Orangensaft oder ungesüßter Apfelsaft,
1-2 EL Zitronensaft,
1 Msp. Zimtpulver,
1-2 EL Honig,
eventuell Blättchen Minze oder Zitronenmelisse zum Garnieren

Zimtpulver und flüssigen Honig vermischen. Zugedeckt für mindestens 2 Stunden in den Gefrierschrank stellen, währenddessen einige Male umrühren, damit sich keine allzu großen Eiskristalle bilden. Das Sorbet vor dem Servieren erneut kräftig durchrühren, auf Dessertschälchen verteilen, nach Wunsch mit Kräuterblättchen belegen und sofort anrichten.

Birne mit Himbeersauce

4 Birnen,
4 TL Himbeermarmelade,
8 TL Wasser oder 50 g frische oder tiefgekühlte Himbeeren,
Zucker

Die Birnen schälen, das Kernhaus entfernen und vierteln. Die Birnenstücke in Schalen legen. Die Himbeermarmelade mit warmem Wasser verrühren und über die Birnenstücke gießen. Alternativ: frische Himbeeren pürieren und mit Zucker süßen.

Studentenfutter

50 g Haselnüsse,
50 g süße Mandeln,
50 g Walnüsse,
50 g Paranüsse,
50 g Cashewnüsse,
100 g Rosinen

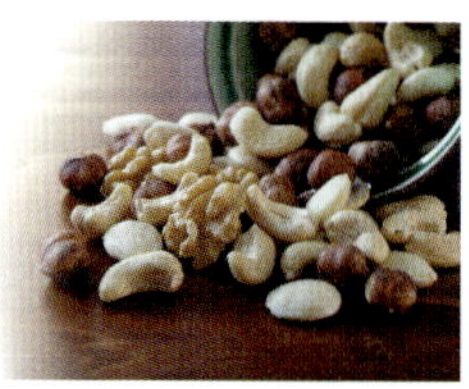

Alle Zutaten mischen. Man kann sich auch gleich eine größere Menge mischen, um zwischendurch etwas zum Knabbern zu haben.

Rote Grütze

800 g gemischte frische Beeren (Himbeeren, Brombeeren, Erdbeeren, rote Johannisbeeren),
250 g Kirschen,
¼ l ungesüßter roter Traubensaft,
½ TL Agar-Agar,
50 g Zuckerrohrgranulat,
1 Stück Zitronenschale,
Schlagsahne

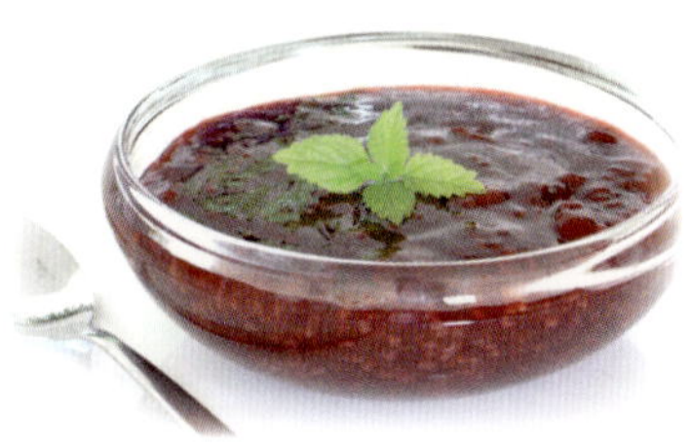

Beeren verlesen, waschen, trockentupfen. Gewaschene Kirschen entsteinen. Drei Esslöffel Traubensaft mit Agar-Agar verrühren. Restlichen Saft, Zuckerrohrgranulat und Zitronenschale zum Kochen bringen. Agar-Agar einrühren, Beeren und Kirschen zugeben, einmal aufkochen und 3 Minuten bei kleiner Hitze kochen lassen. Zitronenschale herausnehmen. Rote Grütze auf Dessertschälchen verteilen und mindestens 3 Stunden kühlen. Mit flüssiger Schlagsahne servieren.

Gedämpfter Ingwerapfel

Saft von zwei Orangen,
Salz,
4 Msp. getrockneter oder frisch geriebener Ingwer,
4 mittelgroße Äpfel (100 g),
Zucker,
4 TL gehackte Pistazien

Orangensaft mit einer winzigen Prise Salz, zwei Tassen Wasser und etwas geriebenem Ingwer vermischen. Die Äpfel schälen und vom Blütenansatz so entkernen, dass der Stängel noch an der Frucht bleibt. Die Äpfel in einen kleinen Topf geben, mit dem Saft übergießen und fest verschlossen bei mittlerer Wärmezufuhr etwa 10 Minuten dämpfen. Aus dem Topf nehmen und auf den Teller geben. Den Sud einkochen, mit Zucker süßen und über die Äpfel gießen. Pistazien darüber streuen. Man kann die Äpfel kalt oder warm essen.

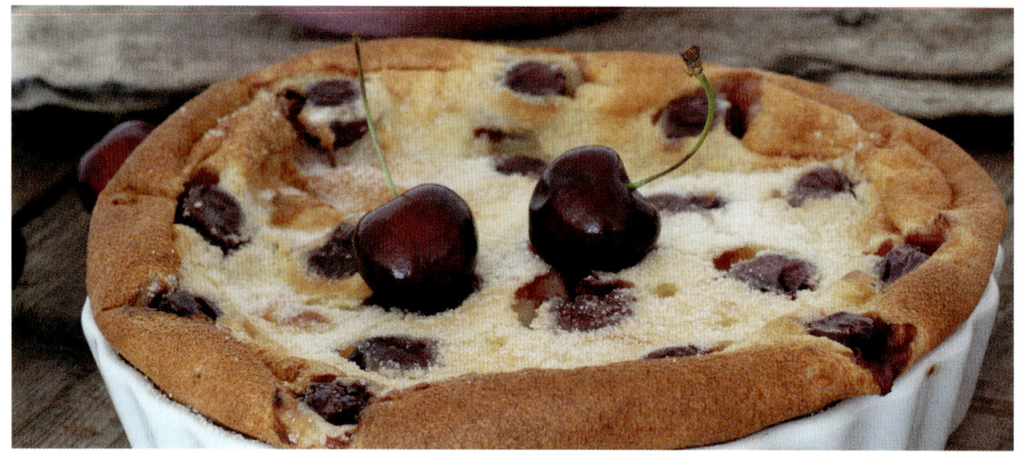

Gebäck

Kirschkuchen ohne Mehl

100 g Butter,
75 g Zucker,
2 Päckchen Vanillezucker,
65 g kalte, gekochte Kartoffeln,
125 g gemahlene Mandeln,
3 Eier,
1 EL geriebene Zitronenschale,
½ TL Gewürzmischung für Spekulatius,
1 TL Zimt,
einige Tropfen Bittermandelöl,
500 g entsteinte Kirschen,
Aprikosenkonfitüre,
einige Tropfen Vanillearoma,
Fett für die Form,
Puderzucker zum Bestreuen

Butter mit Zucker, Vanillezucker und den Eiern in eine Schüssel geben und schaumig rühren. Die Kartoffeln gut zerdrücken und zusammen mit den Mandeln dazugeben. Nun die Gewürze und Aromen hinzufügen. Die Hälfte des Teigs in eine runde, gefettete Backform füllen und darauf die Kirschen verteilen. Den restlichen Teig darüber geben.

Im vorgeheizten Backofen bei 200 Grad ca. 30 Minuten backen (je nach Backofen kann es länger oder kürzer dauern).
Sobald der Kuchen abgekühlt ist, bestreicht man ihn dünn mit Aprikosenkonfitüre und gibt noch Puderzucker darüber.

Apfel-Möhren-Torte

100 g weiche Butter,
100 g Zucker,
4 Eier (getrennt),
100 g Maismehl,
½ TL Backpulver,
125 g geriebene Mandeln,
200 g geriebene Möhren,
600 g Äpfel,
2 EL Zitronensaft,
50 g Aprikosenkonfitüre,
Fett für die Form

Alle Äpfel schälen und vierteln, einen zusammen mit den Möhren reiben, die anderen in Scheiben schneiden. Mit 1 EL Zitronensaft beträufeln.
Butter und Zucker schaumig rühren, nach und nach die Eigelbe unterrühren, dann das mit Backpulver gesiebte Maismehl und die Mandeln untermischen. Steif geschlagenen Eischnee und zum Schluss das Möhren-Apfel-Gemisch unterziehen. In gefettete 28-cm-Springform füllen und glattstreichen. Die Apfelscheiben rosettenförmig darauf anordnen und mit dem restlichen Zitronensaft bestreichen.

Bei 180 Grad ca. 40 bis 45 Minuten backen. Noch heiß mit erhitzter Konfitüre bestreichen.
Ergibt einen saftigen, nicht sehr süßen Kuchen mit leuchtend gelber Farbe.

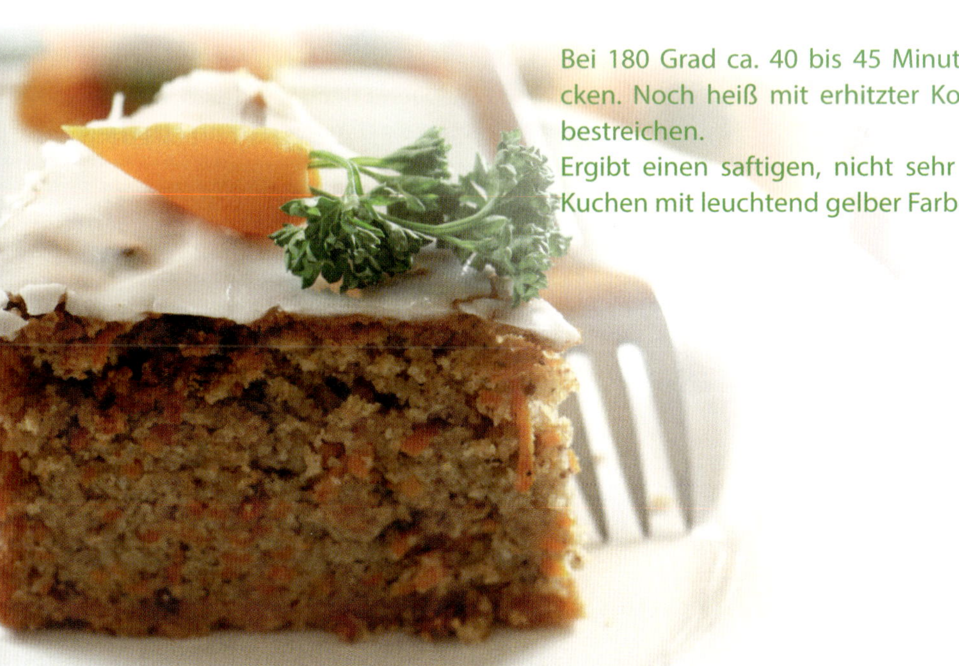

Kekse aus Kichererbsen

150 g gemahlene Kichererbsen,
200 g glasierte, gemahlene und geröstete Erdnüsse,
150 g gemahlener Mais (kein Popkorn),
150 g gemahlener Buchweizen,
150 g gemahlene Hirse,
1 TL Salz,
1 TL Vanillepulver (Bourbon),
1 Päkchen Backpulver,
250 g Rohrzucker,
900 ml (oder mehr) Reis- oder Sojamilch

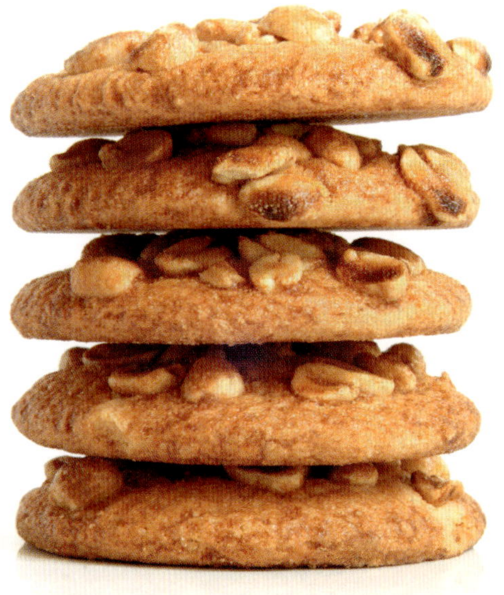

Erdnüsse mahlen (Mandelmühle), dann leicht rösten, bis sie leicht duften, und alle trockenen Zutaten gut vermischen. Nach und nach die Milch zugeben, sie sollte schwer tropfend vom Quirl laufen. Wer mit einem Handquirl arbeitet, wird evtl. mehr Milch brauchen. Je nachdem wie dick die Plätzchen werden sollen, zwei oder drei Backbleche mit Backpapier auslegen, den Teig draufgeben und mit einem Teigschaber verteilen.

Alle Bleche in den kalten Backofen schieben und bei ca. 140 Grad Umluft ca. 40 Minuten backen. In Streifen, Rechtecke oder Rauten schneiden. Plätzchen bis zum vollen Erkalten auf den Blechen lassen und sie dann vorsichtig abheben.

Schoko-Sesam-Plätzchen

80 g Butter,
100 g Rohrzucker,
¼ TL Vanillepulver (Bourbon),
1 Ei,
1 Prise Salz,
1 EL süße Sahne,
1 TL Backpulver,
100 g gemahlenen Buchweizen,
100 g Naturreis (Mittelkorn, gemahlen),
10 g Kakaopulver (kein Instant),
50 g gemahlene Haselnüsse,
50 g geriebene bittere 70 %-Schokolade,
3 EL Bio-Sesam,
evtl. 1 weiteres Ei oder 3 EL Wasser

Butter, Ei, Zucker, Vanille und Sahne schaumig rühren. Backpulver, Salz, Mehl, Nüsse, Kakao und Schokolade mischen und dazugeben. In der Küchenmaschine auf kleiner Stufe 5 bis 7 Minuten lang verrühren lassen, evtl. Wasser oder Ei zugeben. Auf ein mit Backpapier ausgelegtes Backblech mit einem Teelöffel kleine Häufchen geben, nicht zu dicht, da es etwas zerläuft – oder mit einer Spritztülle Plätzchen formen.

Bei ca. 180 Grad ca. 10 bis 20 Minuten backen.

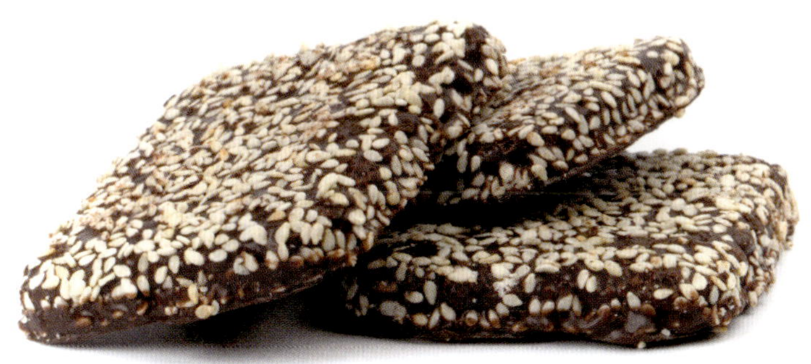

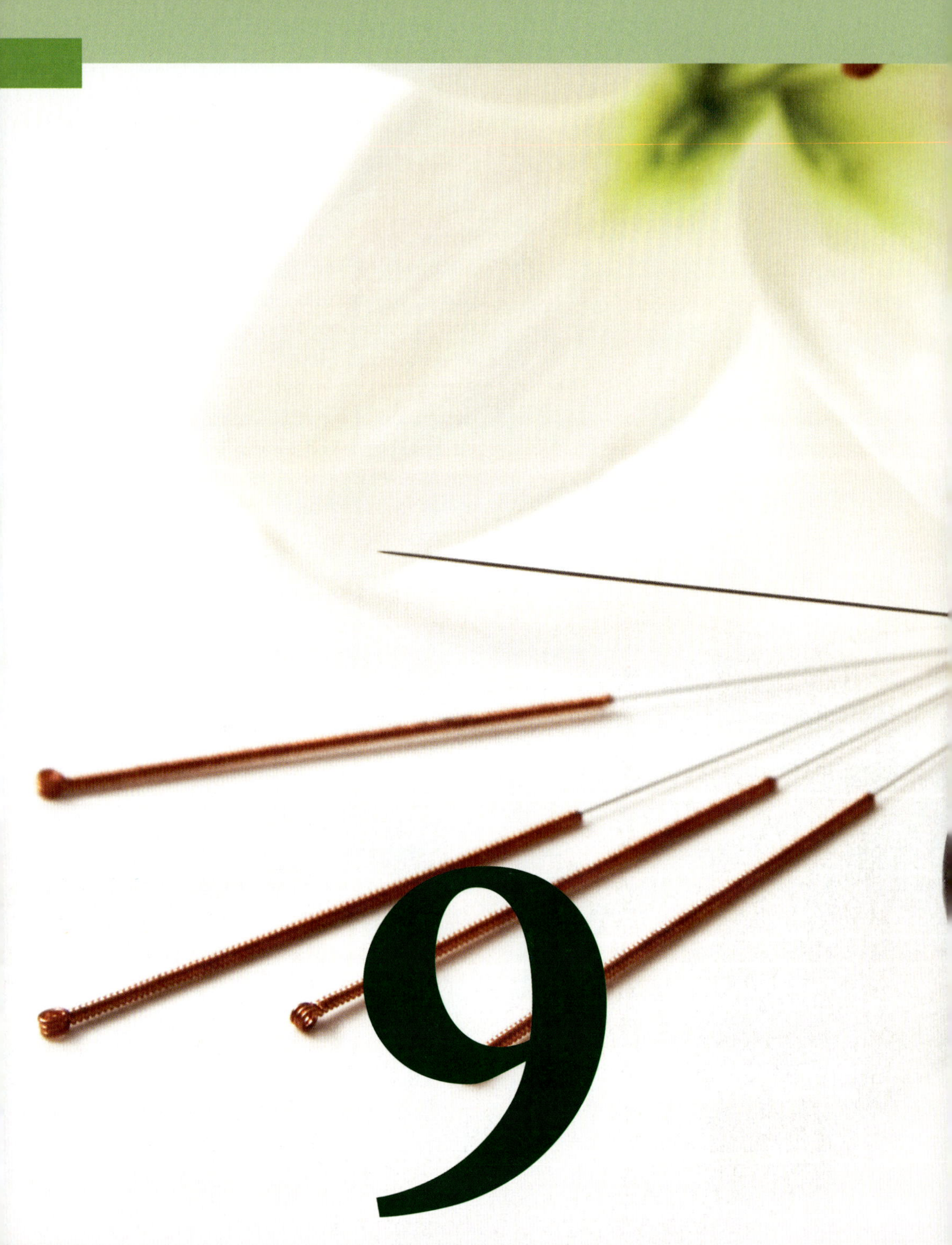

9

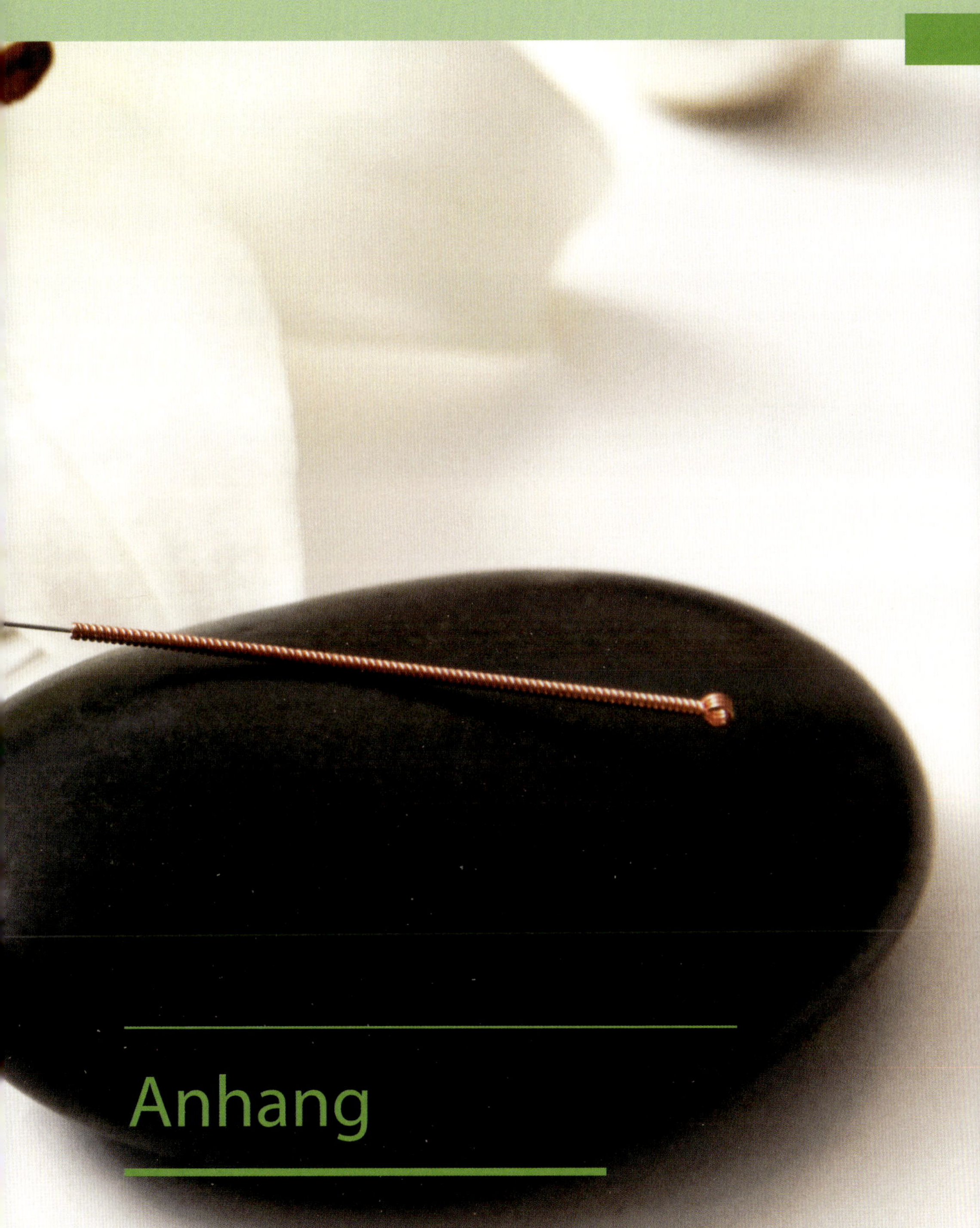

Anhang

9.1. Danksagung

Mein spezieller Dank geht an die vielen Beraterpraxen, mit denen ich in den letzten Jahren zusammenarbeiten durfte. Mein größter Dank gilt dem Kieler Arzt Hans-Peter Wutta, in dessen engster Zusammenarbeit die wesentlichen Behandlungsansätze in der Augen-Akupunktur, so wie sie heute praktiziert wird, erarbeitet wurden. Leider erlaubt ihm sein Gesundheitszustand nicht mehr, als Arzt weiterzuarbeiten.
Erwähnt seien auch die beiden Heilpraktiker und Spezialisten für Augen-Akupunktur Walter Felser und Heidi Riefler, die durch ihre jahrelange Beschäftigung mit der Augen-Akupunktur ebenfalls wesentlich zu den Inhalten des Buches beigetragen haben.
Weiterer Dank geht an den Augenarzt Dr. Christian Cramer (Gummersbach) für die Möglichkeit, in seiner Praxis zu fotografieren.
Ein letzter Dank gilt meinem lieben Katzenvolk, das mit seiner Schreibtischunterhaltung immer wieder für quälende und erheiternde Abwechslung beim Schreiben sorgte und geduldig längere Wartezeiten auf den Dosenöffner ertrug.

Karin Brucker

9.2. Über die Autorin

Karin Brucker hat im Rahmen ihrer Tätigkeit als Hörfunk- und Fernsehjournalistin 1995 das Basisverfahren der Augen-Akupunktur kennen gelernt. Aufgrund ihrer Initiative kam dieses Verfahren nach Deutschland und wurde in Form erster Fachfortbildungen deutschen Ärzten und Heilpraktikern vorgestellt. Fasziniert von den Möglichkeiten und Chancen dieses Verfahrens, begann sie, sich intensiv mit den naturheilkundlichen Behandlungsalternativen für Augenleiden zu beschäftigen. Viele Jahre arbeitete sie mit verschiedenen Ärzten und Heilpraktikern zusammen, um die Augen-Akupunktur ständig mit geeigneten Akupunktursystemen und zusätzlichen Begleitverfahren für die Patienten zu optimieren.

Bis heute betrachtet sie es als ihre Aufgabe, diesen völlig neuartigen Ansatz in der Behandlung von Augenleiden in der Medizinwelt international zu etablieren, wissenschaftlich zu begleiten und zu dokumentieren. In Kürze sollen unter ihrer Leitung in Deutschland die ersten Augenkompetenzzentren entstehen, in denen Schulmedizin und Naturheilkunde zum ersten Mal Hand in Hand im Dienste der Patienten zusammenarbeiten werden.
Kontakt: media-medical@web.de

9.3. Literaturverzeichnis

Ardenne, Manfred von: Sauerstoff-Mehrschritt-Therapie. Physiologische und technische Grundlagen. Thieme (1987).

Ardenne, Manfred von: Wo hilft Sauerstoff-Mehrschritt-Therapie? Urban & Fischer Verlag (1999).

Bahr, Frank R./Bushe-Centmayer, Karin/Dorfer, Leopold/Litscher, Gerhard: Das grosse Buch der klassischen Akupunktur: Lehrbuch mit integriertem Atlas. Urban & Fischer Verlag/Elsevier GmbH (2006).

Bangerter, Alfred: Behandlung von Augenkrankheiten für den praktischen Arzt. Huber; 2. erw. Aufl. (1954).

Bates, William H.: Rechtes Sehen ohne Brille: Heilung fehlerhaften Sehens durch Behandlung ohne Brille. Rohm; 4. überarb. Aufl. (2007).

Bentov, Itzak: Auf der Spur des wilden Pendels. Abenteuer im Bewußtsein. Rowohlt TB-Verlag (1992).

Boel, John: Die Medizin der Zukunft. Mit Eget Forlag (2005).

Boericke, William: Handbuch der homöopathischen Arzneimittellehre. Narayana Verlag; 5. überarb. Aufl. (2013).

Brucker, Karin/Wutta, Hans-Peter: Theorie und Praxis der Augen-Akupunktur – Das Lehrbuch. Narayana Verlag (2013)

Bruker, Max Otto/Jung, Mathias: Der Murks mit der Milch: Gesundheitsgefährdung durch Milch. Genmaipulation und Turbokuh. Vom Lebensmittel zum Industrieprodukt. Emu-Verlag (2011).

Chez, Michael G.: Autismandits Medical Management: A Guide for Parents and Professionals. Jessica Kingsley Publishers (2008).

Dahlgren, Freddy: Introduktion i orientalsk zoneterapi. Feca (1988).

Dahlke, Rüdiger/Dethlefsen, Thorwald: Krankheit als Weg: Deutung und Be-Deutung der Krankheitsbilder. Goldmann-Verlag (1998).

Dethlefsen, Thorwald: Schicksal als Chance. Das Urwissen zur Vollkommenheit des Menschen. Arkana (1980).

Enderlein, Günther: Bakterien-Cyclogenie: Prolegomena zu Untersuchungen über Bau, geschlechtliche u. ungeschlechtliche Fortpflanzung der Bakterien. De Gruyter Verlag (1925).

Fong, Donald S./Law, K. Simon/Schmidt-Erfurth , Ursula M./Fawzi, Amani A./Michels, Rike/Syed, Hasan: Drugs in Ophthalmology. Springer-Verlag (2006).

Goodrich, Janet/Coutts, Louise/Dornseif, Golf: Natürlich besser sehen. Vak-Verlag; 14. Auflage (2012).

Grehn, Franz/Leydhecker, Wolfgang: Augenheilkunde. Springer-Verlag (1995).

Hahnemann, Samuel: Organon der Heilkunst. Narayana Verlag; 6. Auflage (1983).

Huneke , Ferdinand: Das Sekunden-Phänomen in der Neuraltherapie. Haug (1989).

Huneke, Ferdinand: Krankheit und Heilung anders gesehen. Staufen-Verlag (1959).

Huxley, Aldous: Die Kunst des Sehens: Was wir für unsere Augen tun können. Piper Taschenbuch; 18. Auflage (1982).

James, Nick: The Cataract Cure: The Russian eye-drop breakthrough: The story of N-acetylcarnosine. iUniverse (2005).

Kaplan, Robert/Kaplan, Gabriela: Die Integrative Sehtherapie: Entdecken Sie die heilende Kraft hinter Ihren Augen. Arbor-Verlag (2010).

Kellenberger Richard/Kellenberger, Christine/Kopsche, Friedrich: Mineralstoffe nach Dr. Schüssler: Ein Tor zu körperlicher und seelischer Gesundheit. AT Verlag (2010).

Litscher, Gerhard/Schikora, Detlef: Laserneedle – Acupuncture: Wissenschaft und Praxis. Pabst Science Publishers (2003).

Ma, Yun-tao: Schmerzbehandlung mit biomedizinischer Akupunktur. Urban & Fischer Verlag/Elsevier GmbH (2006).

Ostermeier-Sitkowski, Uschi: Augentraining: Gut sehen ein Leben lang. Trias-Verlag; 2. Auflage (2013).

Regelsberger, Helmut Siegfried: Oxyvenierung. Hirnelektr. Laboratorium (1969).

Roth, O./Bates, William H./Friedrichs von Rohm, Elsbeth: Rechtes Sehen ohne Brille: Heilung fehlerhaften Sehens durch Behandlung ohne Brille. Rohm-Verlag; 4. überarbeitete Auflage (2007).

Scholl, Lisette: Das Augenübungsbuch: Besser sehen ohne Brille – eine ganzheitliche Therapie. rororo; 4. Auflage (2001).

Scholl, Lisette: Das neue Augentraining. Goldmann-Verlag (1994).

Siener, Rudolf: NPSO: Neue punktuelle Schmerz- und Organtherapie. Henrich (1996).

Wiendl, Marianne/Ostermeier-Sitkowski, Uschi: Systemische Augentherapie: Besser sehen durch Aufstellungen und ganzheitliche Sehübungen. Knaur TB (2008).

Woo, Park Jae/Puttermilech, Joad: Su Jok: Le guide des soins d'urgence à la portée de tous. Guy Trédaniel éditeur (2012).

Woo, Park Jae: Self-Healing Smile Yoga. Su Jok Academy (2006).

Yamamoto, Toshikatsu/Yamamoto, Helene/Yamamoto, Michiko M: YNSA - Yamamoto Neue Schädelakupunktur. Verlag Systemische Medizin (2011).

ZangHee Cho: Biomedical Acupuncture for Pain Management: An Integrative Approach. Elsevier (2005).

Zhang Yingqing: Eciwo and Its Applicationto Medicine. Shandong Science & Technology Pub (1992).

9.4. Abbildungsverzeichnis

Abb. 1-7, 9-32© Karin Brucker
Abb. 8, S. 16, 161(unten), 173, 174, 238, 244, 257, 260, 271, 273, 277, 289 © iStock-photos.com
S. 3, 26, 219, Narayana Verlag
S. 19, 233 © bilderzwerg – Fotolia.com
S. 21 © Talos
S. 28 © Sebastian Wolf – Fotolia.com
S. 33 © Edler von Rabenstein – Fotolia.com
S. 35 ©PhotoSG – Fotolia.com
S. 61 © Sebastian Wolf – Fotolia.com
S. 78, 92 © kreativwerden – Fotolia.com
S. 88 © Taffi – Fotolia.com
S. 97 © auremar – Fotolia.com
S. 108 © LianeM – Fotolia.com
S. 123 oben: © daveeza – wikipedia; unten: © OttawaAC – wikipedia
S. 168 © Marzanna Syncerz – Fotolia.com
S. 171 © Jürgen Fächle – Fotolia.com
S. 177 © Svenja98 – Fotolia.com
S. 179 © Okea – Fotolia.com
S. 180 © Otmar Smit - Fotolia.com
S. 215(links) © Frank C. Müller
S. 215(rechts), 220 © Rakesh Ahuja, MD
S. 222 © leroy131 – Fotolia.com
S. 230 © dvande – Fotolia.com
S. 240 © Yuri Arcurs - Fotolia.com
S. 246 © Sven Bähren – Fotolia.com
S. 248 © sbp321 – Fotolia.com
S. 251 © contrastwerkstatt – Fotolia.com
S. 254 ist gemeinfrei.
S. 263, 266 © shutterstock.com
S. 265, 275, 276, 278, 280-283 © StockFood
S. 267 © Reika – Fotolia.com
S. 269 Blumenkohl & Brokkoli: © msk.nina - Fotolia.com; Zucchini & Karotten: © atoss - Fotolia.com; Kartoffeln: © Alexander Bryljaev - Fotolia.com
S. 279 © photocrew – Fotolia.com
S. 284 © fredredhat – fotolia com
S. 285, 286 © Doris Heinrichs – Fotolia.com
S. 287 © Barbara Pheby – Fotolia.com
S. 288 © Popova Olga – Fotolia.com
S. 290 © Pixelot – Fotolia.com

9.5. Stichwortverzeichnis

A

B

C

D

E

F

G

P

R

S

T

U

V

W

Y

Wutta, Hans-Peter 14, 48-49, 79, 82, 294

Z

9.6. Krankheitsverzeichnis

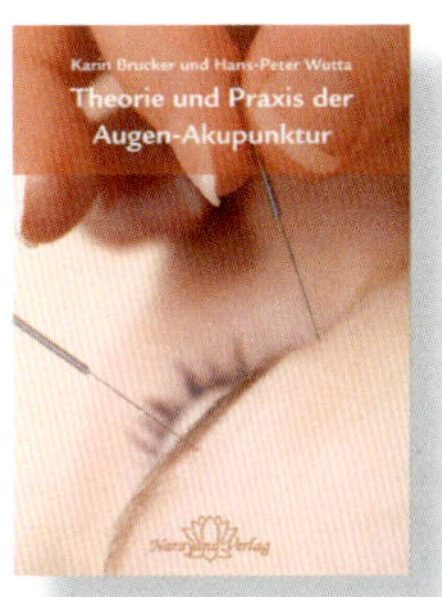

Karin Brucker / Hans-Peter Wutta

Theorie und Praxis der Augen-Akupunktur

Das Lehrbuch

200 Seiten, geb., € 44.-

Die neue Augen-Akupunktur ist ein Kombinationsverfahren unterschiedlicher, neuer Akupunktursysteme, die zu einem Gesamtkonzept zur Behandlung von Augenleiden zusammengestellt wurden.

Dabei spielt die traditionelle chinesische Medizin eher eine untergeordnete Rolle – die neue ECIWO-Akupunktur aus China ist das zentrale Verfahren, auf dem die neue Augen-Akupunktur basiert.

Neben Kurzbeschreibungen der wichtigsten und häufigsten Augenleiden, die in der Praxis vorkommen, finden sich hier Anweisungen zum praktischen Verfahren der Augen-Akupunktur, sowie grundlegende theoretische Informationen zu sämtlichen zu Grunde liegenden Akupunktursystemen zur Verbesserung von Augenleiden.

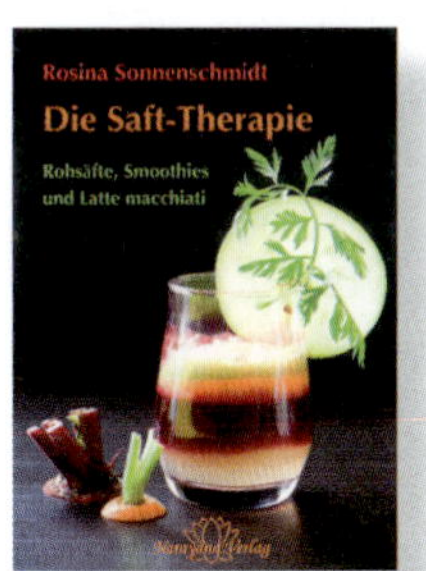

Rosina Sonnenschmidt

Die Saft-Therapie

Rohsäfte, Smoothies und Latte macchiati

168 Seiten, geb., € 29,50

Dass frisch gepresste Obst- und Gemüsesäfte gesund sind, ist durch viele Bücher belegt. Hier geht es aber um den gezielten therapeutischen Wert und Einsatz als Teil einer ganzheitlichen Behandlung.

Interessant ist z.B., um wie viel besser homöopathische Mittel wirken, wenn durch die Obst-Rohsäfte die Reinigung von Blut, Lymphe und Gewebe angeregt wird und wenn durch die Gemüse-Rohsäfte der entkräftete Organismus aufgebaut wird. Außer Rohsäften werden auch Dicksäfte therapeutisch eingesetzt.

Die Rohsaft-Therapie spielt auch eine dominante Rolle bei Gewichtsproblemen, ob Adipositas, Magersucht oder Kachexie. Anhand von häufigen Krankheiten werden Rohsaft-Rezepte vorgestellt und durch spezielle naturheilkundliche Kuren ergänzt.

Das Buch dient sowohl dem ganzheitlich behandelnden Therapeuten als auch jedem Menschen, der vorbeugend die Heilkraft der Rohsäfte einsetzen möchte..

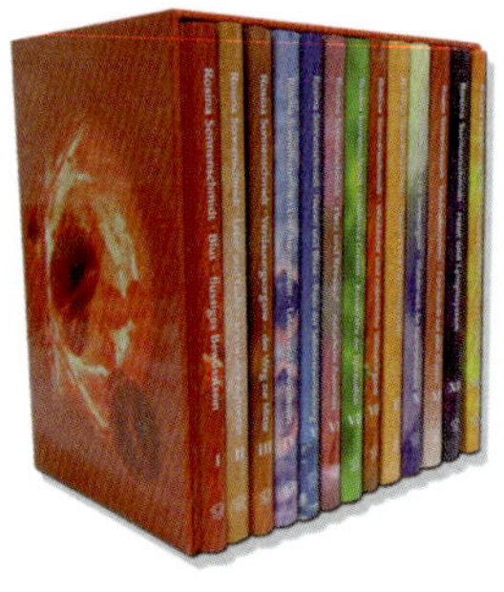

Rosina Sonnenschmidt

Set der Schriftenreihe Organ – Konflikt – Heilung plus Register

Das Set kostet (statt 13 x € 34.- = € 442.-) nur 12 x € 30,45

Die Schriftenreihe besteht aus 12 Bänden, wobei jeder Band ein Organsystem behandelt: Band 1: Blut – flüssiges Bewusstsein, Band 2: Leber und Galle – erworbene Autorität, Band 3: Verdauungsorgane – der Weg zur Mitte, Band 4: Atemorgane – Leben und Bewusstsein, Band 5: Nieren und Blase – Basis der Selbstverwirklichung, Band 6: Herz und Kreislauf – natürliche Autorität, Band 7: Endokrine Drüsen – Basiskräfte der Spiritualität, Band 8: Weibliche und männliche Geschlechtsorgane – Selbstverwirklichung, Band 9: Gehirn und Nervensysteme – Blüte der Spiritualität, **Band 10: Sinnesorgane – Wunderwerk der Kommunikation,** Band 11: Glied-maßensystem - Fort-Schritt auf allen Ebenen, Band 12: Haut und Lymphsystem – Bastionen der Immunkraft. - Gesamtregister: Index der Bände I bis XII.

Mit Arzneimittel-, Stichwort- und Krankheitsverzeichnis

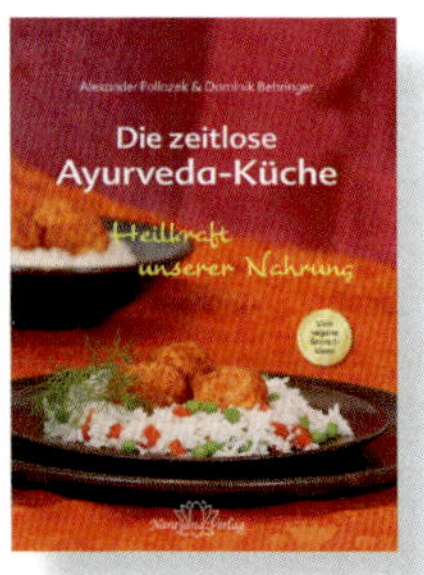

Alexander Pollozek/Dominik Behringer

Die zeitlose Ayurveda-Küche

Heilkraft unserer Nahrung

400 Seiten, geb., € 39.-

Kochen wird im Ayurveda als eine ehrenvolle und spirituelle Tätigkeit angesehen und besteht aus der inneren Verbindung mit der Lebensenergie der Nahrungsmittel - der Seelenqualität Prana - und ihrer bewussten Verarbeitung. Dieser wunderbaren Erkenntnis widmen sich auch die beiden Autoren und Ayurveda-Experten, Alexander Pollozek und Dominik Behringer. Ihr Buch „Die zeitlose Ayurveda-Küche" ist wertvoller Wegweiser, unverzichtbares Nachschlagewerk, Therapeutenratgeber, Lektüre und genussvoller Rezeptelieferant zugleich.

„Jeder kann auf der Klaviatur der alten ayurvedischen Kochkunst spielen, sie erlernen, praktizieren und verfeinern", versprechen die beiden Experten. So wird tägliches Kochen mit guten Produkten, frischen Kräutern und feurigen Gewürzen zu einem wichtigen Beitrag der Selbstheilung bzw. Eigentherapie. Auch Vegan-Fans kommen auf ihre Kosten.

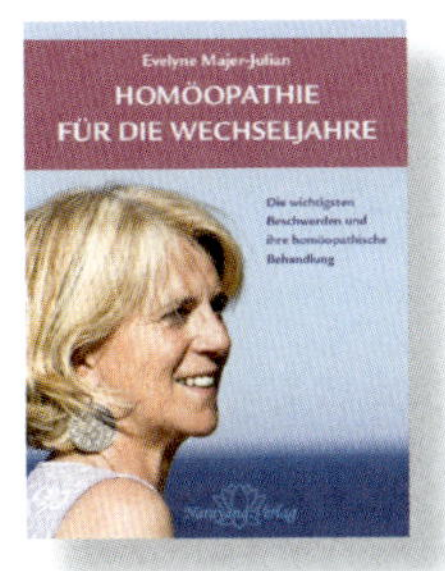

Evelyne Majer-Julian

Homöopathie für die Wechseljahre

Die wichtigsten Beschwerden und ihre homöopathische Behandlung

148 Seiten, geb., € 29.-

Die französische Frauenärztin Dr. Evelyne Majer-Julian praktiziert bereits seit über 40 Jahren und verfügt über große Erfahrung in der homöopathischen Therapie von typischen Beschwerden in der Menopause. Dies umfasst Hitzewallungen, Schweißausbrüche, Gewichtszunahme, sexuelle Beschwerden, Venenerkrankungen, Hautveränderungen, vaginale Trockenheit - auch langfristige Folgen wie Osteoporose, Arteriosklerose und typische Krebserkrankungen.

Außerdem geht die Autorin auf die Hormonersatztherapie ein. Die Therapieempfehlungen sind sehr detailliert und gehen weit über die üblichen Polychreste hinaus. Oft empfiehlt die erfahrene Gynäkologin auch die Therapie mit spezifischen homöopathischen Hormonen oder anderen „kleinen" Mitteln. So empfiehlt sie z. B. Badiaga, Angelica sinensis oder homöopathisches Cortison bei Gewichtsproblemen, Radium bromatum, Stillingia und Parathormon bei Osteoporose einschließlich einem klaren Dosierschema.

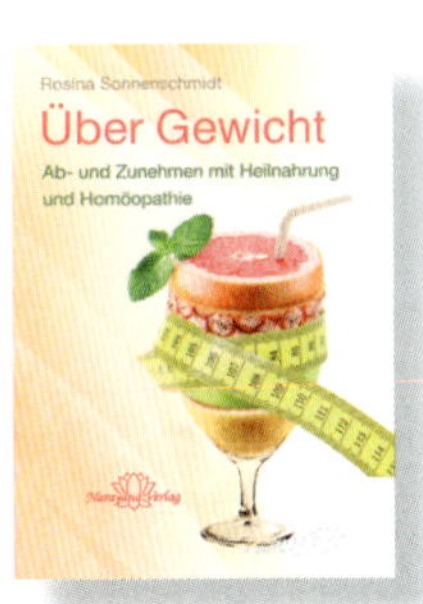

Rosina Sonnenschmidt

Über Gewicht

Ab- und Zunehmen mit Heilnahrung und Homöopathie

200 Seiten, geb., € 34.-

Bei Übergewicht empfindet man sich unbewusst als zu leicht. Es mangelt an Erdung und man beschwert sich mit materieller Nahrung. Bei Untergewicht nimmt man sich als zu schwer wahr und erleichtert sich durch Verzicht auf Nahrung. Rosina Sonnenschmidt versteht es, eine versöhnliche Haltung des Lesers zu sich selbst anzuregen und stellt die Neigung zu viel oder zu wenig zu essen in einem ganzheitlichen Behandlungskonzept vor. Dabei bilden Basistherapien mit Darmsanierung, Entsäuerung, rhythmischen Atemübungen und Hautpflege das Fundament. Darauf baut die Haupttherapie mit Ernährung und Homöopathie auf.

Eindrückliche Fallbeispiele dokumentieren, wie erfolgreich dieses Konzept ist. Es geht weit über Diätempfehlungen hinaus und macht dem Leser Mut, sich selbst zu verstehen und mit Begeisterung die Heilung selbst in die Hand zu nehmen.

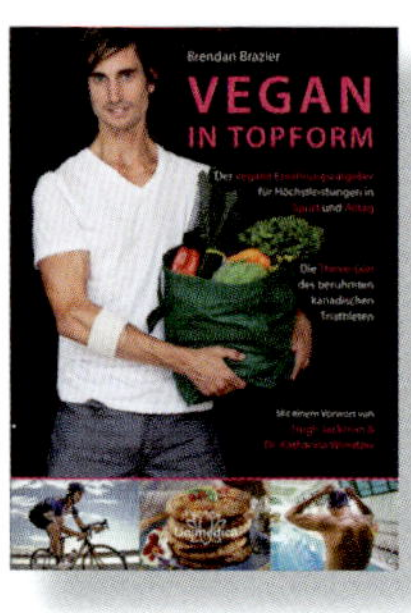

Brendan Brazier

Vegan in Topform

Der vegane Ernährungsratgeber für Höchstleistungen in Sport und Alltag – Die Thrive-Diät des berühmten kanadischen Triathleten

352 Seiten, geb., € 26,-

Brendan Brazier, kanadischer Triathlet und Ironman, ist ein führender Pionier für vegane Ernährung. Dieses Werk ist ein Kultbuch der weltweiten Veganbewegung.

Bereits im Alter von 15 Jahren entschied er sich, Profisportler zu werden. Im Laufe seiner Karriere erforschte er minutiös, welche Ernährung seine Leistung und vor allem die Regenerationsphase optimierte. Die Thrive-Diät richtet sich nicht nur an Profisportler, sondern an jeden, der optimale Gesundheit und Leistungsfähigkeit erlangen und Krankheiten vorbeugen möchte.

Brendan Brazier hat die vegane Ernährung revolutioniert und achtet dabei auf eine ausgewogene Kost mit ausreichend Proteinen und Nährstoffen. Die dabei entstandene Thrive-Diät führt zum Abbau von Körperfett und Aufbau von Muskelmasse, zu Leistungssteigerung, weniger Stress und Heißhunger auf Junkfood, geistiger Klarheit und besserem Schlaf.

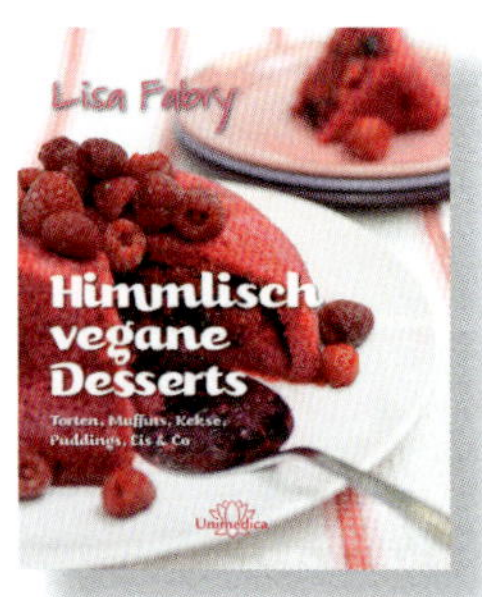

Lisa Fabry

Himmlisch vegane Desserts

Torten, Muffins, Kekse, Puddings, Eis & Co

232 Seiten, geb., € 24,-

In diesem himmlischen Dessertbuch präsentiert die erfahrene Veganköchin Lisa Fabry über 80 köstliche Rezepte

Lisa Fabry besuchte für dieses Buch eine Auswahl der besten veganen Cafés und Restaurants rund um den Globus. Jeder der talentierten Küchenchefs steuerte sein oder ihr Lieblingsrezept für dieses Buch bei. So finden wir neben Fabrys eigenen Rezepten eine umwerfende Auswahl an ungewöhnlichen Rezepten wie die traumhaften Las Vegan Sauerkirsch-Muffins aus Australien, die fruchtige Apfeltorte aus Amsterdam oder die doppelstöckige Schokoladentorte mit Himbeermousse aus Los Angeles.

Viele der Rezepte in diesem Buch sind gluten- und nussfrei sowie zuckerreduziert. Die Leckereien spenden Energie und muntern auf. Auch Kinder mögen in diesen Desserts plötzlich Zutaten wie Karotten, Kürbis und getrocknete Früchte, die sie sonst nie essen würden. Frische, sorgfältig ausgesuchte Zutaten und die liebevolle Hingabe bei der Zubereitung – so wird das Essen zu einem paradiesischen Vergnügen.

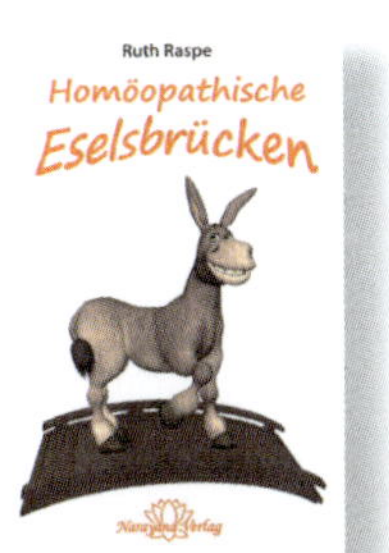

Ruth Raspe

Homöopathische Eselsbrücken

Homöopathie in Merksätzen

176 Seiten, geb., € 9,80

Homöopathie einmal anders. In gängigen Lernsprüchen bringt uns die Heilpraktikerin Ruth Raspe über 80 der wichtigsten homöopathischen Mittel nahe.

Ob Aconitum „Schreck lass nach", Arsenicum album „Preußische Werte", Calcium carbonicum „Barockengel", Gelsemium „Häschen in der Grube" oder Gnaphalium „Mich hat die Hexe angeschossen" – humorvoll und kurzweilig prägen sich die Mittelbilder ein und sind einfach wiederzuerkennen.

Die Beschreibungen umfassen neben den Merksätzen auch wichtige geistige Merkmale und Leitsymptome, Modalitäten und ungewöhnliche Tipps.

Das Büchlein ist eine ideale Ergänzung zu den gängigen Arzneimittelbildern und erleichtert die Mittelwahl mit Hilfe der anschaulichen Eselsbrücken enorm.

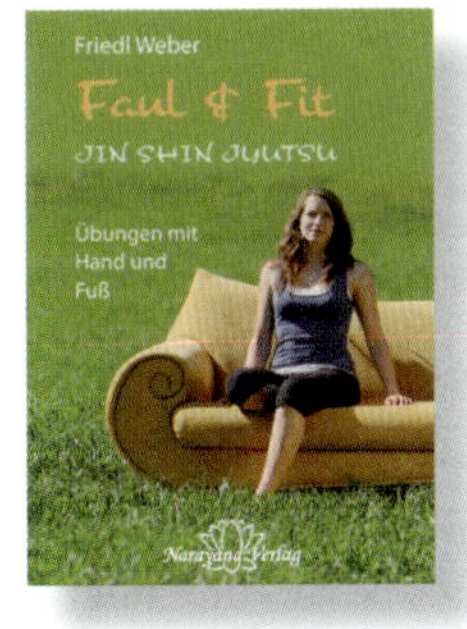

Friedl Weber

Faul & Fit

JIN SHIN JYUTSU - Übungen mit Hand und Fuß

80 Seiten, geb., € 12,80

Automatisch legen sie die Hand auf die Stirn oder die Hüfte und heilen sich damit selbst. Jeder macht's - nur nicht immer bewusst. Und das Schöne, vieles lässt sich so ganz nebenbei effektiv in den Alltag integrieren.

JIN SHIN JYUTSU macht fitter, fröhlicher, ausgeglichener und kraftvoller. Diese Heilkunst basiert auf einem angeborenen Menschheitswissen, dass der Japaner Jirô Murai, 1886 - 1960, vor allem durch intensive Selbsterfahrungen entdeckt hat. Sowohl der Laie als auch der Profi können diese Heilkunst effektiv einsetzen. Durch sanftes Berühren definierter Felder werden Resonanzen zu dem gesunden Körper, der uns zugrunde liegt, erzeugt. Auf diese Weise werden Selbstheilungskräfte belebt. JIN SHIN JYUTSU wirkt ausgleichend und kann da eher problemlos mit geringen Kenntnissen angewandt werden.

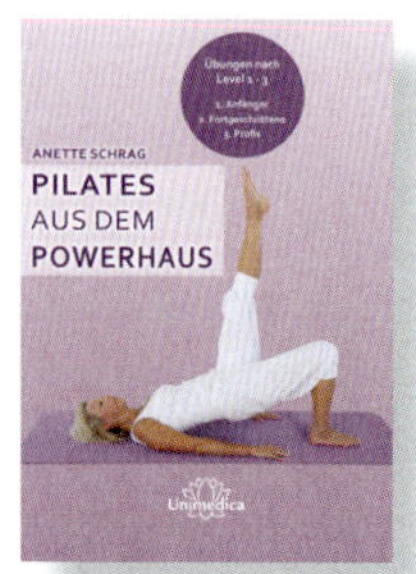

Anette Schrag

Power-Pilates - Buch

Das Ganzkörper-Training für Einsteiger, Geübte und Profis

100 Seiten, geb., € 14,80

Pilates ist ein Ganzkörpertraining, das Atemtechnik, Kraftübungen, Koordination und Stretching in einem vereint. Die Übungen erfolgen in harmonischen und fließenden Bewegungen.

Die erfahrene Pilates-Trainerin Anette Schrag ist ein Geheimtipp in München. Ihre Kurse sind ein bleibendes Erlebnis. In ihrer DVD mit Begleitbuch vermittelt sie diese kraftvolle Methode –für Einsteiger, Geübte und Profis. Ihre Begeisterung ist ansteckend und macht die Übungen zu einer besonderen Erfahrung.

Die Basis von Pilates bildet die Arbeit am sogenannten „Zentrum“, dem „Powerhouse“. Dadurch wird die Tiefenmuskulatur gekräftigt. Das sind feine Muskeln, die entlang der unteren Wirbel und im Bauch und Becken verlaufen und die durch Übungen angesprochen bzw. aktiviert werden. Darauf aufbauend lässt sich der ganze Körper trainieren.

15 Übungen zeigen drei Schwierigkeitsgrade: Einsteiger, Geübte und Profis. Der Einsteiger erhält einen sanften Einstieg, Geübte und Profis ein angemessenes Programm, das Kraft für Rücken, Bauch und Becken garantiert.

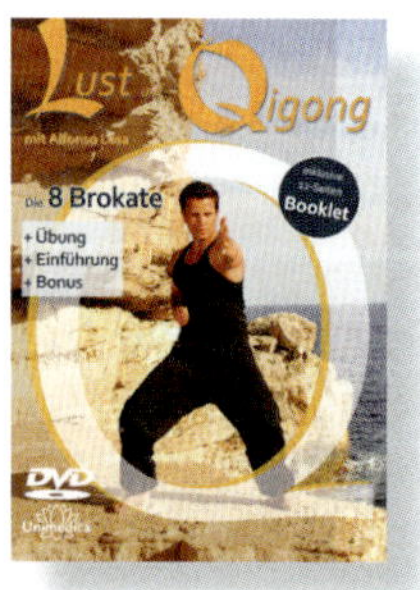

Alfonso Losa

Lust auf Qigong

Die 8 Brokate - Übungen für Körper, Geist und Seele

1 DVD, € 14,80

Dass Alfonso mit Herz und Seele bei der Sache ist, zeigt seine erfrischende erste DVD mit den 8 Brokaten, ein beliebtes Übungssystem aus dem Qigong, das alle Organssysteme anspricht und für Einsteiger ideal ist.

Übungen sind leicht im Alltag nachzumachen, egal wie alt oder beweglich man ist.

Mit langsamen, fließenden Bewegungen, bewusster Atmung und zentriertem Geist wird das Qi angereichert und im Körper zum Fließen gebracht. Qigong dient sehr effizient zur Prophylaxe von körperlichen oder seelischen Beschwerden.

Qigong ist Teil der Traditionellen Chinesischen Medizin (TCM) und eine wissenschaftlich anerkannte Bewegungs- und Atemlehre. Der gesundheitliche Nutzen zeigt sich besonders bei Bluthochdruck, Stressbewältigung, Rückenbeschwerden oder vegetativen Beschwerden wie Schlafstörungen oder Konzentrationsmangel.

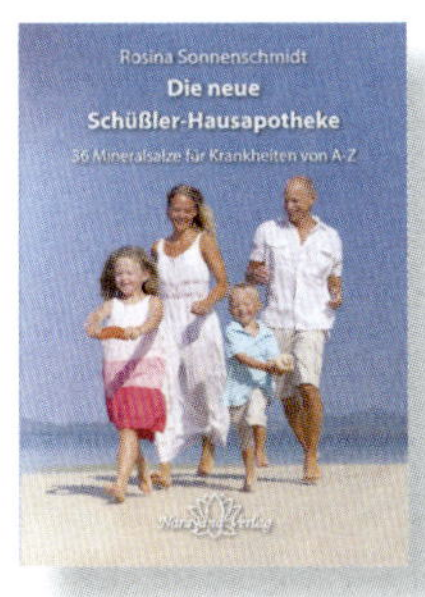

Rosina Sonnenschmidt

Die neue Schüßler-Hausapotheke

36 Mineralsalze für Krankheiten von A-Z

180 Seiten, geb., € 24.-

Schüßler-Salze erfreuen sich ungebrochener Beliebtheit. Jedoch sind wir heute anders krank als früher und brauchen daher auch andere Arzneien. So hat sich auch das Spektrum der Schüßler-Mineralsalze um Substanzen erweitert.

Rosina Sonnenschmidt hat diese neuen Salze wie Germanium oder Molybdän mit großem Erfolg in die heutige Behandlung eingeführt.

In dem Handbuch für den Hausgebrauch erläutert sie erstmalig bewährte Rezepturen mit den zwölf alten und den 24 neuen Schüßler-Mineralsalzen. Dabei gibt sie Hilfestellung bei den wichtigsten Beschwerden von A-Z. Viele Tipps aus der Naturheilkunde runden die Behandlung ab und regen an, sich und die Familie selber zu heilen.

Erstmalig führt die beliebte Autorin in diesem Werk auch die sieben Konstitutionstypen bei der Behandlung mit Schüßler-Salzen ein. Anhand der eingängigen Beschreibung kann jeder leicht seinen Typ bestimmen und lernen, welche Mineralsalze für ihn besonders wichtig sind.

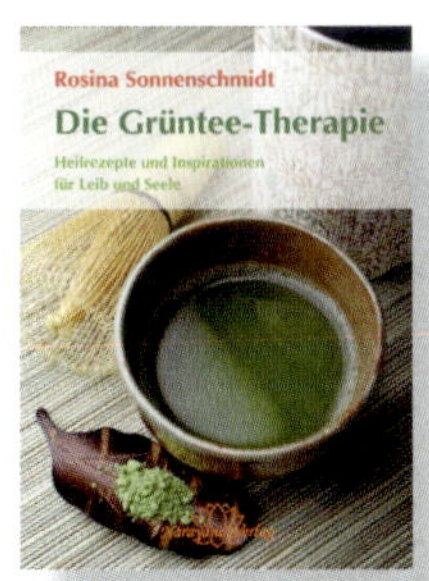

Rosina Sonnenschmidt

Die Grüntee-Therapie

170 Seiten, geb., € 29,50

In den letzten Jahren ist dank weltweiten Forschungen klar, dass die Inhaltsstoffe des Grüntees von höchstem Gesundheitswert sind. Vor allem in der Krebstherapie spielen die japanischen Premium-Tees der Gyokuro- und Sencha-Klasse eine große Rolle, weil nachweislich das Tumorwachstum unterbunden wird. Aber auch bei Autoimmunerkrankungen, Gemütsverstimmungen bis hin zur Depression erweist sich der Grüntee als ideales Komplement zur ganzheitlichen Behandlung.

Der geschichtliche Hintergrund des chinesischen und japanischen Grüntees lässt erkennen, dass er nicht nur als Medizin eingesetzt wurde, sondern seit Jahrhunderten der Inbegriff eines von Frieden, Humor und Spiritualität geprägten Lebensstils ist. Wie im Buch dargelegt, gilt das auch für uns westliche Menschen, indem durch die sorgfältige Aufbereitung chinesischer und japanischer Tees wieder Muße, Ästhetik, Sinn für Poesie und Lebensrhythmus in den Alltag einkehren. Das ist der Beginn von Heilung bei Patienten und Besonnenheit in der Prophylaxe.

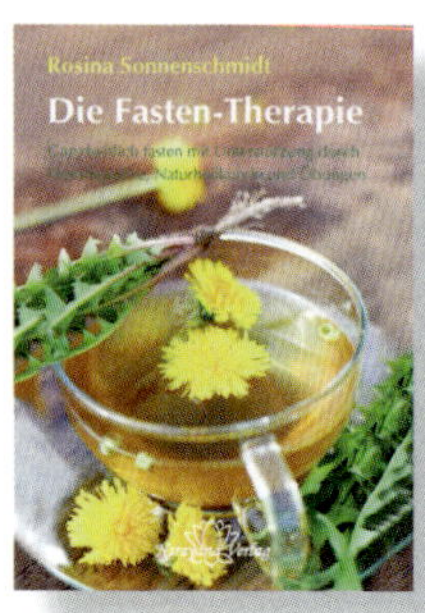

Rosina Sonnenschmidt

Die Fasten-Therapie

Ganzheitlich fasten mit Unterstützung durch Homöopathie, Naturheilkunde und Übungen

170 Seiten, geb., € 29,50

Das Buch ist eine Anleitung für Therapeuten und Laien, aber auch eine ausführliche Darstellung, warum nicht jeder auf eigene Faust fasten sollte.

Das Fasten ist zweifellos das beste Naturheilmittel. Am dringendsten benötigt wird es in der ganz normale Praxis aller therapeutischen Richtungen. Die Autorin richtet den Fokus auf das Fasten als therapeutische Maßnahme in Kombination mit anderen Heilungsimpulsen.

Außer einem geschichtlichen Überblick, wann und wie das Fasten in der Heilkunde im Rahmen der Lebensreformbewegung des 19.Jh. angewendet wurde, welche Richtungen es bis heute entwickelt hat, erfährt der Leser, welche Arten des Fastens es gibt und was sie bewirken. Ferner wird ausführlich erklärt, wie man eine Fastenkur an die körperlichen und geistigen Voraussetzungen des Patienten anpasst, welche Heilkrisen auftauchen können und wie sie zu mildern sind.

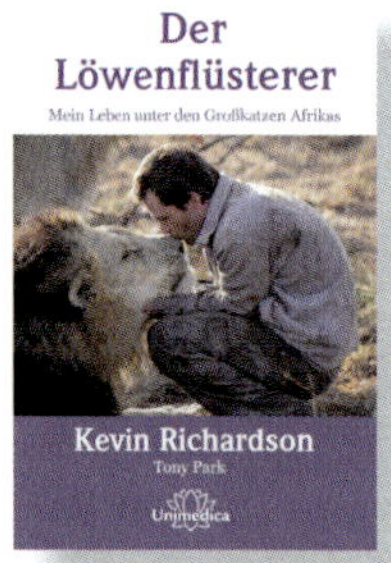

Kevin Richardson / Toni Park

Der Löwenflüsterer

Mein Leben unter den Großkatzen Afrikas

280 Seiten, geb., € 19.-

In diesem Werk erzählt der berühmte Löwenflüsterer Kevin Richardson über sein Leben und wie er zu der innigen Beziehung zu Löwen, Hyänen und weiteren Wildtieren kam. Wir hören von den Löwen Napoleon und Tao, die er seine „Brüder" nennt, von der ungewöhnlichen Löwin Meg, der Richardson das Schwimmen beibrachte, dem wilden Tsavo, der ihn fast umbrachte, und der rührenden kleinen Hyäne Homer, die ihr erstes Lebensjahr nicht vollenden konnte.

„Der Tierverhaltensforscher Kevin Richardson hat eine so enge Beziehung zu Großkatzen, dass er die Nacht an sie geschmiegt verbringen kann, ohne die geringste Furcht vor einem Angriff zu haben ... Er ist mit diesen Tieren, deren Zähne mühelos durch dicken Stahl beißen können, so instinktiv im Einklang, dass Mutterhyänen ihm sogar erlauben, ihre neugeborenen Jungen zu halten, ohne ihnen zu Hilfe zu springen." Glenys Roberts, Daily Mail

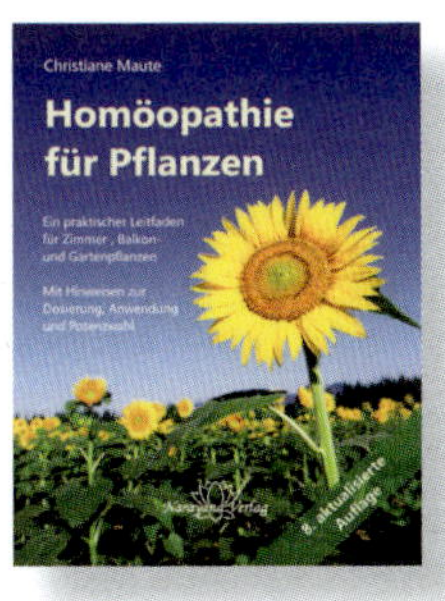

Christiane Maute

Homöopathie für Pflanzen

Ein praktischer Leitfaden für Zimmer-, Balkon- und Gartenpflanzen mit Hinweisen zur Dosierung, Anwendung und Potenzwahl

168 Seiten, geb., € 24,-

Die Autorin Christiane Maute ist eine der Vorreiterinnen, die bereits vor zehn Jahren begann, die Nutz- und Zierpflanzen in ihrem Garten homöopathisch zu behandeln.

Die Reaktion der Pflanzen auf die Homöopathie war für Frau Maute in vielen Fällen verblüffend. Sie erläutert zu den häufigsten Erkrankungen die wichtigsten homöopathischen Mittel.

Auch bei Folgen von Frost, Hagelschäden, Verletzungen, Nässestau, Schnittwunden nach Baum- und Strauchschnitt, Sonneneinstrahlung, Hitzeschäden und Umtopfen sind die Anweisungen von Frau Maute klar und auch für Laien leicht umsetzbar. Die meisten Erkrankungen sind mit Bildern dargestellt und werden kurz erklärt, damit auch ein Nicht-Fachmann per Blickdiagnose die Erkrankung erkennen kann und leicht zum richtigen Mittel findet. Genau beschrieben sind Dosierung und Art der Anwendung. Eine kurze, übersichtliche Arzneimittellehre rundet das Werk ab.

Naturhaus im Narayana Verlag

Im Naturhaus finden Sie viele Produkte zur Unterstützung einer ganzheitlichen Therapie.

Aus dem Angebot:

Augenfutter, Augenpflegeset, Augenmaske,
Goji Beeren und Goji Beeren-Saft
Basenprodukte, Bienenprodukte,
Hildegard von Bingen Produkte,
Ätherische Öle, Trockenfrüchte,
Saftpressen, Klyso, Zahnpflege,
sowie eine grosse Auswahl an Kräutern.

Das Sortiment wird laufend erweitert.
Nähere Informationen finden Sie unter:

www.narayana-verlag.de/home_naturhaus_de.php

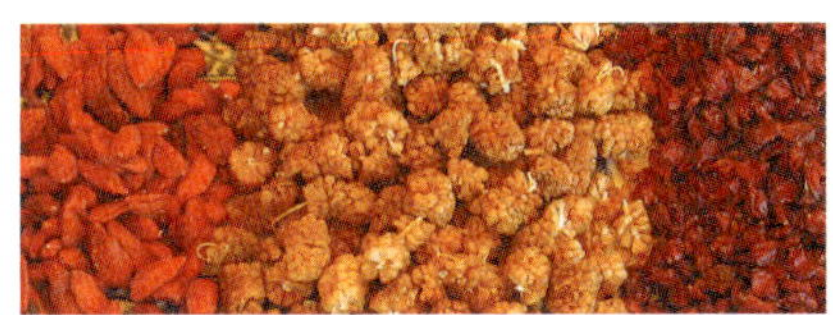

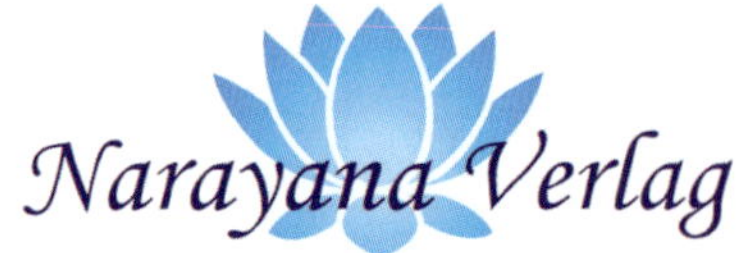

Blumenplatz 2, D-79400 Kandern
Tel: +49 7626-974970-0, Fax: +49 7626-974970-9

info@narayana-verlag.de

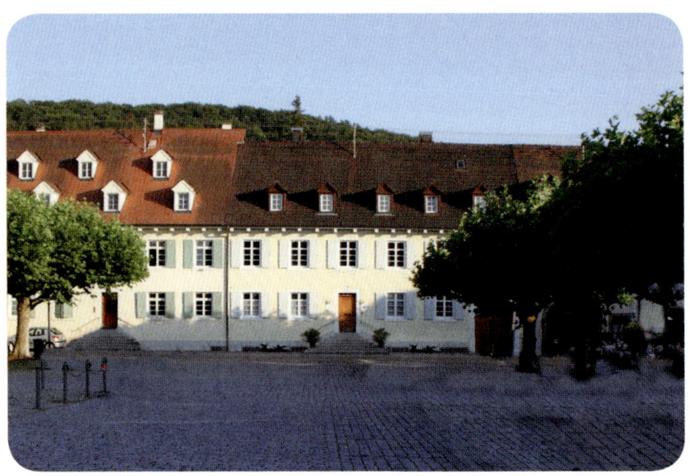

In unserer Online Buchhandlung
www.narayana-verlag.de

führen wir alle deutschen und englische Werke über Naturheilkunde und Homöopathie.

Es gibt zu jedem Titel aussagekräftige Leseproben.

Auf der Webseite gibt es ständig Neuigkeiten zu aktuellen Themen, Studien und Seminaren mit weltweit führenden Homöopathen, sowie einen Erfahrungsaustausch bei Krankheiten und Epidemien.

Ein Gesamtverzeichnis ist kostenlos erhältlich.